van der Kooij
«Ein Lächeln im Vorübergehen»

Verlag Hans Huber
**Programmbereich Pflege**

*Beirat Wissenschaft:*
Angelika Abt-Zegelin, Dortmund
Silvia Käppeli, Zürich
Doris Schaeffer, Bielefeld

*Beirat Ausbildung und Praxis:*
Jürgen Osterbrink, Nürnberg
Christine Sowinski, Köln
Franz Wagner, Berlin

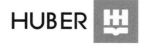

# Bücher aus verwandten Sachgebieten

## Gerontologische Pflege/Langzeitpflege

Abraham/Bottrell/Fulmer/Mezey (Hrsg.)
**Pflegestandards für die Versorgung alter Menschen**
2001. ISBN 3-456-83424-1

Borker
**Nahrungsverweigerung in der Pflege**
Eine deskriptiv-analytische Studie
2002. ISBN 3-456-83624-4

Buchholz/Schürenberg
**Lebensbegleitung alter Menschen**
Basale Stimulation in der Pflege alter Menschen
2005[2]. ISBN 3-456-84111-6

Hafner/Meier
**Geriatrische Krankheitslehre**
Teil I: Psychiatrische und neurologische Syndrome
2005[4]. ISBN 3-456-84204-X

Hafner/Meier
**Geriatrische Krankheitslehre**
Teil II: Allgemeine Krankheitslehre und somatogene Syndrome
2000[2]. ISBN 3-456-83167-6

Kitwood
**Demenz**
Der person-zentrierte Ansatz im Umgang mit verwirrten Menschen
2005[4]. ISBN 3-456-84215-5

Koch-Straube
**Fremde Welt Pflegeheim**
2003[2]. ISBN 3-456-83888-3

Lind
**Demenzkranke Menschen pflegen**
2003. ISBN 3-456-84001-2

Mace/Rabins
**Der 36-Stunden-Tag**
2001[5]. ISBN 3-456-83486-1

Fitzgerald Miller
**Coping fördern – Machtlosigkeit überwinden**
Hilfen zur Bewältigung chronischen Krankseins
2003. ISBN 3-456-83522-1

Morof Lubkin
**Chronisch Kranksein**
Implikationen und Interventionen für Pflege- und Gesundheitsberufe
2002. ISBN 3-456-83349-0

Sachweh
**«Noch ein Löffelchen?»**
Effektive Kommunikation in der Altenpflege
2005[2]. ISBN 3-456-84065-9

## Pflegepraxis

Bischofberger (Hrsg.)
**«Das kann ja heiter werden»**
Humor und Lachen in der Pflege
2002. ISBN 3-456-83831-X

Blunier
**Lehrbuch Pflegeassistenz**
2005[3]. ISBN 3-456-84194-9

Duxbury
**Umgang mit «schwierigen» Klienten – leicht gemacht**
2002. ISBN 3-456-83595-7

Gehring/Kean/Hackmann/Büscher (Hrsg.)
**Familienbezogene Pflege**
2001. ISBN 3-456-83590-6

Muijsers
**«Wir verstehen uns ... oder?»**
Gesprächskultur für Gesundheitsberufe
2001. ISBN 3-456-83653-8

Tideiksaar
**Stürze und Sturzprävention**
2000. ISBN 3-456-83269-9

## Pflegeprozess

Brobst et al.
**Der Pflegeprozess in der Praxis**
2007[2]. ISBN 3-456-83553-1

Wilkinson
**Das Pflegeprozess-Lehrbuch**
2007. ISBN 3-456-83348-2

## Palliativpflege

Davy/Ellis
**Palliativ pflegen**
2007[2]. ISBN 3-456-84446-8

Knipping (Hrsg.)
**Lehrbuch Palliative Care**
2006. ISBN 3-456-84316-X

Kostrzewa/Kutzner
**Was wir noch tun können!**
Basale Stimulation in der Sterbebegleitung
2004[2]. ISBN 3-456-84071-3

Weitere Informationen über unsere Neuerscheinungen finden Sie im Internet unter: verlag-hanshuber.com oder per E-Mail an: verlag@hanshuber.com.

Cora van der Kooij

# «Ein Lächeln im Vorübergehen»
## Erlebensorientierte Altenpflege mit Hilfe der Mäeutik

Aus dem Niederländischen von Antje von Glan
Mit einem Geleitwort von Christine Sowinski, KDA

Verlag Hans Huber

**Dr. Cora van der Kooij.** Pflegefachfrau, Expertin für die Versorgung von Menschen mit Demenz und Langzeitpflege. Historikerin, Autorin, Leiterin und Verantwortliche für Konzeption und Entwicklung des IMOZ-Institutes (Instituut voor Zingevende Zorg).
www.IMOZ.de
www.IMOZ.nl
E-Mail: coravanderkooij@tip.nl
www.coravanderkooij.nl

Lektorat: Jürgen Georg, Thomas Moser
Bearbeitung: Britta March
Herstellung: Peter E. Wüthrich
Titelillustration: pinx. Design-Büro, Wiesbaden
Umschlag: Atelier Mühlberg, Basel
Druckvorstufe: Claudia Wild, Stuttgart
Druck und buchbinderische Verarbeitung: AZ Druck und Datentechnik, Kempten
Printed in Germany

*Bibliographische Information der Deutschen Bibliothek*
Die Deutsche Bibliothek verzeichnet diese Publikation in der Deutschen Nationalbibliographie; detaillierte bibliographische Daten sind im Internet über
http://dnb.ddb.de abrufbar.

Dieses Werk, einschließlich aller seiner Teile, ist urheberrechtlich geschützt. Jede Verwertung außerhalb der engen Grenzen des Urheberrechtes ist ohne schriftliche Zustimmung des Verlages unzulässig und strafbar. Das gilt insbesondere für Kopien und Vervielfältigungen zu Lehr- und Unterrichtszwecken, Übersetzungen, Mikroverfilmungen sowie die Einspeicherung und Verarbeitung in elektronischen Systemen.
Die Wiedergabe von Gebrauchsnamen, Handelsnamen oder Warenbezeichnungen in diesem Werk berechtigt auch ohne besondere Kennzeichnung nicht zu der Annahme, dass solche Namen im Sinne der Warenzeichen-Markenschutz-Gesetzgebung als frei zu betrachten wären und daher von jedermann benutzt werden dürfen.
Die Praxisbeispiele stammen aus Kursen oder *trainings on the job* von IMOZ-Dozenten, partizipierenden Beobachtungen und Abschlussarbeiten, die im Rahmen von Wettbewerben (Preis für die beste Abschlussarbeit) in den Jahren 1988 bis 2003 bei der *Tijdschrift voor Verzorgenden* (Zeitschrift für Pflegende) eingingen.

*Anregungen und Zuschriften bitte an:*
Verlag Hans Huber
Hogrefe AG
Lektorat Pflege: z. Hd. Jürgen Georg
Länggass-Strasse 76
CH-3000 Bern 9
Tel: 0041 (0)31 300 4500
Fax: 0041 (0)31 300 4593
juergen.georg@hanshuber.com
www.verlag-hanshuber.com

Das vorliegende Buch ist eine Übersetzung aus dem Niederländischen. Der Originaltitel lautet «Een Glimlach in het Voorbijgaan» von Cora van der Kooij. © 2004 Cora van der Kooij.

1. Auflage 2007
© 2007 der deutschsprachigen Ausgabe. Verlag Hans Huber, Hogrefe AG, Bern
ISBN: 978-3-456-84379-7

# Inhaltsverzeichnis

Geleitwort.................................................. 9
Vorwort................................................... 13
Erläuterung............................................... 17
Eine Übersicht über die Kapitel............................ 19

**1. Pflegetalent als gesellschaftlicher Wert** .................. 21
1.1 Auf der Suche nach dem Schatz......................... 21
1.2 Thema und Reichweite.................................. 22
1.3 Betreuung und Sinngebung.............................. 23
1.4 Eine «natürliche» Begabung?........................... 25
1.5 Der Wert von Zuwendung................................ 27
1.6 Zusammenfassung....................................... 28
    Praxisbeispiel – Ein alter Schmutzfink??.............. 30

**2. Das mäeutische Pflege- und Betreuungsmodell** ............. 33
2.1 Die Quelle des inneren Wissens........................ 33
2.2 Neuer Zweig auf altem Stamm........................... 34
2.3 Erlebensorientierte Pflege im mäeutischen Pflege-
    und Betreuungsmodell.................................. 36
2.4 Menschenbild.......................................... 39
2.5 Der Aufbau des Modells................................ 45
2.6 Zusammenfassung....................................... 48
    Praxisbeispiel – Bedürfnisse und Betreuung............ 50

**3. Der mäeutische Pflegeprozess** ........................... 53
3.1 Eine Methodik für Pflegende........................... 53
3.2 Kopfzerbrechen über die Pflegeplanung................. 54
3.3 Betreuung nach dem mäeutischen Modell................. 59
3.4 Die dynamisierende Wirkung von Kommunikation.......... 63

| | | |
|---|---|---|
| 3.5 | Die mäeutischen Instrumente | 67 |
| 3.6 | Zusammenfassung | 71 |
| | Fallbeispiel und Charakteristik | 73 |

## 4. Was es heißt, eine Pflegekraft zu sein ... 75

| | | |
|---|---|---|
| 4.1 | Von der Bettversorgung bis zur erlebensorientierten Pflege | 75 |
| 4.2 | Werte in der Pflege | 77 |
| 4.3 | Persönliche Eigenschaften | 79 |
| 4.4 | Intuition als integrierte Erfahrung | 83 |
| 4.5 | Die Wechselwirkung zwischen dem Berufs- und dem Privatleben | 86 |
| 4.6 | Zusammenfassung | 93 |
| | Praxisbeispiel – Wechselwirkung zwischen Berufs- und Privatleben | 94 |

## 5. Spannungsfelder und Strategien ... 97

| | | |
|---|---|---|
| 5.1 | Entfremdung oder Erfüllung am Arbeitsplatz | 97 |
| 5.2 | Pflege als Schattenarbeit | 98 |
| 5.3 | Spannungsfelder während des Betreuens | 101 |
| 5.3.1 | Nähe oder Distanz | 102 |
| 5.3.2 | Kreativität und Flexibilität oder Regeln und Routine | 104 |
| 5.3.3 | Kompetenz oder Ohnmacht und Allmacht | 107 |
| 5.3.4 | Wachsen oder Stagnieren | 112 |
| 5.4 | Strategien der Mitarbeiter | 114 |
| 5.4.1 | Ausweichstrategien | 114 |
| 5.4.2 | Emotionsregulierende Strategien | 116 |
| 5.5 | Pflege als sinngebende Arbeit | 117 |
| 5.6 | Zusammenfassung | 119 |
| | Praxisbeispiel – Sagen Sie doch was Liebes zu mir | 120 |
| | Praxisbeispiel – Eine ganz besondere Bewohnerin | 121 |

## 6. Abstimmen und Kontakt aufbauen ... 123

| | | |
|---|---|---|
| 6.1 | Die Einzigartigkeit der Pflegekraft | 123 |
| 6.2 | Suchend reagieren | 124 |
| 6.3 | Appell oder Prothese (Substitution) | 131 |
| 6.4 | Mitgehen in der Erlebenswelt | 134 |
| 6.5 | Gegensteuern und Autorität | 136 |
| 6.6 | Zusammenfassung | 139 |
| | Praxisbeispiel – Der Herr kann das selbst | 141 |

**7. Umgangsfähigkeiten** .................................... 143

7.1 Funktioneller oder zwischenmenschlicher Kontakt ............. 143
7.2 Einladend zuhören ..................................... 144
7.3 Einüben und Fallstricke ................................. 148
7.4 Nonverbaler Kontakt ................................... 151
7.5 Haupt, Herz und Hände ................................. 156
7.6 Zusammenfassung ..................................... 157
   Praxisbeispiel – Mit dem Einsatz aller Mittel ................. 159

**8. Der Manager als Schatzgräber** ............................. 161

8.1 Hilfestellung zur Einführung.............................. 161
8.2 Implementierungseffektivität ............................. 162
8.3 Implementieren, wie geht das? ........................... 164
8.4 Zusammenarbeit zwischen Diensten ....................... 170
8.5 Erfahrungen bei der Einführung .......................... 175
8.5.1 Faktoren, die Erfolg begünstigen ......................... 175
8.5.2 Faktoren, die Misslingen fördern.......................... 180
8.5.3 Kosten und Konsolidierung............................... 182
8.6 Zusammenfassung ..................................... 183
   Praxisbeispiel – Implementierung des mäeutischen Pflege-
   und Betreuungsmodelles................................ 185

**Zusammenfassung und Schlusswort** ......................... 189

**Anlagen**................................................. 191

Anlage 1 Pflege- und Betreuungsübersicht ...................... 191
Anlage 2 Charakteristik ..................................... 196

**Glossar** ................................................. 199

**Literaturverzeichnis**...................................... 207

**Sachwortverzeichnis**..................................... 209

# Geleitwort

Im Kuratorium Deutsche Altershilfe (KDA) in Köln kennen wir Cora van der Kooij seit ungefähr 15 Jahren. Unsere erste Begegnung mit ihr fand während eines internationalen Treffens zur Förderung der Validation nach Naomi Feil statt. Seitdem inspirieren uns die Arbeiten von Cora van der Kooij sehr.

Wir schätzen auch die praktische Umsetzung der Validation nach Feil, insbesondere so, wie wir es bei Annemie Schmidt vom Autorisierten Zentrum für Validation nach Naomi Feil in Bad Dürkheim kennen gelernt haben. Womit wir immer Probleme hatten, war, dass in manchen Texten zur Validation schwere Demenz als Stadium des Vegetierens bezeichnet wurde. Deshalb war uns das Stufenschema, inspiriert durch die Arbeit der Gruppe um Cora van der Kooij, wesentlich sympathischer. In diesem Schema wird entsprechend dem Stadium der Demenz gesprochen von dem

1. bedrohten Ich
2. verirrten Ich
3. verborgenen Ich
4. versunkenen Ich.

In die gleiche Richtung geht das Modell von Tom Kitwood. Auch bei schwerer Demenz spricht man vom «Personsein». Menschen mit Demenz verlieren nicht ihre Persönlichkeit, sondern diese Persönlichkeit verbirgt sich oder versinkt. Dies ist für das KDA ein wichtiges ethisches Postulat. Wir wissen nicht, was in einem Menschen mit Demenz vorgeht. Tom Kitwood und sein deutscher Wegbereiter Christian Müller-Hergl sprechen davon, dass es möglich ist bei der Krankheit Demenz die Persönlichkeit des Menschen mit Demenz «zum Klingen zu bringen».

Dieses Konzept hat uns bei der Erstellung eines Handbuchs «Leben mit Demenz» im Rahmen eines Projektes des Bundesministeriums für Familie, Senioren, Frauen und Jugend (BMFSFJ) sehr geholfen. Es ging dabei darum, dem pflegerischen Nihilismus, der sich in der Annahme ausdrückt, dass man bei Menschen mit Demenz in der Pflege sowieso nichts mehr machen kann, etwas

Positives entgegenzusetzen. In diesem Handbuch finden sich viele Praxisbeispiele, wie man besser mit Menschen mit Demenz umgeht. Um diese Vielfalt der Projekte und pflegerischen Ansätze zu ordnen, suchten wir nach Bildern und hier half uns das Bild der versunkenen Persönlichkeit.

Inspiriert durch Cora van der Kooij und den ehemaligen Leiter der Abteilung Sozialwirtschaft im KDA, Dr. Willi Rückert, wurde der Begriff «Türöffnungskonzept – Türen öffnen zu der versunkenen Welt von Menschen mit Demenz» geprägt. Man benötigt viele Schlüssel, um in die versunkene Welt des Menschen mit Demenz hineinzugelangen. Je mehr Schlüssel man hat, desto besser. Dies unterstützte uns sehr bei unserer KDA-Kampagne «Leben mit Demenz». Pflegende konnten sich das Bild unmittelbar vorstellen und der pflegerische Nihilismus des «das hat doch alles keinen Sinn bei Menschen mit Demenz» ging nach unseren Einschätzungen zurück.

Dass Cora van der Kooij in ihren Vorträgen und Schulungen immer wieder betonte, dass ein Teil der erlebensorientierten Pflege die Akzeptanz des Verlustes ist, war sehr hilfreich für unsere Arbeit. Während meiner pflegerischen Praxis, die teilweise in die «Hochzeit der aktivierenden Pflege» fiel, war dieses Akzeptieren des Verlustes weitgehend unbekannt. Eine Kollegin in einem Seminar brachte diese Phase auf den Punkt: «Das mit der aktivierenden Pflege war bei uns sehr schlimm. Bei uns mussten die sozusagen im Stehen sterben.» Wir wurden in Form von innerbetrieblichen und externen Schulungen regelrecht darauf trainiert, den Menschen mit Demenz das Positive nahe zu bringen und scheiterten damit oftmals. Sie wollten lieber über das sprechen, was sie betrauerten, was ihnen nahe ging. Wir standen damals, Ende der 1970er- und Anfang der 1980er-Jahre unter einem sehr großen Druck, der scheinbaren Depressivität der Menschen mit Demenz etwas entgegensetzen zu müssen.

Sehr oft haben wir das ausprobiert, was Cora van der Kooij im vorliegenden Buch zur erlebensorientierten Altenpflege mit Hilfe der Mäeutik beschreibt. Wir haben kreativ eigene Ideen entwickelt, sind offen mit Betroffenen in Kontakt getreten und haben in einer Art und Weise mit den Menschen mit Demenz kommuniziert, die zu der damals vorherrschenden Meinung im Widerspruch standen. Zum Beispiel stellten wir fest, dass – wenn wir den Gefühlen nachgaben – also in das allgemeine Wehklagen ein Stück weit mit einstimmten, es den Menschen oftmals besser ging. Wenn ältere Menschen sagten, sie wären so traurig und es wäre alles so schlimm u.a und man antwortete dann, es ist aber auch traurig, ich finde es auch schlimm, meine Mutter zu verlieren, dann entstand ein Kontakt und über diesen Kontakt und das empathische Erleben fand man Möglichkeiten aus der Düsterkeit wieder herauszukommen.

Viele sind nun froh, dass es dieses neue Standardwerk zum mäeutischen Pflege- und Betreuungsmodell gibt. Es ergänzt vorhandene Ansätze. Man sollte also nicht, das, was in Einrichtung mühsam entwickelt wurde, über Bord werfen, sondern sich von Cora van der Kooijs Ausführungen inspirieren lassen und in das vorhandene Konzept integrieren und kreativ nutzen. Gleichzeitig können mit diesem Ansatz nicht nur die Potentiale in Klienten, sondern auch die eigenen professionellen Möglichkeiten und Erfahrungen der Pflegenden entwickelt werden. Die Aufforderung Cora van der Kooijs, die eigenen professionellen Potentiale einem Schatzgräber gleich zu entdecken und zu fördern unterstützen wir nur allzu gerne.

«Gleichzeitig können mit diesem Ansatz nicht nur die Potentiale in Bewohnern, sondern auch die eigenen professionellen Möglichkeiten und Erfahrungen der Pflegenden entwickelt werden.»

Für uns gehören die theoretischen Ansätze Monika Krohwinkels, an deren Modell der «Fördernden Prozesspflege» wir unsere Handbücher zur ambulanten und stationären Pflege ausgerichtet haben, Tom Kitwoods zum person-zentrierten Ansatz und Cora van der Kooijs «Mäeutik» zusammen. Sie helfen das alltägliche Tun in der Pflege zu strukturieren und inspirieren uns, alte und neue Wege zu gehen. Es gibt nichts Praktischeres als gute Konzepte und Modelle, so eine Weisheit aus der Wissenschaftstheorie.

Christine Sowinski
Kuratorium Deutsche Altershilfe
im August 2006

## Literatur

Besselmann, Klaus; Sowinski, Christine; Rückert, Willi (1998): Qualitätshandbuch Wohnen im Heim – Wege zu einem selbstbestimmten und selbständigen Leben. Ein Handbuch zur internen Qualitätsentwicklung in den AEDL-Bereichen. Kuratorium Deutsche Altershilfe, Köln

Besselmann, Klaus; Fillibeck, Heiko; Sowinski, Christine (2003): Qualitätshandbuch Häusliche Pflege in Balance – Wege zu einer familienorientierten Pflege. Ein Handbuch für beruflich Pflegende, pflegende Angehörige und Menschen mit Hilfe- und Pflegebedarf. Kuratorium Deutsche Altershilfe, Köln

Maciejewski, Britta; Sowinski, Christine; Besselmann, Klaus; Rückert, Willi (2001): Qualitätshandbuch – Leben mit Demenz. Zugänge finden und erhalten in der Pflege, Förderung und Begleitung von Menschen mit Demenz und psychischen Veränderungen. Kuratorium Deutsche Altershilfe, Köln

Kitwood, Tom (2005): Demenz – Der person-zentrierte Ansatz im Umgang mit verwirrten Menschen. Huber, Bern

Krohwinkel, Monika (2006): Rehabilitierende Prozesspflege am Beispiel von Apoplexiekranken – Fördernde Prozesspflege als System – Entstehung, Entwicklung und Anwendung. Huber, Bern

# Vorwort

Seit Jahren sammele ich Geschichten aus der Praxis, Beispiele aus Abschlussarbeiten und alles, was ich in ein Buch über die Arbeit von Pflegenden einfließen lassen könnte. Was mir vorschwebte war ein sehr praxisnahes Buch, das angenehm zu lesen, jedoch auch theoretisch fundiert sein sollte. Ein Buch, das aufzeigt, mit welchen Fragen Pflegende ständig konfrontiert werden und wie sie damit umgehen. Fragen wie: «Kann dieser Bewohner dies oder jenes nicht doch besser selbst probieren?», «Wie bringe ich diese Bewohnerin einfach mal dazu, dass sie lächelt?», «Wie das wohl ist: so abhängig zu sein?» Und das immer und immer wieder, mit einer Engelsgeduld. Denn Pflegende haben ein Herz für die Menschen, die sie betreuen. Dennoch scheint es, als würde ihnen von der Gesellschaft nur wenig Vertrauen entgegengebracht. Sie müssen so oft Entscheidungen treffen, die ihren eigenen Gefühlen widersprechen. Nicht selten müssen sie *alleine* all die Betten machen, Zimmer oder Häuser versorgen – und das stets aufs Neue. Und auch wenn es ein wunderbarer Beruf ist: In solchen Situationen fühlt man sich zuweilen sehr allein gelassen. In diesem Buch plädiere ich für eine andere Berufsauffassung. Pflegende müssen Zeit haben, miteinander über die Pflege, Betreuung und Begleitung von Bewohnern und Klienten zu sprechen und Eindrücke, Erfahrungen und Gefühle auszutauschen. Pflegekraft zu sein bedeutet selbst zu beurteilen, was jemand braucht und die Entscheidung hinterher den Kollegen gegenüber begründen zu können. Dazu ist eine gemeinschaftliche Basis unerlässlich.

Dieses Buch soll nicht etwa eine populäre Version meiner Doktorarbeit *Gewoon Lief Zijn?* (Einfach lieb sein?) darstellen. In meiner Doktorarbeit geht es um die Betreuung Demenzkranker und um integrierte erlebensorientierte Pflege, wie diese sich aus der Validation, dem Snoezelen und anderen Ansätzen entwickelt hat. In *Gewoon Lief Zijn?* wurde eine theoretische Grundlage für die Einführung erlebensorientierter Pflege geschaffen[1]. Das vorliegende Buch jedoch beschreibt

---

[1] Cora van der Kooij (2003). *Gewoon Lief Zijn?* [Einfach nett sein?] Das mäeutische Pflegemodell und die Einführung der integrierten erlebensorientierten Pflege in psychogeriatrischen Wohnbereichen. Doktorarbeit, Vrije Universiteit Amsterdam. Kann nur über IMOZ bestellt

die erlebensorientierte Pflege in der Praxis mit Beispielen aus allen Bereichen der Betreuung alter Menschen und chronisch Kranker. Hier wird aufgezeigt, wie man mithilfe der mäeutischen Methodik Pflegende ermutigen kann, von ihrer eigenen, ganz einzigartigen Erfahrenswelt zu berichten.

Außerdem habe ich als Untertitel bewusst *Erlebensorientiere Altenpflege mithilfe der Mäeutik* gewählt. Es geht also um Pflege, die mit den Intentionen der Pflegenden übereinstimmt. Der Titel *Ein Lächeln im Vorübergehen* stammt aus einem Interview mit einer Pflegekraft, die sagte: «Es geht um die kleinen Dinge, die Freude bringen können. Einem Bewohner, der die ganze Zeit passiv in einer Ecke sitzt, ein Küsschen geben. Ein Lächeln im Vorübergehen.»[2] Betreuung nach dem mäeutischen Modell bedeutet auch, dass die Menschen, die von Versorgung abhängig sind, mehr Lust auf den Tag und auf das Leben haben, wenn sie wissen, dass sie es mit kompetenten und freundlichen Pflegenden zu tun haben.

Dies ist in Kürze also, worum es in diesem Buch geht. Nun wird beim Lesen zweifellos so mancher meinen, dass ich die Dinge allzu positiv darstelle und bei sich denken: «Es gibt aber auch Pflegende, die alles andere als nett sind, sondern die einen anschnauzen, Macht ausüben und ihre Arbeit hinschludern!» Diese Leser möchte ich am liebsten bitten: «Begleiten Sie einmal die Pflegenden bei ihrer Arbeit, so wie wir das tun. Informieren Sie sich, fragen Sie sie, warum sie das tun, was sie tun. Achten Sie mal darauf, wie schwierig ihre Arbeit ist. Und denken Sie einmal mit uns darüber nach, wie wir die schöne und intelligente Seite des Pflegeberufs stärker herausarbeiten können.» Wenn ich hier also zu idealtypischen Beschreibungen neige, dann sei dem so.

Bei der deutschen Übersetzung haben wir uns möglichst genau an den Originaltext gehalten. Die Sprache der Praxisbeispiele wurde weitestgehend in der ursprünglichen Form belassen. Dadurch tauchen einige Pflegejargon-Begriffe im Text auf, die sensiblen Lesern politisch nicht korrekt erscheinen mögen. Ich habe an dieser Stelle der Authentizität einen höheren Stellenwert eingeräumt als der Political Correctness. Dem deutschsprachigen Leser wird möglicherweise manches etwas fremd erscheinen, vor allem, wo es den organisatorischen Kontext des Pflegebereichs betrifft. Allerdings findet in der Altenpflege in den Niederlanden, Deutschland, Österreich und der Schweiz hinsichtlich der Arbeitsumstände und

---

werden. 2002 als Handelsausgabe unter dem Titel *Gewoon Lief Zijn? Het maieutisch zorgconcept en het verzorgen van mensen met dementie* [Einfach nett sein? Das mäeutische Pflegemodell und die Versorgung von Demenzkranken], Utrecht: Lemma.

2 Nominiert als Pflegekraft des Jahres 2003. *Tijdschrift voor Verzorgenden* (Zeitschrift für Pflegende) Dezember 2003, S. 13.

Zielsetzungen eine stetige Annäherung statt, während man inhaltlich mit den gleichen Aufgaben konfrontiert wird. Zweimal wurde der Text tatsächlich verändert. So habe ich im Abschnitt über Konzeptentwicklung (Kap. 2.2) die Verwendung des Begriffes ‹Konzept› angepasst, da er in Deutschland eine etwas andere Konnotation hat als in den Niederlanden. Des Weiteren habe ich anstelle des Abschnitts über die Zusammenarbeit zwischen verschiedenen Fachrichtungen (Kap. 8.4 in der niederländischen Ausgabe) eine Darlegung eingefügt, die besser auf die deutschen Gegebenheiten zugeschnitten ist. Diesem Abschnitt liegen meine eigenen Erfahrungen zugrunde, die ich bei Schulungs- und Implementierungsprojekten in Deutschland und Österreich gemacht habe. Die erste Version des übersetzten Textes habe ich daraufhin zwei niederländischen IMOZ-Dozentinnen vorgelegt, die seit dreißig Jahren in Deutschland bzw. Luxemburg leben und arbeiten: Jeanette Lösing und Marjon Hulzebos. Auch auf die Übersetzung wurde also große Sorgfalt verwendet. An dieser Stelle möchte ich auch Antje von Glan danken, der es gelungen ist, den ursprünglichen ‹Ton› dieses Buches auch in der Übersetzung durchklingen zu lassen. Über viele Begriffe haben wir gemeinsam gebrütet, bis wir die optimale deutsche Formulierung gefunden haben. Christine Sowinski vom KDA möchte ich danken für das Geleitwort zur deutschen Ausgabe und die Empfehlung an den Verlag Hans Huber dieses Buch zu übersetzen. Dem Verlag Hans Huber, insbesondere Jürgen Georg, Thomas Moser und Britta March danke ich für die Redaktion der deutschen Übersetzung.

In den letzten Jahren wurde ich häufig gefragt, wann mein deutsches Buch erscheinen würde. Endlich ist es so weit. Ich wünsche Ihnen allen viel Freude beim Lesen und freue mich auf Ihre Kommentare sowie auf schöne Beispiele und Geschichten.

*Juni 2006* *Cora van der Kooij*

# Erläuterung

Dies ist ein Buch über den Beruf der Altenpflegerin und über die Frage, wie dieser Beruf in das eigene Leben, die eigene Persönlichkeit hineingreift. Ich selbst bin keine Altenpflegerin, sondern Krankenschwester. In der Zeit, in der ich die entsprechende Ausbildung erhielt – in den 1960er Jahren – war der Altenpflegeberuf (für die Pflege von chronisch Kranken und alten Menschen) in den Niederlanden neu. Wir wussten kaum, was Altenpflegerinnen und -pfleger taten und erst recht nicht, wie sie ausgebildet wurden. Doch ich sagte immer von mir selbst: «Eigentlich bin ich keine Kranken-, sondern eine Altenpflegerin. «Ich habe mich gern um alte Menschen gekümmert, habe mit ihnen gescherzt, und ich hatte auch keine Probleme damit, jeden Tag zum Teil furchtbare Wunden sorgfältig zu reinigen und zu verbinden. Mir gefiel diese Arbeit. Während ich mit einer solchen Wunde beschäftigt war, schenkte ich dem Patienten zugleich auch die nötige Zuwendung. So entstand eine Art Vertrautheit: Es ging um viel mehr als nur um das Verbinden der Wunde.

Jahre später arbeitete ich wieder in einem Krankenhaus und machte dieselben Erfahrungen. Besonders lebhaft erinnere ich mich an die Patienten, die ich – so wie ich das empfand – in ihrer Angst vor dem, was kommen würde, wirklich begleiten konnte. Im darauf folgenden Jahr wurde ich Praxisbegleiterin in einem Pflegeheim. Dort berührte mich die Arbeit der Altenpflegerinnen und die Art, wie sie sich selbst sahen: «Wir sind doch nur…»

Ich fühlte mich machtlos, war nicht ausreichend in der Lage, ihnen die andere Seite zu zeigen. Zugleich war deutlich, wie wenig diese sehr hospitalisierte Umgebung den Bewohnern gerecht wurde. Wie konnte ich meinen Auszubildenden und am liebsten auch allen Diplomierten verdeutlichen, dass sie viel mehr konnten, als sie taten. Dass viel mehr Kontakt möglich war, viel mehr Ruhe und Kreativität? Dass sie viel mehr auf die Persönlichkeit der Menschen, die sie versorgten, eingehen konnten? Die Arbeit in einem Pflegeheim war alles andere als einfach. Pflegende mussten hilflose, verkrümmte, verwirrte und oft todkranke Menschen waschen, mussten sie ankleiden, sie zur Toilette führen. Auch erkannte ich, wie schwer die Aufgabe der Wohnbereichsleitung war: all die Bewohner, Pflegenden, Auszubildenden, Mitarbeiter, die eine exakt auf sie abgestimmte Beachtung brauchten. Die fortwährende Notwendigkeit, psychologische, begleitende Aufgaben und organisatorische Verantwortung zu kombinieren – das war alles andere als leicht. Und ich dachte: Das muss die Welt einfach wissen! Ich will, dass die Gesellschaft diese Arbeit angemessen zu schätzen weiß.

Und so setzte ich mich ab 1981 dafür ein, dass das Talent zum Pflegen in ein angemesseneres Licht gerückt wird. Es handelt sich dabei um ein Talent, das diejenigen, denen es zu Eigen ist, selbst nicht wirklich achten. Da ist nichts in ihrer Haltung, das fordert: Schaut mich an, wie gut ich doch pflege! Diese Bescheidenheit ist natürlich äußerst sympathisch, jedoch nicht gerade effektiv. Der Beruf kann sich nicht weiterentwickeln, wenn Pflegende sich selbst nicht des ganz Eigenen und Spezifischen ihres *Erfahrungsbereichs* bewusst sind. In den letzten Jahren jedoch sind die Pflegenden selbstbewusster geworden.

Auch wird hier das mäeutische Pflege- und Betreuungsmodell erläutert – die Frucht langer Jahre des Arbeitens, des Sammelns von Erfahrungen, des Nachdenkens und Diskutierens. Es integriert erlebensorientierte Pflege, das heißt integrierte Anwendung von Herangehensweisen und Methoden, einen bedürfnisorientierten Pflegeprozess, Bezugspflege und das Qualitätskonzept der «lernenden Organisation». Das mäeutische Pflege- und Betreuungsmodell ist nicht aus einem Bedürfnis heraus entstanden, einen Anspruch auf eine Domäne zu erheben oder positive inhaltliche Entwicklungen zu monopolisieren. Vielmehr entstand es aus dem Ringen mit Fragen wie: «Was tue ich eigentlich, wenn ich jemanden betreue, was passiert, wenn ich Kontakt aufnehme... mit dem anderen, mit mir selbst?», «Wie kann ich wissen, ob ich das Bestmögliche tue?», «Inwiefern darf ich ich selbst sein, wenn ich jemanden betreue?», «Wie viel Freiraum habe ich, um das zu tun, was ich für notwendig halte?». Das sind Fragen, die sich Pflegende nur allzu oft stellen.

Das mäeutische Pflege- und Betreuungsmodell bietet Pflegenden und Teams einen richtungsweisenden Rahmen, um diese Fragen zu beantworten. Damit sind die Wohnbereichsleitungen und Manager aufgefordert, den Pflegenden in ihrer Einrichtung oder Organisation jeden möglichen Raum zu bieten, damit diese ihre Arbeit gemäß ihren Talenten und Kapazitäten ausführen können. Zu einem späteren Zeitpunkt werden auch Bücher mit Berichten über die praktische Einführung in verschiedenen Sektoren der langfristigen Betreuung und mit methodischen Instrumenten (im Niederländischen) erscheinen.

Dieses Buch ist also ein Beitrag zu jener breiten Bewegung von Menschen, die den Mut haben, Stellung zu beziehen, und die sich für das Herz, die emotionale Wärme und Intelligenz in der Pflege stark machen wollen.

## Eine Übersicht über die Kapitel

Dieses Buch ist eine allgemeine Darlegung über die Arbeit von Pflegenden aus der Perspektive des mäeutischen Pflege- und Betreuungsmodells und stellt sowohl eine theoretische als auch praktische Einleitung in das mäeutische Modell dar. Um die Wechselwirkung mit der Praxis zu illustrieren, finden Sie im Anschluss an jedes Kapitel Beispiele aus dem Arbeitsalltag. Diese Beispiele stammen aus meiner eigenen Arbeits- und Lebenserfahrung, aus Abschlussarbeiten[3] und aus Berichten von IMOZ-Dozenten. Die Erlebenswelt von Bewohnern und Klienten findet in diesem Buch also reichlich Beachtung, wird jedoch immer durch die Augen der Pflegenden betrachtet. Für Pflegende ist es noch recht ungewohnt, in Begriffen wie *Professionalität*, *Pflegeleitbilder* oder *Organisationsmodelle* zu denken. Darum werden diese Termini am Anfang von Kapitel 2 erläutert. Anschließend werden die Konturen und wichtigsten Ausgangspunkte des mäeutischen Pflege- und Betreuungsmodells beschrieben. Ein wesentliches Kennzeichen dieses Modells ist der *mäeutische* Pflegeprozess, der in Kapitel 3 präsentiert wird. Diese Methodik charakterisiert den Bewohner oder Klienten als den Menschen, der er ist, und fragt nach seinen Bedürfnissen, nach all den scheinbar so kleinen ‹Wehwehchen›, auf die eine Pflegekraft achtet. Die Einführung dieser Methodik bedeutet eine wirkliche Veränderung: Es bieten sich mehr Möglichkeiten, und es ist auch mehr ‹erlaubt›. Will man jedoch den Sprung wagen und auf diese Weise arbeiten, müssen Pflegende sich eine neue Art der Zusammenarbeit aneignen. Um die Notwendigkeit dieser Veränderung zu untermauern, konzentrieren sich die Kapitel 4 und 5 auf die Erfahrens- und Erlebenswelt der Pflegenden, wobei ganz besonders die gefühlsmäßigen Seiten dieses Berufs beleuchtet werden. Hier stütze ich mich zu großen Teilen auf das Werk von Christine Sowinski, die diesen Bereich auf die ihr eigene, eindringliche Weise thematisiert hat. Kapitel 6 und 7 beschreiben die praktischen Seiten des Berufs des Altenpflegers: abstimmen und Kontakt aufbauen mithilfe erlebensorientierter Fertigkeiten. Verschiedene Methoden und Herangehensweisen wurden zur *integrierten erlebensorientierten Pflege* umgeschmiedet und im Konzept des *suchenden Reagierens* ausgearbeitet. Im letzten Kapitel geht es um die Einführung des mäeutischen Pflege- und Betreuungsmodells und um die Frage, welche Anforderungen dabei an die Heim- und

---

3 Dies sind Abschlussarbeiten, die ich als Mitglied der Jury für den «Scriptieprijs» (Preis für die beste Abschlussarbeit) der *Tijdschrift voor Verzorgenden* gelesen habe. Selbstverständlich habe ich die Abschlussarbeiten verwendet, die gewonnen haben. Doch auch in den anderen Abschlussarbeiten werden besonders schöne Beispiele genannt, die ich aufbewahrt habe, um sie irgendwann einmal in einem Buch einbringen zu können.

Wohnbereichsleitungen gestellt werden. Dieses Kapitel basiert auf Erfahrungen aus den Niederlanden, Deutschland und Österreich.

Dieses Buch beschränkt sich also nicht auf Demenzbetreuung aber ist gemeint als Vorstellung des mäeutischen Pflege- und Betreuungsmodelles. Es behandelt Alters- und Langzeitpflege und Betreuung als Erfahrungsgebiet von Pflegenden und wird eben deswegen in den Niederlanden von Pflegenden sehr geschätzt.

# 1 Pflegetalent als gesellschaftlicher Wert

## 1.1 Auf der Suche nach dem Schatz

Das Pflegetalent gleicht einem Schatz, der in der Erde verborgen liegt. Wer nicht weiß, dass es diesen Schatz gibt, der wird auch nicht nach ihm suchen. Genau wie in dem Film ‹Romancing the Stone› (Deutsch: Auf der Jagd nach dem grünen Diamanten). Darin suchen Michael Douglas und Kathleen Turner gemeinsam einen verborgenen Schatz, der nur unter größten Anstrengungen gefunden werden kann. Michael Douglas zieht Kathleen Turner auf ihren hohen Absätzen durch den Urwald, auf dem Weg zu einem Schatz, von dem sie nicht einmal mit Sicherheit wissen, ob es ihn tatsächlich gibt – eine wunderbare Story. Oder die Romane über die Goldfunde im Kalifornien des Jahres 1848. Die Leute zogen einfach so in die Berge, und da lag das Gold; man brauchte nur danach zu greifen. Wer würde sich da nicht auf den Weg machen?

Und genauso liegt in unserem Gesundheitswesen ein Schatz verborgen, den man – wenn man erst einmal darauf aufmerksam geworden ist und in seinen Bann gezogen wurde – suchen muss. Und dieser Schatz ist die Zuwendung, mit der Pflegende tagein, tagaus für Menschen sorgen, die der Betreuung bedürfen. Ohne diese Zuwendung wäre unsere Gesellschaft ein ganzes Stück kälter, ärmer und kränker.

**Der Inhalt dieses Kapitels**

Das mäeutische Pflege- und Betreuungsmodell steht in der Perspektive der Veränderungen, die im niederländischen und deutschsprachigen Gesundheitswesen vor sich gehen. Zwei Argumente hört man besonders häufig in den politischen Diskussionen, die diesen Veränderungen zugrunde liegen: die Notwendigkeit der Kosteneinsparung und der Wunsch nach einer «kundenorientierten» Betreuung.

Dabei wird das Talent zum Pflegen und Betreuen als eine den Frauen angeborene Eigenschaft betrachtet. Und so wird Betreuung zu einer «natürlichen Ressource», die – genau wie die Sonne, der Wind und die See – immer zur Verfügung steht. Doch für Alte und chronisch Kranke, die in Abhängigkeit von der Zuwendung, dem Einsatz und dem Interesse anderer leben, sind Pflegende lebenswichtig. Betreuung ist kein «Produkt», das «geliefert» wird. Und Begriffen wie Effizienz und Ertrag stellen Altenpflegende Werte wie Fürsorge und Mitmenschlichkeit entgegen.

## 1.2 Thema und Reichweite

Was erleben Pflegende[1], was wollen sie erreichen und mit welchen Engpässen werden sie konfrontiert? Unter welchen Bedingungen können Pflegende Betreuung mit der von ihnen angestrebten Qualität realisieren? Was erwarten die Menschen, die von der Pflege abhängig sind, und was erwarten deren Angehörige? Wann werden sie ihrer Meinung nach gut betreut?

Der Darlegung in diesem Buch liegt teilweise die Beschreibung des mäeutischen Pflege- und Betreuungsmodells in meiner Doktorarbeit «*Gewoon Lief Zijn?*» zugrunde. Doch während dort die Begriffe vor allem in ihrer theoretischen Dimension beleuchtet werden, finden Sie im vorliegenden Buch eine eher praktische Beschreibung, sowie entsprechende Beispiele aus Abschlussarbeiten von Pflegenden, aus Artikeln, die in Fachzeitschriften erschienen sind, und anderer Fachlektüre. Einige Situationsbeschreibungen stammen von meinen Kolleginnen oder von mir selbst.

Vielleicht fragt sich mancher von Ihnen, was an den hier beschriebenen Einsichten neu ist. Wir, meine Kolleginnen, Dozentinnen und ich, maßen uns nicht an, auf einmal – quasi wie ein Blitz aus heiterem Himmel – eine Lösung bieten zu wollen, die alles bisher Dagewesene entkräftet. Vielmehr wurden bereits vorhandene Entwicklungen und Intentionen in ein zusammenhängendes Ganzes integriert. Neu ist, dass das mäeutische Pflege- und Betreuungsmodell auf der Zuwendung basiert, die Pflegende den Bewohnern und Klienten[2] entgegenbringen, und dass es von positiven Kontaktmomenten und kreativen Fundstücken Gebrauch macht. Die niederländische Fachzeitschrift «Tijdschrift voor Verzorgenden» ist voll davon, und somit ist das hier beschriebene Pflegemodell eigentlich eine

---

1 Als Sammelbegriff für Altenpfleger, Pflegende, Präsenzkräfte und vergleichbare Berufe verwenden wir in diesem Buch in der Regel den Begriff «Pflegende».

2 Ich verwende in diesem Buch oft die Kombination «Bewohner oder Klient», gegebenenfalls auch den Begriff «Bewohner».

Bestätigung aktueller Entwicklungen. Zugleich jedoch wurde es als ‹situationsverändernde Theorie› formuliert, wobei die praktische Umsetzbarkeit vornangestellt wird[3]. Es bietet konkrete Hilfsmittel, mit denen genau jene Veränderungen durchgeführt werden können, die vielen vorschweben: Pflegenden, Heimleitern und Mitarbeitern der Verwaltung. Es bleibt allein die Frage, ob auch die Menschen, die von Betreuung abhängig sind, die in diesem Buch dargelegten Auffassungen über Betreuung unterschreiben könnten.

## 1.3 Betreuung und Sinngebung

Menschen, die bleibende Verluste verarbeiten müssen, die für immer einen Teil ihrer selbst verloren haben, brauchen Unterstützung auf der Suche nach einer neuen Perspektive, einer neuen Sinngebung. Individualität, Wahlfreiheit und Gegenseitigkeit verlieren nicht an Bedeutung, wenn Menschen von Betreuung abhängig sind. Jeder sucht auch weiterhin nach dem Sinn seines Lebens, egal, wie wenig er noch kann und wie viel Betreuung er auch benötigen mag. Chronisch Kranke berichten, wie entsetzlich sie es finden, der «Gnade anderer» ausgeliefert zu sein. Sie wollen anderen auch als Mensch etwas bedeuten. Doch je stärker sie in ihren Möglichkeiten eingeschränkt werden, desto schwieriger wird dies. Sie können niemanden besuchen, Bekannte und Freunde verschwinden aus ihrem Leben. Und sie lernen nicht viele neue Menschen kennen, die diese Lücken füllen könnten.

Doch immerhin gibt es da die Pflegenden, die jeden Tag wiederkommen, jeden Tag aufs Neue die basalen Dinge tun, die so tief in die Privatsphäre eingreifen und zugleich so unverzichtbar sind. Und es sind die Pflegenden, die wissen, wie man das hilflose Gefühl der Abhängigkeit neutralisiert, indem man individuelle Gewohnheiten und Wünsche berücksichtigt.

Pflegende bedeuten den Menschen, die von ihrer Betreuung abhängig sind, sehr viel. Ihre ‹Klienten› oder ‹Bewohner› erwarten sie bereits, erzählen ihnen ihre Sorgen, ihre Freuden, ihren Kummer. Und auch die Pflegenden berichten aus ihrem Leben, erzählen von den Kindern, vom Urlaub, vom neuen Haus. Die Bewohner nehmen Anteil, und leben durch eben diesen Kontakt selbst wieder ein wenig auf[4]. Natürlich ist es auch wichtig, dass Pflegende pünktlich kommen, flexi-

---

3 J. Dickoff, P. James, E. Wiedenbach (1968): Theory in a practive discipline. Part I: Practice Oriented Theory. *Nursing Research17*, (5) 415–435. Part II: Practice oriented research. *Nursing Research 17*, (6) 545–554.
4 U. Koch-Straube (2003): Fremde Welt Pflegeheim. Eine ethnologische Studie. Huber, Bern, 2. korr. Aufl.

bel sind und mit der Zeitplanung ‹schieben› können. Wenn der Umgang miteinander jedoch auf aufrichtigem Interesse am jeweiligen Gegenüber basiert, können sowohl von Seiten der Pflegenden Zugeständnisse gemacht werden als auch von Seiten des Klienten... solange nur alles in gemeinsamer Abstimmung und Harmonie geschieht. Selbstverständlich müssen Pflegende ihr Fach beherrschen, sich mit Krankheitsbildern und den Nebenwirkungen von Medikamenten auskennen, sie müssen Wunden behandeln und Stomas versorgen können. Doch gerade bei solchen Verrichtungen entsteht eine Vertrautheit, die für beide Seiten wertvoll ist.

Für den Klienten oder Bewohner ist die Pflegende eine Person, die sich täglich oder jedenfalls regelmäßig intensiv um ihn kümmert. Er erwartet von ihr Interesse und Zuwendung. Auch wenn die Pflegende noch zehn weitere Bewohner zu betreuen hat: Wenn sie bei einem Bewohner oder Klienten ist, wird von ihr erwartet, dass sie ganz für diese eine Person da ist.

Und so entstehen *Pflegebeziehungen* zwischen den Mitarbeitern und den zu betreuenden Personen. Diese Pflegebeziehungen waren lange Zeit mit einem Tabu behaftet. Sie galten als nicht professionell. Aus meinen eigenen Erfahrungen habe ich ein anderes Bild gewonnen. Zwar sind Pflegebeziehungen keinesfalls mit Privatbeziehungen gleichzusetzen, dennoch geht es um Menschen, die einander aufrichtig zugetan sind. Pflegende haben mir erzählt, dass sie gerade diesen Aspekt als das Wichtigste bei ihrer Arbeit empfinden. Und somit wäre es also geradezu unprofessionell, die Pflegebeziehungen zu ignorieren oder gar zu untersagen. Professionell dagegen wäre es, hier zu einem Gedankenaustausch zusammenzufinden und jeder für sich nach Wegen zu suchen.

Tatsächlich verkörpert die Pflegende die Mutter, die Nachbarin, die Tochter, die Cousine... kurzum: die menschliche Fürsorglichkeit an sich. Selbstverständlich wird sie für ihre Arbeit bezahlt, doch was ihr im Beruf die meiste Erfüllung gibt, das ist der Kontakt mit den Menschen, die sie versorgt. Sie will etwas für Menschen tun – darum hat sie auch diesen Beruf gewählt. Das mag idealistisch klingen, doch es gibt eine Vielzahl von Untersuchungen, die genau dies bestätigen. Es ist also eine Annahme, die sich wissenschaftlich erhärten lässt. Ob die Pflegenden ihre Absichten auch in die Tat umsetzen können, das ist eine andere Frage. Wie Zahlen belegen, ist die Zahl derer, die den Beruf frühzeitig verlassen groß. Weniger ausführlich wurde untersucht, was die Bewohner von den Pflegenden erwarten, und noch weniger die Art, wie Bewohner und Klienten sich schützend vor die Pflegenden stellen: «Die Mädchen haben so viel zu tun, sie laufen immer so schnell, sind immer am arbeiten, strengen sich wirklich an...». Darum ist es an der Zeit, dies auch auf gesellschaftlicher Ebene zu thematisieren. Es ist Zeit, Diskussionen zu führen, an denen auch diejenigen teilnehmen sollten, die für den

Erhalt ihrer Lebensqualität von Pflegenden abhängig sind. Zwar korrigieren Bewohner und Klienten im Laufe der Zeit ihre Erwartungen, doch am liebsten mögen sie dennoch diejenigen Pflegenden, die über das ‹gewisse Etwas› verfügen, wodurch sie für ihr Fach ‹wie geschaffen› scheinen. Für die Konzeptarbeit und die Politik müsste eben diese Pflegequalität ausschlaggebend sein. Es wird Zeit, dass die Gesellschaft die Pflegenden aus ihrem Dornröschenschlaf weckt.

Als Beitrag zur gesellschaftlichen Bewusstwerdung fasst das mäeutische Pflege- und Betreuungsmodell nicht nur Ideale in Worte, sondern weist auch Möglichkeiten auf, diese in die Praxis umzusetzen. Wie bereits Karl Marx im umschriebenen Sinn sagte: Es ist nicht schwierig, Ideale zu formulieren, doch wir haben die Aufgabe, sie tatsächlich zu verwirklichen[5].

## 1.4 Eine «natürliche» Begabung?

Gerade, wenn es um die Frage geht, wie man Kontakt herstellt, hören wir in Kursen oder Projekten Bemerkungen wie «Man hat es, oder man hat es nicht!» und «Kann man so etwas denn lernen?».

Mit ‹es› meinen die Pflegenden die Zuwendung, mit der sie sich auf den anderen (den Bewohner oder Klienten) einstellen, ihre Intuition, die ihnen sagt, was er braucht, oder in jedem Fall die Fähigkeit, dies auf verschiedenen Wegen herauszufinden. ‹Es› umfasst auch die ganz gewisse Findigkeit, mit der man jemanden sanft genau dorthin dirigieren kann, wo man ihn als Pflegenden haben will:

> Eine einhundertjährige Bewohnerin weiß sich selbst noch ganz gut zu helfen, nur beim Waschen und Ankleiden braucht sie Unterstützung. Regelmäßig erhält sie auch Besuch von ihrer Familie. Sie sagt genau, was sie will, und was nicht. Eines Abends kommt die Pflegende herein und sieht, dass die Bewohnerin ihre Brotmahlzeit (Rosinenbrot mit Zucker) nicht angerührt hat.
> Die Pflegende hilft der Bewohnerin beim Auskleiden, beim Toilettengang usw. Die Bewohnerin wiederholt ständig: «Hab kein' Hunger. Hab nix gegessen.» Dann kommt sie an der Anrichte vorbei und sagt: «Was steht denn hier?» Die Pflegende hat das Rosinenbrot gerade dort hingestellt. «Das?», antwortet die Pflegende. «Das ist leckeres Rosinenbrot. Vielleicht haben Sie *darauf* Appetit?» Und kurz darauf verspeist die Bewohnerin in ihrem Nachthemd genüsslich ihr Rosinenbrot.
> *Eigene Beobachtung*

> Eine Pflegende betritt das Zimmer einer Bewohnerin, der sie die Stützstrumpfhose ausziehen muss. Sie bittet die Bewohnerin, kurz zu ihrem Bett zu gehen. Die Bewohnerin schaut sie leidend an und seufzt, dass sie solche Schmerzen habe. Die Pflegende sagt, dass es wirk-

---

5 Das Originalzitat von Karl Marx lautet: «Die Philosophen haben die Welt nur verschieden interpretiert; es kommt darauf an, sie zu verändern»

lich nur ein ganz kleines Stückchen sei. Die Bewohnerin erhebt sich. «Wie eine Gazelle», lobt die Pflegende – und erntet einen verdatterten, aber auch zufriedenen Blick.

*Eigene Beobachtung*

Diese Findigkeit gilt allgemein als angeboren, als menschliche Eigenschaft. Es ist eine Fähigkeit, die oft vor allem intuitiv vorhanden ist. Und wer ‹es› hat, der mag wohl durchaus froh darüber sein, macht jedoch keine große Sache daraus. Außerdem macht es einen verletzbar, wenn man mit Kolleginnen bespricht, wie man auf seine ganz eigene Art Kontakt mit den Bewohnern herstellt. Dieser Bereich ist sehr persönlich. Und es läuft ja auch alles ganz prima – warum also darüber sprechen? Man berichtet nur von den Momenten und Situationen, in denen etwas nicht gut funktioniert. Und überhaupt… das ist so individuell; ein anderer könnte das doch sowieso nicht nachmachen. Außerdem sind die Kursteilnehmer gekommen, um *schwierige* Dinge zu lernen, Dinge, die sie noch nicht können.

Also rücken Pflegende erst dann mit der Sprache heraus, wenn sie *nicht* mehr wissen, wie sie reagieren müssen, oder wenn ihnen jemand das Gefühl vermittelt, dass sie etwas falsch machen. So bleibt das, was am wichtigsten ist, unsichtbar: ihre Fähigkeit, sich in den anderen hineinzuversetzen und Kontakt herzustellen. Bei dieser Fähigkeit jedoch handelt es sich um ein echtes *Talent*, das – genau wie musikalisches, technisches oder auch Organisationstalent – entwickelt und geschult werden muss, um ganz und gar zur Geltung zu kommen. Ein Talent muss gehegt und gepflegt werden. Es verhält sich damit wie mit einem Rohdiamanten: Er ist sehr wertvoll, doch man sieht ihn nicht. Ein Diamant wird erst so richtig schön, wenn er geschliffen wird. Mit anderen Worten: Auch wenn von einer natürlichen Begabung die Rede ist, ja sogar von einem Talent, kann diese Begabung immer noch entwickelt werden. Je mehr man bewusst von seinen Möglichkeiten Gebrauch macht, desto mehr kann man erreichen. Je mehr man als Pflegende bereit ist, sich mit Kolleginnen zu besprechen, desto mehr kann man auch voneinander lernen, desto besser kann man einander unterstützen. Das führt zu einer größeren Ruhe: Man weiß, dass der Bewohner nicht allein von der eigenen Zuwendung abhängig ist, sondern dass die Kolleginnen – oder jedenfalls einige davon – ebenfalls ein gewisses Band mit ihm haben. Ganz gleich, wie engagiert man auch ist: Man braucht sich nicht die ganze Zeit für alles und jeden verantwortlich zu fühlen.

Es gibt viel zu lernen und auszutauschen. Es geht also weniger darum, ob man ‹es› hat, sondern ob man sich darin weiterentwickeln will, ob man ‹es› schulen lassen möchte. Und will auch die Organisation oder der Wohnbereich sich hier weiterentwickeln? Pflegende müssen sich frei fühlen, auf ihre eigene Art und Weise kreativ und voller Selbstvertrauen mit Menschen umzugehen – darum geht es. Und darum, dass sie sich der wirklichen Kontaktmomente stärker bewusst werden und besser in Worte fassen können, wie sie diesen Moment zu Stande gebracht haben. Dafür brauchen sie Begriffe, Einsichten und Fertigkeiten.

Im Rahmen des mäeutischen Pflege- und Betreuungsmodells lernen die Pflegenden auch viel darüber, wie Menschen zuweilen auf Erkrankungen reagieren. Auf Erkrankungen, die einen langsam aber sicher zwingen, seine gesamte Lebensperspektive zu betrachten und neu zu überdenken. Oder auf Krankheiten wie Demenz, bei denen die Verbindungen zwischen dem Denken und dem Fühlen verloren gehen.

## 1.5 Der Wert von Zuwendung

Im Sprachgebrauch von Politikern, Krankenversicherern und der Leitern von Pflegeeinrichtungen ist Betreuung zum ‹Business› geworden, zu einem Produkt, das geliefert wird, und somit zugleich zu etwas Käuflichem. Das gilt auch für die Pflege. Wer Betreuung braucht, erhält den Status eines Kunden, und wer die Betreuung ‹liefert› bleibt im Hintergrund. Außerdem haben nicht nur Pflegende, sondern auch Pflegemanager, Versicherer und Politiker so ihre ganz eigenen Vorstellungen von guter Betreuung. In deren Vorstellungen sind Pflegende vor allem interessiert, ermutigend, geduldig, taktvoll, engagiert und kompetent. Munter betreten sie das jeweilige Zimmer, und wissen dann genau, was zu tun ist. Sie können einen ordentlich waschen, sich diskret zurückziehen, wenn jemand allein sein möchte, und vor allem sind sie aufrichtig am betreffenden Bewohner interessiert.

> Ich begleite eine Pflegende bei der Arbeit im Altenheim. Sie ist Niederländerin, hat jedoch ein paar malaiische Wörter gelernt, die sie nun bei einer indonesischen Bewohnerin einsetzt. Sie serviert indonesisches Essen genau in dem Stil, den die Bewohnerin gewohnt war und angemessen findet. Die Bewohnerin genießt es sichtlich, so ‹bedient› zu werden. Wir betreten das Zimmer eines Herrn, der erzählt, dass er neunzig wird und dass er in seinem Leben drei Süchte besiegt hat: Rauchen, Trinken und Temesta. Er erzählt und philosophiert ein wenig über dieses Thema, bis wir weiter müssen. Doch bevor wir wieder gehen, sagt die Pflegende: «Ich möchte Ihnen aber doch mal sagen, dass ich das unglaublich toll finde, wie Sie das geschafft haben.» Mit dieser Bemerkung rundet sie das Gespräch ab und vermittelt dem Bewohner die Wertschätzung, die er braucht. Eine andere Bewohnerin erzählt spontan allerlei aus ihrem Leben, doch wieder einmal müssen wir weiter, und die Pflegende sagt: «Nun wühlen wir gerade in Ihrem Leben herum und dann gehen wir wieder… eigentlich nicht schön von uns.»
> *Eigene Beobachtungen*

Um eine Pflege zu ermöglichen, die den humanitären Erwartungen entspricht, ist ein Bewusstwerdungsprozess erforderlich und zwar in erster Line bei den Pflegenden selbst. Ohne selbstbewusste Pflegende lernen es Pflegemanager, Planer und Politiker nicht, einmal umzudenken. Und dann wird die Berufsgruppe der Altenpfleger sich auch weiterhin aus wechselnd großen Gruppen halb- und ungeschulter Kräfte zusammensetzen, je nachdem, wie viele Mitarbeiter benötigt werden. Waschen, Ankleiden, Mobilisieren, Toilettengänge, das Begleiten von Menschen mit ernstlich invalidisierenden Krankheiten – all dies wird dann in unterschiedlichem Maße ungeschulten Kräften überlassen, die von einem stetig wachsenden Heer von Managern und anderen Pflegeprofis organisiert werden. Als ich Ende der Achtzigerjahre auf einem Arbeitsbesuch in Amerika war, sah ich diplomierte Krankenschwestern und Altenpfleger, die am Computer saßen und sich mit ‹Papierkram› beschäftigten, während sich ‹Hilfskräfte› um die Betreuung kümmerten. Wie konnten Altenpfleger und Krankenschwestern es so weit kommen lassen?

In der Wirtschaft dreht sich alles um Geld. Geld, das wir alle brauchen, um unsere Bedürfnisse zu befriedigen. Geld, mit dem wir auch Betreuung ‹kaufen› können. Doch der Qualität der Pflege ist nicht mit einer Terminologie aus der Wirtschaft gedient; sie wird nicht besser, wenn wir von der Pflege reden wie von einem Produkt, und pflegeabhängige Menschen als *Kunden* betrachten. Die Qualität von Pflege muss mit Begriffen beschrieben werden, die auf Fürsorglichkeit und Mitmenschlichkeit basieren: Würde, Geborgenheit und Gegenseitigkeit. Die meisten von uns werden irgendwann einmal pflegeabhängig sein. Das sind (noch) keine verlockenden Aussichten. Bemühen wir uns darum hier und heute zu verdeutlichen, was wir unter Qualität von Betreuung verstehen. Gehen wir auf die Suche nach dem verborgenen Schatz, und benennen wir dessen Wert mit deutlichen Begriffen.

## 1.6 Zusammenfassung

Die Zuwendung, die Pflegende ihren Bewohnern und Klienten entgegenbringen, gleicht einem verborgenen Schatz. Diese Zuwendung wird oft für eine angeborene Eigenschaft gehalten, die in unbegrenzten Mengen vorhanden ist. Dabei wird jedoch das fachliche Können von Pflegenden nur allzu leicht übersehen. Darum beleuchtet dieses Buch die Erfahrens- und Erlebenswelt von Pflegenden. Es geht dabei nicht nur um die Pflegeheime, sondern auch um die Altenheime, um die ambulante Pflege und um die Betreuung von Menschen mit geistiger Behinderung.

Nicht nur Bewohner von Pflege- und Altenheimen, sondern auch Klienten in der ambulanten Pflege freuen sich über Pflegende, die wirklich ein Herz für sie haben und mit denen sie eine persönliche Beziehung aufbauen können. Pflegende müssen über eine ausreichend hohe emotionale Intelligenz verfügen, so dass sie sich selbst in derartige *Pflegebeziehungen* einbringen können, ohne sich zu erschöpfen. Auch eine beträchtliche Menge von Fertigkeiten und Fachwissen ist unabdingbar. Die natürliche Zuwendung von Pflegenden verdient darum eine höhere Wertschätzung als einfach das Lob, man habe ‹ein goldenes Herz›. Auch die weitere Schulung und Förderung des Talents der Pflegenden gehört auf die Tagesordnung, selbst dann, wenn es um Diplomierte geht, die bereits in der Praxis tätig sind.

Und hier sind die Pflegemanager, Planer und Politiker gefragt. Derzeit werden Pflege und Betreuung noch als ‹Produkt› gesehen, das maximale Qualität zu möglichst geringen Kosten haben muss. Pflege und Betreuung sind jedoch mehr als Phänomene, die sich in wirtschaftlichen Kriterien ausdrücken lassen. Sie stehen vielmehr für gesellschaftliche Werte, nämlich Mitmenschlichkeit, Barmherzigkeit und menschliche Würde.

## Praxisbeispiel

### Ein alter Schmutzfink??

Wir besuchen Herrn B[*]. Er sitzt im Rollstuhl, ist bereits angezogen. Er kann nicht gut sehen. In seinem Zimmer ist es schmutzig. Auf dem Boden stehen Milchpfützen, teils mit Käsestücken darin. Und wir sehen noch so manches andere, was ebenfalls wenig appetitlich ist. Auch der Bewohner selbst ist so verschmutzt, dass es mich wirklich vor ihm ekelt. Er ist auch nicht nett zu Sabita. Sie stellt ihm eine Frage, und er schnauzt sie an, ob sie nicht hören könne. Woraufhin sie entgegnet: «Wo ist Ihr Hörgerät?»

Sabita manövriert den Rollstuhl ins Badezimmer und entkleidet den Oberkörper des Mannes. Er wäscht seinen Oberkörper, sie seinen Rücken. Dann zieht sie ihm ein flanellenes Oberhemd an. Er sei kein schöner Jüngling, sagt er. Sie rollt die Ärmel seines Oberhemdes besonders sorgfältig auf, und er lobt: «Das machen Sie aber sehr schön.» Dann sehe ich seine Beine: das eine dick, geschwollen, ganz rot und schwarz verfärbt, und das andere ein Stumpf, der ebenfalls nicht allzu gut aussieht. Und ich denke: «Er ist doch auch einmal ein gutaussehender, junger Kerl gewesen, der selbstbewusst im Leben stand. Und nun so etwas. Ein heruntergekommener Körper...» Sabita wäscht die Beine, die Füße, auch zwischen den Zehen, und trocknet sie ab. Sie bleibt freundlich, doch läuft häufig kurz weg. Immer wieder schlängelt sie sich um die Milchpfützen, den Käse und all den anderen Schmutz herum, um etwas zu holen... den Stützstrumpf für den Stumpf, eine Unterhose. Der Bewohner tut, was sie sagt. Er steht auf seinem einzigen Bein, stützt sich mit den Händen ab. Sie wäscht ihn unten herum und kleidet ihn an. Er lässt sich bereitwillig helfen.

In seinem Zimmer stehen viele Fotos von jungen Menschen und kleinen Kindern. Er hat also doch Familie. Er fühlt sich alt und abgeschrieben. Ist froh, dass Sabita sich um ihn kümmert.

Als sie noch neu war, erzählt Sabita, habe er sie nur angeraunzt, dass sie verschwinden solle. Sie habe daraufhin entgegnet, dass ihr damit nicht gedient sei, und dass er es nur zu sagen brauche, wenn sie gehen solle: Sie sei dann sofort weg. Seitdem ließe er sich bereitwillig von ihr helfen. (In der erlebensorientierten Terminologie nennt man dies: mit Gegensteuern und Autorität arbeiten und keine Angst haben). Sabita bittet die Reinigungskraft, durch das Zimmer zu wischen, doch die hat keine Zeit. Wie sich herausstellt, sieht das niederländische Gesetz 20 Minuten Reinigungszeit pro Woche vor, und in diesem Altenheim wohnen keine wohlhabenden Menschen: ‹Extras› sind nicht vorgesehen. Also putzt Sabita einfach provisorisch selbst über den Boden, nimmt mit einem Laken die Milchpfützen auf und wischt dann mit einem Mopp nach. Wirklich sauber ist es noch nicht, aber nun gut... Sie wird die Teamleiterin fragen, ob das Zimmer nicht zweimal wöchentlich gewischt werden kann. Ich sage: «Doch wohl besser jeden Tag?» Aber dafür ist eben kein Geld da.

Nun sitzt der Herr wieder im Rollstuhl, gewaschen und ordentlich angekleidet, und liest eine Nachricht, die man ihm auf seinen Tisch gelegt hat. Sie kommt von Lieneke von der Verwaltung, die auf eine schöne Ansichtskarte geschrieben hat, dass seine Tochter gestern einen bestimm-

---

[*] Beispiel eines *training on the job* im Pflegeheim; in diesem Falle bin ich selbst diejenige, die die Pflegende begleitet.

ten Termin nicht wahrnehmen konnte, und dass sich nun etwas verschoben hat. Der Bewohner hält die Karte ganz nahe vor seine Augen, und ich frage: «Können Sie das lesen?» Er bittet mich, die Karte vorzulesen. Das tue ich, mit lauter Stimme. Er hört zu, ich erkläre alles noch einmal, und dann fragt er, ob er die Karte aufbewahren solle. Ich zeige ihm, dass dies eine besonders schöne Ansichtskarte ist – von Den Haag, wie es vor hundert Jahren war. «Sehen Sie? Dort ist der Kanal, und das ist eine Treckschute.» «Dürfen wir die haben?», fragt er lachend. «Nein», sage ich, «die gehört ins Museum.» «Ach so ist das», antwortet er. «Müssen wir dann auch ins Museum?»

Und er erzählt: «Fünf Mädchen habe ich, fünf Töchter. Meine Frau ist tot.» (Er macht eine Geste in der Höhe seiner Kehle.) «Sehen Sie!» und er zeigt auf die Fotos von seinen Töchtern und einem Enkel.

Sabita hat ihm inzwischen eine Brotmahlzeit serviert, seinen Tisch abgeräumt und in der Küche gespült. Als wir weggehen, gehe ich zu ihm hin und sage: «Na dann auf Wiedersehen. Bis zum nächsten Mal.» «Danke», sagt er, und das kommt aus tiefstem Herzen. Ich sage zu Sabita: «Der Herr bedankt sich bei uns. Vergessen Sie nicht, sich zu verabschieden.» Sie geht zu ihm und sagt: «Gern geschehen.» Und er sagt noch einmal «Dankeschön». Dieser Augenblick wäre ihr beinah entgangen. Dabei sind es gerade diese Momente, die ihr Erfüllung am Arbeitsplatz verschaffen können, und mit denen sie diesem Bewohner die Möglichkeit zur Gegenseitigkeit anbietet.

Später frage ich sie noch, warum sie ihn nicht gekämmt habe. Sie antwortet, dass er das selbst könne, worauf ich entgegne: «Aber wenn sich jemand so elend fühlt, wäre es dann nicht schön für ihn, wenn Sie ihn kämmen und sagen würden: So, nun sind Sie wieder ein richtiger Herr?» Doch sie erwidert: «Aber das kann ich nicht tun, denn dann müssen wir alle das machen. Außerdem kann er es selbst.» Später zeigt sich tatsächlich, dass er sich gekämmt hat. Und ich habe wieder etwas gelernt. Ich bin es gewohnt, mit dementen Menschen umzugehen, doch hier funktioniert es einfach etwas anders.

Nachmittags lese ich den Kursteilnehmern diese Geschichte vor. Die anderen erkennen die Situation, und bestätigen, dass dieser Bewohner sich selbst kämmen kann und wie wichtig es ist, dass er das auch tut. Sie erzählen auch, wie schmutzig dieser Mann ist. Er pinkelt ohne Weiteres in das Glas, aus dem er gerade Limonade getrunken hat, oder in eine kleine Pfanne. Tja, und was soll man dann machen. Sie berichten auch, dass es noch viel schmutzigere Zimmer gibt. Das nächste Mal solle ich mal mitkommen zu… Auch mein Bericht über den Kontakt, den ich zu dem Bewohner herstellen konnte, klingt ihnen vertraut.

Und die ebenfalls anwesende Mitarbeiterin des sozialen Dienstes spitzt die Ohren. Was für Geschichten! Dadurch sieht sie den Bereich Pflege wieder aus einer ganz neuen Perspektive.

# 2 Das mäeutische Pflege- und Betreuungsmodell

## 2.1 Die Quelle des inneren Wissens

Wer das Pflegen zu seinem Beruf gemacht hat, der wird tagein tagaus mit (alten) Menschen konfrontiert, die viel Kummer haben oder depressiv sind und die verärgert und wütend, ja sogar aggressiv, reagieren. Man hat mit ängstlichen und verwirrten Menschen zu tun und – als Folge – mit irrationalem Verhalten. Pflegende sind dabei, wenn Menschen sterben. Sie machen das alles mit: den Kampf, den Kummer des Abschieds, die eigene Traurigkeit. Und wenn es etwas gibt, was an Pflegenden wirklich auffällt, dann ist es ihre Anteilnahme am Leben der Menschen, für die sie sorgen.

Die Erfahrungen, die Pflegende im Arbeitsalltag machen, vermischen sich mit denen ihres persönlichen Lebens. Es ist eine ständige Wechselwirkung zwischen dem, was Pflegende bei ihrer Arbeit und in ihrem Privatleben erleben. Mal nutzen sie an ihrem Arbeitsplatz Einsichten aus ihrem Privatleben, mal ist es umgekehrt. So entwickeln sie im Laufe der Jahre eine innere Quelle der Einsicht und Weisheit, die sowohl auf ihrer Berufs- als auch auf ihrer Lebenserfahrung gründet. Das mäeutische Pflege- und Betreuungsmodell hebt diese Quelle des inneren Wissens nun von der individuellen auf die kollektive Ebene. Dies geschieht, indem Pflegende sich fragen, warum sie tun, was sie tun. Nur wenn individuelle Pflegende sich ihrer eigenen Überlegungen und der Beweggründe ihres Handelns *bewusst* sind, können sie diese auch in Worte fassen. Und dieses Ausformulieren ist notwendig, um *gemeinsam* weiter zu kommen. Dafür jedoch ist innerhalb der Berufsgruppe und hinsichtlich des Berufsinhalts noch eine ganze Menge Denkarbeit erforderlich. Seit einigen Jahren schwappt eine wahre Welle von Artikeln, Büchern und Abschlussarbeiten über uns hinweg. Das mäeutische Pflege- und Betreuungsmodell will einen Rahmen darstellen, in den man alle neuen Einsichten aus Forschung und Praxis einordnen kann.

**Der Inhalt dieses Kapitels**

Das mäeutische Pflege- und Betreuungsmodell ist aus den Erfahrungen entstanden, die bei der Einführung der erlebensorientierten Pflege gemacht wurden. Es kombiniert eine neue Sichtweise über Betreuung mit Bezugspersonenpflege und dem Gedanken der «lernenden Organisation». Zunächst einmal geht es dann um die neue Sichtweise. Eine solche Sichtweise oder Pflegetheorie umfasst in der Regel ein Menschenbild, eine Sichtweise über Gesundheit und Krankheit, eine Sichtweise über das Versorgen und Pflege und eine über die Umgebung, in der die Versorgung stattfindet. [In diesem Buch wird von einem umfassenden Pflegebegriff ausgegangen, der sowohl die Alten- als auch die Krankenpflege umfasst, sich dem Menschen als ein bio-psycho-soziales oder ganzheitliches Wesen annähert, und ihn als solches Betrachtet. Der im Niederländischen verwendete Begriff «Verzorgen» umfasst sowohl das Pflegen, Betreuen und Begleiten. Anm. d. Autorin für die dt. Ausgabe]. Die Sichtweise über den Bereich *Versorgen und Pflegen* wird anhand der Begriffe *erlebensorientierte Pflege* und *Professionalität* erörtert. Das Menschenbild und die Sichtweise über Gesundheit und Krankheit sind im mäeutischen Pflege- und Betreuungsmodell unlösbar miteinander verbunden.

Nach einer Erläuterung all dieser Begriffe folgt der Aufbau des mäeutischen Pflege- und Betreuungsmodells. Der Kontakt zwischen der Pflegenden und dem Bewohner oder Klienten ist der Kern dieses Modells, und die erlebensorientierte oder mäeutische Methodik, die sich darauf konzentriert, gilt als *Hebel der Veränderung*.

## 2.2 Neuer Zweig auf altem Stamm

Entstanden ist das mäeutische Pflege- und Betreuungsmodell als Zusammenfügung von erlebensorientierter Pflege, integrierender Versorgung (ein belgisch-niederländisches Pflegemodell, entwickelt von Mieke Grypdonck[6]) und Theorien auf dem Gebiet der Organisationsveränderung. In den Niederlanden gibt es verschiedene ‹Richtungen› im Bereich der erlebensorientierten Pflege. Im mäeutischen Pflege- und Betreuungsmodell geht es um die erlebensorientierte Pflege, die im Rahmen dieses Modells entwickelt wurde. Die Erkenntnisse wurden im Rahmen einer wissenschaftlichen Studie zur Betreuung von Menschen mit einer

---

6 Nicht zu verwechseln mit der ‹integrierten Versorgung›, die in Deutschland die mutidisziplinäre Versorgung meint, einen systematisch organisierten Behandlungsweg, um z. B. unnötige Diagnoseverfahren oder Konsultationen zu vermeiden, mit dem Ziel, neben der Gewährleistung einer optimalen Versorgung auch unnötige Ausgaben einzudämmen.

Demenz generiert und validiert.[7] An dieser Stelle möchte ich kurz erläutern, wie ich das Modell im Laufe der Zeit entwickelt habe und wo sein Ursprung liegt.

**Leitbild, Konzept oder Modell**

Bis vor Kurzem sprachen wir (meine Mitarbeiter, Dozentinnen und ich) vom *mäeutischen Pflegekonzept*. Der Begriff *Konzept* ist jedoch in der deutschen Sprache nicht deutlich definiert. In der Altenfürsorge hat *Konzept* fast die gleiche Bedeutung wie *Methode*, und das mäeutische Pflegekonzept wurde in eine Reihe von Methoden wie Validation, Snoezelen und Reminiszenz eingefügt. Um klare Verhältnisse zu schaffen, haben wir uns für die Bezeichnung *Modell* entschieden. In der angelsächsischen Literatur wird *Modell* höher eingeordnet als *Theorie*, gilt als abstrakter (siehe z. B. Fawcet[8]). In der deutschen Tradition wird die Theorie über das Modell gestellt; ein Modell gilt somit als konkreter und bildhafter. Deshalb habe ich den Begriff Konzept durch den Begriff Modell ersetzt[9]. Weil in der Mäeutik jedoch der Umgang miteinander einen so wichtigen Platz einnimmt, habe ich mich – in gemeinsamer Abstimmung mit den deutschen Mäeutik-Dozentinnen – letztendlich für den Begriff *Pflege- und Betreuungsmodell* entschieden.

In jedem Falle müssen die folgenden Themenbereiche angesprochen werden: eine Sichtweise über den Menschen (ein Menschenbild), eine Sichtweise über Gesundheit und Krankheit, eine über den Bereich des Versorgens und eine über die Umgebung, in der versorgt wird. Ein neues Pflegemodell kann mit bereits existierenden ‹konkurrieren›, kann jedoch auch ein bestimmtes Praxisgebiet für eine Theorieformung erschließen. Beim mäeutischen Pflege- und Betreuungsmodell geht es um eine neue Perspektive, ein spezifisches Erfahrungsgebiet, das auf diese Weise noch nicht eher die Grundlage für ein Pflegeleitmodell war. Ausgangs- und Eichpunkt ist immer wieder das, was sich emotional abspielt zwischen der Person, die der Versorgung bedarf, und der Versorgenden. Dabei geht es um die normale, tägliche Pflege von Menschen, die langfristig krank oder dauerhaft pflegeabhängig sind.

---

7  E.J. Finnema, R.M. Dröes, T.P. Ettema, M.E. Ooms, H.J. Adèr, M.W. Ribbbe, W. van Tilburg (2005): The effect of emotion-oriented care on nursing home residents with dementia and their nursing assistants: a randomized clinical trial. *International Journal of Geriatric Psychiatry*, 20, 330–343.

8  J. Fawcett (1995). Analysis and Evaluation of Conceptual Models of Nursing. Philadelphia: FA Davies Company. Third Edition. Ch. 1: Conceptual models and contemporary nursing knowledge and Ch. 10: Implementing conceptual models in nursing practice. Dt.: J. Fawcett (1998): Konzeptuelle Modelle der Pflege im Überblick. Huber, Bern.

9  Dank an Prof. Dr. Theo Dassen der Humboldt-Universität Berlin und Prof. Wilfried Schlüter für ihre freundliche Unterstützung.

Die Grundlage des mäeutischen Pflege- und Betreuungsmodells ist die Praxis des Versorgens, die gemeinsam mit den Pflegenden entwickelt und auf den Begriff gebracht wurde. Außerdem verwendet das mäeutische Pflege- und Betreuungsmodell Einsichten und Begriffe, die aus der Pflegewissenschaft, Psychologie, Geschichtswissenschaft und Philosophie stammen, und die in erlebensorientierten Umgangsfertigkeiten und Herangehensweisen verankert sind. Weitere wichtige Bausteine sind die Bezugspersonenpflege und die Bewohnerzuweisung.

Auch auf Stationen für somatische Heimpflege, in der Betreuung für geistig behinderte ältere Menschen und in der psychogeriatrischen ambulanten Pflege ist das mäeutische Pflege- und Betreuungsmodell in Entwicklung.

## 2.3 Erlebensorientierte Pflege im mäeutischen Pflege- und Betreuungsmodell

Erlebensorientierte Pflege – unter diesem Begriff können Pflegende sich problemlos etwas vorstellen. Er inspiriert sie, ihre eigenen Vorstellungen darüber, was eine gute Betreuung ausmacht, werden aktiviert: Betreuung, wie sie sie selbst gerne bieten würden, wenn sie nur die Gelegenheit dazu bekämen. Fragt man sie dann jedoch, *was* sie genau anders machen würden, müssen sie doch kurz nachdenken. Dann folgen Antworten wie: «Wir würden mit den Bewohnern ein Stück spazieren gehen.» Oder: «Früher hatten wir Zeit, mit Bewohnern zum Markt zu gehen.» Als ob erlebensorientierte Pflege etwas sei, das zur üblichen Pflege hinzukommt, etwas, wofür man Zeit reservieren muss.

Was wir bei Projekten und Kursen auch immer wieder hören: «So arbeiten wir auch jetzt schon. Bei uns dürfen die Bewohner ausschlafen.» Oder: «Das geht doch nicht, dass Bewohner immer sagen dürfen, was sie wollen?» Als ob erlebensorientierte Pflege darauf hinausliefe, dass man immer täte, was der Bewohner verlangt. Die Wirklichkeit der Pflege ist viel zu komplex, als dass sie mit solchen versimpelten Ideen funktionieren könnte. Erlebensorientierte Pflege beginnt mit der Frage, wer der Bewohner ist, was er erlebt und was er empfindet. Danach wird versucht, den Kontakt so zu gestalten, dass sich der Bewohner verstanden fühlt. Denn genau das ist der Moment, in dem er in der Lage ist, mit der Pflegenden ‹mitzumachen›. Das tut er erst, wenn sie zuvor selbst in seine eigene Erlebenswelt ‹hineingetreten› sind. Er öffnet sich für ihre Vorschläge, Wünsche und Ideen (meistens möchte man doch, dass er etwas Bestimmtes tut!) und lässt sich dann von ihnen versorgen. *Er hat den Mut, sich ihr anzuvertrauen.* Erlebensorientierte Pflege ist also ein neuer Begriff, mit dem festgehalten werden kann, was man beinahe verloren hätte: das Bewusstsein, dass Pflege *immer* voraussetzt, sich in die zu betreuende Person *hineinzuversetzen.*

Sich in diesen Menschen hineinzuversetzen ist eine Sache, sich mit ihm zu verbinden geht noch einen Schritt weiter. Wer einen echten Kontakt zu einem Bewohner aufbaut, der wird davon berührt. Es geschieht immer auch etwas in einem selbst. Durch den regelmäßigen und intensiven Umgang mit einem Bewohner oder Klienten entsteht früher oder später eine Beziehung zwischen der Pflegenden und der zu versorgenden Person. So muss sich die Pflegende der Gefühle bewusst sein, die der Bewohner bei ihr auslöst. Die Beziehung darf keine Privatbeziehung werden. Hier geht es aber doch um ihr eigenes Gefühlsleben. Darum muss sie in der Lage sein, bewusst über ihre eigenen Gefühle zu reflektieren und mit ihren Kolleginnen darüber zu sprechen.

Und das ist noch nicht alles. Es kann sehr schwierig sein, sich gefühlsmäßig auf Bewohner oder Klienten abzustimmen und ihnen zu ‹folgen›, um sie dann mitzunehmen. Durch den ‹Hype› um die erlebensorientierte Pflege hat es den Anschein, als reiche es, sich in den Bewohner hineinzuversetzen, um zu verstehen, was zu tun sei. Doch das ist keineswegs immer so einfach. Nehmen wir zum Beispiel den depressiven Bewohner, der überhaupt nichts will. Brauchen wir dann also weiter nichts zu tun? Ein anderer Bewohner zündet sich alle fünf Minuten eine Zigarette an. Ist das okay oder sollten wir ihn hier abbremsen? Ein dritter vernachlässigt sich. Müssen wir warten, bis er im eigenen Dreck verkommt? Solche Personen brauchen Pflegende, die so viel Vertrauen aufbauen können und so viel Sicherheit und Autorität ausstrahlen, dass sich die Bewohner oder Klienten ihnen ohne Gesichtsverlust anvertrauen können.

**Mäeutische Methodik**

Um diesen kommunikativen Prozess anzuregen und in konstruktive Bahnen zu lenken, wurde eine neue Methodik entwickelt, die sich fundamental vom problemgesteuerten *Pflegeprozess* unterscheidet. Diese Methodik hilft Pflegenden, erlebensorientiert zu beobachten, Informationen aus der Lebensgeschichte zu filtern und sich all der Momente und Situationen bewusst zu werden, in denen es ihnen gelungen ist, eine positive Wechselwirkung mit einem Bewohner oder Klienten zu Stande zu bringen. Wenn Pflegende dann während einer Bewohnerbesprechung als Team all diese Informationen zusammentragen und systematisch untersuchen, wird plötzlich viel deutlicher, was der Bewohner braucht, und wie man mit ihm umgehen kann. Hier verfährt jede Pflegende auf ihre ganz eigene Art und Weise, denn genau wie auch der Bewohner ist jede von ihnen ein individuelles Wesen. Durch eine solche Bewohnerbesprechung wird jedoch deutlich, auf welche Haltungs- und Umgangsaspekte es ankommt. Das Besondere an dieser Methodik ist also, dass sie sich nicht an Problemen orientiert, sondern an Pflegebedürfnissen und positiven Kontaktmomenten.

**Professionalität**

Egal, wie viel Berufs- und Lebenserfahrung eine Pflegende auch hat: Immer wieder können Situationen eintreten, in denen sie mit ganz neuen Fragen konfrontiert wird. Oder ihr fällt spontan etwas ein, dessen Bedeutung die Situation übersteigt. Darum arbeitet das mäeutische Pflege- und Betreuungsmodell mit drei Kernbegriffen für Professionalität: Kontakt, Kreativität und Kommunikation (s. **Abb. 2.1**). Beim *Kontakt* geht es um die gefühlsmäßige Wechselwirkung zwischen zwei Menschen – dem Bewohner oder Klienten und der Pflegenden – und um die Befriedigung, die diese Wechselwirkung mit sich bringt.

Bei der *Kreativität* geht es um die Fähigkeit der Pflegenden, sich immer wieder etwas auszudenken, was in dieser Situation oder innerhalb ihres Teams neu oder selbst in einem umfassenderen Sinne innovativ ist. Bei der *Kommunikation* steht der Prozess von Bewusstwerdung, Reflexion und methodischem Austausch mit Kolleginnen im Mittelpunkt.

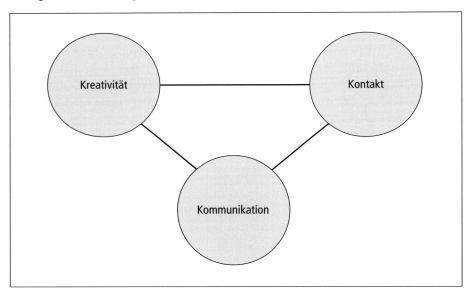

**Abbildung 2.1:** Die drei Kernbegriffe der Professionalität

Professionalität bedeutet, dass sich die Pflegenden ihrer Suche nach dem richtigen Umgang mit einem Bewohner oder Klienten bewusst sind, und dass sie diese Suche auch bewusst ausformulieren. Sie schenken den gelungenen Momenten mindestens so viel Beachtung wie den Momenten, in denen alles weniger optimal läuft. Und sie inspirieren einander. Professionalität wird im mäeutischen Pflege- und Betreuungsmodell darum wie folgt definiert:

- **Professionalität:** *authentisch und kreativ wahrnehmen, reagieren und (wenn nötig) handeln und dies anschließend in Worte fassen bzw. begründen können.*

Damit sind Pflegende also nicht mehr sklavisch an irgendwelche ‹Richtlinien› gebunden (heutzutage ein Schlüsselwort, wenn es um das Streben nach messbarer Qualität in der Betreuung geht).

Richtlinien können niemals die eigene Urteilsfähigkeit ersetzen, sondern sollten – genau wie Standards – lediglich als eine Quelle des Fachwissens und der Inspiration eingesetzt werden. Allerdings sollte man im Nachhinein immer begründen können, warum man von Richtlinien abgewichen ist. Außerdem müssen die Richtlinien und Standards aus der Praxis stammen, wo sie gemeinsam mit Pflegenden entwickelt werden[10].

## 2.4 Menschenbild

Pflegende machen eine Menge mit. Sie werden sehr oft mit der ‹anderen Seite› der menschlichen Existenz konfrontiert, mit Leiden, Schmerzen, Angst, Kummer und Tod. Damit steht diese Berufssparte nicht alleine: Auch Polizisten, Rettungssanitäter, ja selbst Lehrer und Anwälte werden oft mit schockierenden Situationen konfrontiert, die sie gefühlsmäßig durcheinanderbringen. Situationen, in denen man sich unwillkürlich fragt: Was ist der Mensch, was ist das für ein Geschöpf, was ist der Sinn des Lebens, des Leidens? Jede dieser Berufsgruppen steht vor der Aufgabe, hier ihren eigenen Weg zu finden und die eigenen Erfahrungen als Grundlage für verantwortungsvolles Handeln einzubringen. Und das gilt auch für die Pflegenden. Darum findet man in Pflegetheorien in der Regel auch immer eine Philosophie über das menschliche Dasein.

**Eine Neuorientierung**

Pflegetheorien vertreten meistens auch eine Sichtweise über das Thema Gesundheit. Der gesunde Mensch ist der Ausgangspunkt für das Handeln der Betreuer, und Gesundheit ist der Maßstab für das Ziel, das man sich gesteckt hat. Denken Sie hier nur an die 13 *Aktivitäten, Beziehungen und existenziellen Erfahrungen des Lebens (ABEDL)* von Krohwinkel[11] und die elf *funktionellen Verhaltensmuster* von Gordon[12]. So zielen sämtliche Bemühungen aller am Betreuungs- und Behand-

---

10 Dies entspricht der allgemeinen, gängigen Auffassung über *evidence based practice*.
11 M. Krohwinkel (2007): Rehabilitierende Prozesspflege am Beispiel von Apoplexiekranken. – Fördernde Prozesspflege als System – Entstehung, Entwicklung, Anwendung. Huber, Bern, 2.A.

lungsprozess beteiligten, inklusive natürlich die der Pflegenden, darauf ab, so viel Gesundheit wie möglich für den Patienten oder Bewohner herzustellen. Es geht um das, was der Bewohner noch *kann* oder *könnte*, wenn die Pflegenden ihn nur entsprechend fördern oder ihm wenigstens die Chance geben würden. Dabei wird von der Annahme ausgegangen, dass der Bewohner sich besser fühlt, wenn er die Dinge tun darf, die er noch tun kann. Gesundheitliche Beeinträchtigungen werden als Problem oder Diagnose formuliert, und das Handeln zielt auf Verbesserung oder wenigstens Stabilisierung. Dabei gerät jedoch die andere Seite zu sehr in den Hintergrund: die Seite der unheilbar Kranken, derer, die ständig Hilfe brauchen, ohne dass noch eine Verbesserung ihres Zustandes möglich wäre. Chronisch Kranke und Hochbetagte brauchen Hilfe, die nicht auf deren Genesung ausgerichtet ist, sondern auf Unterstützung und Begleitung. Wohlbefinden zu schaffen erfordert zuweilen ‹prothetische Betreuung›. Manchmal ist es auch angemessener, den Bewohner zu verwöhnen, oder einfach zu akzeptieren, dass er sich nicht mehr anstrengen möchte.

Chronisch kranke, hochbetagte und von Demenz betroffene Menschen stehen vor der Aufgabe, unwiederbringliche Verluste verarbeiten zu müssen und trotz allem noch eine (neue) Lebensperspektive zu finden. Oder einfach das Leben auszuhalten, weil sie noch nicht tot sind. Sie brauchen Betreuung, die nicht bedeutet, besser zu funktionieren oder ihren Handlungsspielraum zu vergrößern, sondern dass sie sich besser fühlen und eine konkrete *Sinngebung erfahren*. Die Menschen, mit denen Pflegende zu tun haben, sehen sich fast ausnahmslos mit derselben Aufgabe konfrontiert: Weiterleben mit Verlust, Kummer und Schmerzen. Darum ist beim mäeutischen Pflege- und Betreuungsmodell nicht der gesunde, sondern der verletzbare Mensch richtungsweisend für das Handeln.

**Hospitalisierung und Selbstpflegetheorien**

Die Entwicklungen, die während der zweiten Hälfte des 20. Jahrhunderts im Gesundheitswesen stattfanden, haben eine derartige Neuorientierung nahezu unvermeidlich gemacht. In den 1960er- und 1970er-Jahren des 20. Jahrhunderts schossen in den Niederlanden Alten- und Pflegeheime wie Pilze aus dem Boden. Den Älteren wurde schmackhaft gemacht, ihre letzten Lebensjahre im sicheren Schutz des Seniorenheims zu verbringen. Patienten wurden aus Dachkammern und Hinterzimmern geholt, aus Krankenhäusern und psychiatrischen Einrichtungen und in Pflegeheime eingewiesen. ‹Einfache›, aber liebe Mädchen und Frauen wurden dazu ausgebildet, für die Alten und Kranken zu sorgen. Die Entwicklungen verliefen im raschen Tempo, doch es gab noch kein passendes Pflege-

---

12  M. Gordon (2007): Handbuch Pflegediagnosen. Huber, Bern, 5.A.

modell. Und so orientierte man sich notgedrungen am Krankenhaus. Noch heute machen Geschichten aus jenen Jahren die Runde. Es gab zwei getrennte Welten: die der Patienten und die der Mitarbeiter. Die Patienten hatten nicht so viel zu melden, die Betreuer dafür umso mehr. Hinzu kam, dass Pflegende keine Beziehung mit Bewohnern aufbauen durften, da sie das – so meinte man damals – gefühlsmäßig zu sehr belastet hätte. Sie beschäftigten sich zwar mit den Bewohnern, jedoch nur im Rahmen der Selbstversorgungsfähigkeiten und der allgemeinen Verrichtungen. Die Arbeit verlief routiniert, nach festen Regeln und mit wenig Freiraum für Individualität.

Durch diese damals so dominante *Hospitalisierung* achteten die Betreuer der nächsten Generation sehr darauf, in Zukunft nur ja niemanden zu bevormunden. Und so legte man in den 1980er- und 1990er-Jahren besonders großen Wert auf Autonomie und Wahlfreiheit. Auch nach einem Heimeinzug mussten die Bewohner sie selbst bleiben und trotz Einschränkungen und Behinderungen ihr Leben fortsetzen können wie gehabt. Die Betreuer wiederum mussten es den Bewohnern und Klienten ermöglichen, weitestgehend ihre eigenen Entscheidungen zu treffen.

Bei den Betreuern wuchs das Bewusstsein, dass die Bewohner und Klienten Menschen waren wie sie selbst auch, mit derselben Lebenslust und demselben Bedürfnis nach Selbstentfaltung. So entstand die Überzeugung, dass sich die Bewohner so lange wie möglich selbst versorgen wollten – gerade auch wenn es um die Selbstpflegefähigkeiten ging. Die in den 1980er-Jahren entstandenen «Selbstpflegetheorien» von Orem[13] und ihrer niederländischen Adaptation von Van de Brink-Tjebbes[14], passten genau zu dieser Auffassung über Pflege. So wurde das Leben des «gesunden» Menschen als maßgeblich herangezogen. Die ungeplante Folge war jedoch, dass die Betreuer sich trotz ihrer guten Absichten noch immer als Fachleute aufspielten. Zwar wurde der Versuch unternommen, eine Brücke zu schlagen – die Kluft zwischen Betreuern und Bewohnern konnte jedoch nicht überbrückt werden (s. **Abb. 2.1**).

---

13 Die deutsch Übersetzung von Dorothea Orems Hauptwerk erschien unter dem Titel: «Strukturkonzepte der Pflegepraxis». Huber, Bern 1996.
14 Van de Brink-Tjebbes hat in den Niederlanden ein Pflegemodell mit 18 sogenannten «Aspekten der Pflege» entwickelt.

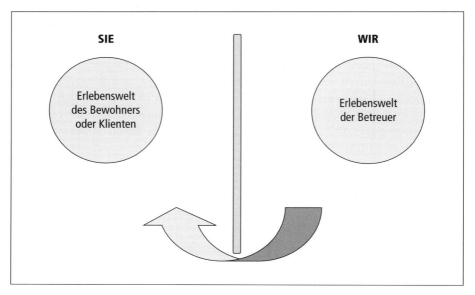

**Abbildung 2.2:** Zwei getrennte Erlebenswelten[15]

**Zunehmende Pflegeabhängigkeit**

In den Neunzigerjahren gewannen die Entwicklungen jedoch an Fahrt. Der Wunsch nach größerer Autonomie und Selbstpflege wurde ‹eingeholt› durch die zunehmende Pflegeabhängigkeit alter, chronisch kranker und behinderter Menschen. Alte wohnten länger zu Hause und schoben den Umzug in das Altenheim hinaus. Chronisch Kranke ließen sich nicht mehr so schnell ‹einweisen›, brauchten jedoch zu Hause mehr Betreuung. Immer mehr Bewohner blieben auch dann noch im Altenheim[16] wohnen, wenn sie an Demenz erkrankt waren, und ihre Angehörigen warteten länger mit einem Umzug in ein Pflegeheim. Sowohl in der ambulanten Pflege als auch in der stationären Betreuung nahm die Pflegebelastung zu. Die Pflegenden stießen häufiger an die Grenzen des Paradigmas der

---

15 Siehe Tom Kitwood und Kathleen Bredin (1992). Towards a theory of Dementia Care: Personhood and Well-being. Aging and Society, 13, 51–67. Dt. Buchversion: Demenz – Der person-zentrierte Ansatz im Umgang mit verwirrten Menschen. Huber, Bern 2005, 4.A.

16 In den Niederlanden gibt es noch immer einen Unterschied zwischen Alten- und Pflegeheimen. Dieser Unterschied wird in Deutschland mittlerweile oft aufgehoben, doch dies ist ein langsamer Prozess. In den niederländischen Altenheimen gibt es auch immer mehr Hilfs- und Pflegebedürftige sowie psychisch beeinträchtigte Menschen. Daher verwende ich an dieser Stelle das Wort «Altenheime», auch wenn die deutschen Altenheime mittlerweile fast alle in Pflegeheime umgewandelt wurden.

Selbstversorgungstheorie, denn oft waren die Bewohner so krank, dass man als Pflegende einfach eingreifen *musste*. Oder sie waren emotional so aufgewühlt und verwirrt, dass man sie einfach nicht vor Entscheidungen stellen konnte, weil diese sie überfordert hätten. Sie hätten die Konsequenzen nicht übersehen können, wären vielleicht auch vom Kummer übermannt worden.

Die zunehmende Pflegeabhängigkeit zeigte, dass viele Menschen unvermeidlich früher oder später in eine abhängige Lage gerieten. Und so gewann ein anderes Menschenbild immer mehr an Boden: das des verletzbaren Menschen. Dieses Menschenbild ist nicht neu. Es war eine Zeit lang ins Unterbewusstsein verdrängt und durch das Bild des jugendlichen, gesunden und makellosen Menschen ersetzt worden. Die schockierenden Geschehnisse der ersten Jahre des 21. Jahrhunderts jedoch – terroristische Anschläge und neue, aggressive Krankheitserreger wie das SARS-Virus – haben vielen Menschen erneut die eigene Verletzbarkeit vor Augen geführt. Nicht nur, wer zu jung oder zu alt ist, um für sich selbst zu sorgen, ist verletzbar, nicht nur, wer mit körperlichen oder geistigen Einschränkungen behaftet ist. Das Leben bringt ständig Veränderungen mit sich, erfordert immer wieder Anpassungen. Menschen werden mit Krisen und Verlusten konfrontiert, ob sie es wollen oder nicht. Und am verletzbarsten sind sie immer da, wo intensive Beziehungen mit anderen Menschen von der Endlichkeit des Lebens bedroht werden (s. **Abb. 2.3**).

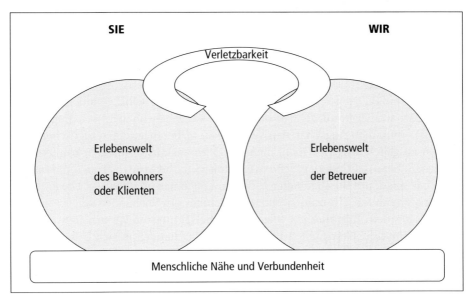

**Abbildung 2.3**: Menschliche Nähe und Verbundenheit[17]

---

17 Ebenfalls inspiriert von Kitwood & Bredin, 1992.

**Gleichrangigkeit**

Bei der Pflegebeziehung handelt es sich also um eine Beziehung zwischen zwei Menschen, die beide verletzbar sind. Auch Pflegende werden irgendwann einmal mit Gefühlen wie Ratlosigkeit, Kummer, Einsamkeit und Verzweiflung konfrontiert. Auch Pflegende sind mal in seelischer Not und kennen das Gefühl der Geborgenheit, das man spürt, wenn jemand einen dann versteht und Rat weiß. Und auf eben dieser Basis lässt sich ein Kontakt aufbauen. Menschen sind in Krisensituationen nicht immer in der Lage, die Situation zu überschauen oder sich eine neue Zukunft vorzustellen. Bevor sie wieder Entscheidungen treffen können, brauchen sie Betreuung. Betreuung, die keine Forderungen an sie stellt, sondern sie mit Verständnis und Wärme umgibt. Trotzdem geht es hier um eine Begegnung in *Gleichrangigkeit*. Die Verletzbarkeit wird weder geleugnet noch ignoriert, sondern als eine Situation akzeptiert, die jeden Menschen einmal treffen kann. Gerade durch diese Fürsorglichkeit ist der Betroffene früher oder später (wenn die Erkrankung oder die Situation dies zulassen) in der Lage, sein Leben wieder in Angriff zu nehmen. Gleichrangigkeit ist jedoch nicht dasselbe wie *Gleichheit*.

Die Erlebenswelten der Pflegenden und des Bewohners oder Klienten unterscheiden sich fundamental voneinander. Einerseits ist da ein Mensch im Aufbau oder in der Blüte seines Lebens, voller Erwartungen und Pläne und mit verschiedenen Lebensbereichen, wie einem Privat- und einem Berufsleben. Dem gegenüber steht ein Mensch auf einem aussichtslosen Weg oder am Ende seines Lebens. Er lebt in einer Zeit der Verluste; seine Welt wird immer kleiner. Darum werden im mäeutischen Pflege- und Betreuungsmodell die Erlebenswelt von Bewohnern oder Klienten einerseits und Pflegenden andererseits jeweils getrennt beleuchtet. Wir versuchen, möglichst genau hinzuhören, was Betroffene selbst erzählen: Wie sich das anfühlt, immer krank zu sein und immer weiter abzubauen. Wir fragen uns, wie es ist, wenn man Angst hat, den Verstand zu verlieren, anderen Menschen ganz und gar ausgeliefert zu sein, nicht mehr im eigenen Haus wohnen zu können. Wir versuchen, herauszufinden, welcher Mechanismen und Strategien sich die Betroffenen bedienen, um durchzuhalten, oder ihr Leben neu zu gestalten. Dazu nutzen wir alles, was an Forschungsmaterial und Fachliteratur vorhanden ist.

Wer nach dem mäeutischen Pflege- und Betreuungsmodell arbeitet, der verwendet primär die Geschichten Betroffener. Dabei handelt es sich jedoch keinesfalls nur um jene, die von einer schweren Erkrankung genesen sind und dem Erlebten heute eine positive Bedeutung beimessen können. Es geht dabei auch um Menschen mit unheilbaren Krankheiten, die sich fragen, wie sie damit weiterleben sollen. Und nicht zuletzt ziehe ich Untersuchungen heran, in denen die Erlebens- und Erfahrungswelt von Pflegenden beleuchtet wird. Eine niederländische und eine deutsche Forscherin haben – jeweils auf ihre eigene Weise – dieselben Spannungsfelder beschrieben, mit denen es Pflegende täglich zu tun haben[18]. Pflegende fühlen sich allein darum schon verletzbar, weil sie immer wieder zwischen *instrumenteller* oder *aufgabenorientierter* Betreuung einerseits, und *zwischenmenschlicher* oder *erlebensorientiert-sinngebender* Betreuung andererseits wählen müssen. Welche Art der Betreuung bevorzugt wird, ist deutlich: Pflegende nehmen sich am liebsten Zeit für den Bewohner oder Klienten, legen viel Wert auf eine ruhige Atmosphäre. Es ist zuweilen jedoch nicht ganz einfach, alte Muster und Routinen loszulassen, vor allem dann, wenn diese den Kolleginnen einen sicheren Rahmen bieten. Da gibt es immer den Druck der Aufgaben, die es zu erledigen gilt und man kann nie wissen, was noch alles passieren wird. Man wird überaus verletzbar, wenn man sich vor den Augen aller Kolleginnen zu einer Bewohnerin setzt und ihre Hand hält. Oder sich abends die Zeit nimmt, um zusammen mit Bewohnern Kaffee zu trinken und eine CD mit schöner Musik zu spielen. Es scheint, als fänden Pflegende es in dieser aufgabenorientierten Arbeitskultur wichtiger, die Erwartungen ihrer Kolleginnen zu erfüllen als die der Bewohner. Und dennoch: Immer, wenn meine Kolleginnen und ich den Wohnbereich besuchen, führen uns Pflegende begeistert zu den Bewohnern, von denen sie während des Kurses berichtet haben. Sie bauen einen Kontakt zu einem Bewohner auf und erzählen, wie gern sie ihn mögen. Dann lächelt der Bewohner, und die Pflegenden strahlen nicht minder.

## 2.5 Der Aufbau des Modells

Im Kern des mäeutischen Pflege- und Betreuungsmodells steht der Kontakt zwischen der Pflegenden und dem Bewohner oder Klienten, sowie die Pflegebeziehung, die sich daraus entwickelt. Kontakt entsteht, wenn eine solche Wechselwirkung zwischen dem Bewohner und der Pflegenden zu Stande kommt, dass beide Seiten sich *gegenseitig* bestätigt fühlen. Die Pflegende stellt den Kontakt durch eine Haltung her, die vor allem Zuwendung und Aufgeschlossenheit widerspiegelt. Sie reagiert kreativ und möglichst so, wie es die Einzigartigkeit des Augenblicks[19] erfordert. Je aufgeschlossener sich die Pflegende Eindrücken gegenüber zeigt, je weniger Angst sie vor dem hat, was sie beim anderen wahrnimmt, umso

---

18 Hennie Boeije (1994). Kwaliteit van Zorg in Verpleeghuizen. Een onderzoek naar problemen en strategieën van verzorgenden [Qualität der Betreuung in Pflegeheimen. Eine Untersuchung der Probleme und Strategien der Pflegende]. Doktorarbeit. Utrecht: De Tijdstroom. Christine Sowinski (1994). Lust und Frust in der Altenpflege. Bewältigungsstrategien für den Alltag. In: *Altenpflegeforum* 3, 98–109.

19 Der Begriff «Einzigartigkeit des Augenblickes» stammt von Frau Bien van de Brink-Tjebbes (siehe auch Fußnote 14 und 41).

kreativer und treffsicherer kann sie reagieren. Und je freier sie sich fühlt, nach ihren eigenen Wahrnehmungen handeln zu können und dabei unter den ihr zur Verfügung stehenden Möglichkeiten zu wählen, umso größer wird diese Treffsicherheit. Letzteres wiederum hängt einerseits von ihrer Berufs- und Lebenserfahrung ab, andererseits vom Erfahrungsaustausch innerhalb ihres Teams.

Professionell arbeitende Pflegende führen sich nach den von ihnen hergestellten Kontakten nochmals die positiven Momente vor Augen, die sie bei der Betreuung wahrnehmen konnten. Das ‹K› in der Mitte steht also für Kontakt (s. **Abb. 2.4**). Sie achten ganz bewusst auf Situationen, in denen sich ein Bewohner oder Klient plötzlich ganz anders verhält als sonst. Sie stellen sich die Frage, ob es sich hier um eine Ausnahme gehandelt hat oder um eine strukturelle Veränderung. Sie denken darüber nach, ob die Situation aus der Beziehung heraus entstanden ist, die sie selbst mit diesem Bewohner oder Klienten aufgebaut haben, oder ob andere Kolleginnen dies zuweilen auch so erleben[20]. In der Terminologie des mäeutischen Pflege- und Betreuungsmodells nenne ich diese Denkweise *vom Inzidentellen (Zufälligen) zum Strukturellen, und vom Individuellen zum Kollektiven*. Genauso kann man in Situationen verfahren, bei denen der Kontakt nicht zu Stande gekommen ist, bei den negativen Momenten während der Betreuung. Um reflektieren zu können, um vom inzidentellen, individuellen Niveau auf die kollektive und strukturelle Ebene zu gelangen, müssen die Pflegenden eines Teams über denselben Begriffsrahmen verfügen. Dieser wurde weitestgehend in Zusammenarbeit mit Pflegenden entwickelt. In der Methodik – also der Beschreibung der Betreuung, die der Bewohner oder Klient braucht – wird nach den Momenten

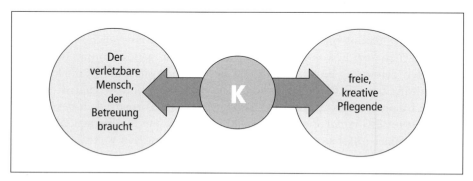

**Abbildung 2.4:** Der Kern des mäeutischen Pflege- und Betreuungsmodells

---

20 Cora van der Kooij (1999). Ontwikkeling van zorgkundige vaardigheid in de omgang met dementerende ouderen [Entwicklung betreuerischer Fertigkeit im Umgang mit demenzbetroffenen alten Menschen]. Bericht, nicht veröffentlicht. Apeldoorn: IMOZ.

gefragt, in denen Pflegende tatsächlichen Kontakt mit dem Bewohner erfahren. Das Pflegesystem (Bewohnerzuweisung), die Atmosphäre im Aufenthaltsraum, der Stil der Wohnbereichsleitung, die Arbeitskultur – all dies sollte das Engagement der Pflegenden, den Bewohnern, Klienten oder deren Angehörigen gegenüber, optimal unterstützen. In einer Organisation, in der so gearbeitet wird, werden die Wahrnehmungen und Erfahrungen von Pflegenden nicht so schnell unterschlagen. Auch die Qualität der multidisziplinären Betreuung und Versorgung erhöht sich dadurch (s. **Abb. 2.5**).

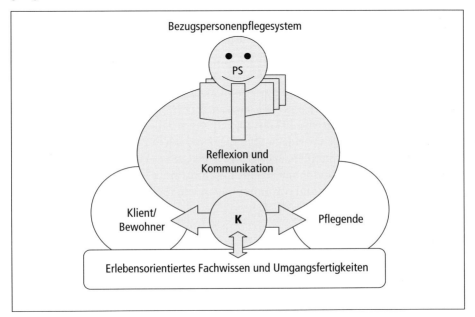

**Abbildung 2.5:** Reflexion und Kommunikation als «Hebel der Veränderung»
(PS = Pflegesystem)

Diese Art der Betreuung erfordert ein Pflegesystem, bei dem größere Gruppen in kleinere untergliedert werden, d. h. eine Kombination von Bezugspersonenpflege, Bewohnerzuweisung und Gleichrangigkeit in der interdiziplinären Zusammenarbeit. Auch von den Mitarbeitern anderer Fachbereiche wird die Bereitschaft verlangt, über die gefühlsmäßigen Seiten ihrer Arbeit zu sprechen und sich die Frage zu stellen, wie sie ihre Arbeit erleben und wie sie die Erlebenswelt des Bewohners oder Klienten einbeziehen. Die Wohnbereichsorganisation und -leitung übernimmt die Verantwortlichkeit dafür, dass auf diese Art und Weise gearbeitet werden kann. Sie übernimmt nicht nur instrumentell die Leitung, sondern auch inhaltlich und psychologisch. Die Geschäftsführung der jeweiligen Einrichtung ist dafür verantwortlich, dass die erlebensorientierte Pflege unterstützt wird, indem das primäre Betreuungsverfahren so eingerichtet wird, dass der Kontakt zwischen dem Bewohner oder Klienten einerseits und den Pflegenden und anderen Betreuern andererseits optimal stimuliert wird.

Pflegeheim, Altenheim, Seniorenheim, ambulante Pflege – all dies sind Einrichtungen und Organisationen, in denen Pflegende für den Großteil der Betreuung zuständig sind. Alle Anstrengungen der Mitarbeiter und Pflegemanager müssen darauf abzielen, die Pflegenden bei ihrer anspruchsvollen Arbeit so gut wie möglich zu unterstützen. Pflegende müssen die Gelegenheit haben, sich untereinander zu beraten, nicht nur über Aufgaben und Dienste, sondern auch über ihre Erfahrungen mit den Menschen, die sie betreuen. Mit dem mäeutischen Pflege- und Betreuungsmodell wird der Organisation eine Methode geboten, die dazu beiträgt, dass Pflegende bewusst über ihre Gefühle, Absichten, Normen und Wertvorstellungen reflektieren können. Und das wissen auch diplomierte und ausgesprochen erfahrene Pflegende zu schätzen. Sie lernen so, ihre Intuition ernst zu nehmen und ganz bewusst ihre «integrierte Erfahrung» einzusetzen. Regelmäßige Besprechungen, bei denen Pflegende ihre Ideen über den Umgang mit Bewohnern oder Klienten eingehend erörtern können, stärken die gegenseitige Verbundenheit.

Und eben diese Verbundenheit schafft für alle Mitglieder des Teams einen Rahmen, der Sicherheit bietet und somit freies Handeln fördert.

## 2.6 Zusammenfassung

Das mäeutische Pflege- und Betreuungsmodell wurde entwickelt, um das Erfahrungsgebiet von Pflegenden und damit ihre Professionalität sichtbar zu machen und mit Begriffen zu belegen. Es umfasst zunächst einmal ein Pflegemodell, das eine systematische Beschreibung der Ausgangspunkte und Ziele in der Betreuung darstellen soll. Ein Pflegemodell geht auch auf das Versorgen ein, und auf die Art und Weise, wie die Umgebung die Qualität der Betreuung beeinflusst. Pflegende, die nach dem mäeutischen Pflege- und Betreuungsmodell arbeiten, liefern erlebensorientierte Pflege, *versetzen sich* also in die zu versorgende Person *hinein* und *verbinden sich* mit ihr. Gleichzeitig wissen sie, wie sie bewusst mit deren gefühlsmäßigen Folgen umgehen können. Eine professionelle Einstellung zeichnet sich durch drei Kernbegriffe aus: *Kontakt, Kreativität und Kommunikation.* Kontakt ist die gefühlsmäßige Wechselwirkung mit positiven Folgen für sowohl den Bewohner oder Klienten als auch für die Pflegende. Kreativität entsteht durch eine Kombination von Freiheit und Findigkeit. Kommunikation weist auf den Prozess der Bewusstwerdung hin, der einerseits in der Pflegenden selbst stattfindet, andererseits jedoch auch in ihrem Team.

Das Menschenbild im mäeutischen Pflege- und Betreuungsmodell kennzeichnet sich durch Verletzbarkeit. Die Abhängigkeit des Bewohners oder Klienten erinnert die Pflegende immer wieder an ihre eigene Verletzbarkeit. Und gerade weil sie sich dessen bewusst ist, nimmt sie auch wirklich Anteil am Schicksal der Bewohner. Darum sollte die Organisation alles daran setzen, die Pflegenden optimal zu unterstützen.

# Praxisbeispiel*

## Bedürfnisse und Betreuung

In dem Wohnbereich, in dem ich arbeitete, wohnte seit ungefähr vier Jahren eine Dame, die davor in einem der Häuschen auf demselben Altenheimkomplex gelebt hatte. Wie ihre Familie und auch sie selbst bestätigten, hatte ihr es dort sehr gut gefallen. Als sie irgendwann nicht mehr gut allein zurecht kam, beschloss man, dass sie ein Zimmer im Altenheim nehmen sollte. Dort konnte sie sich allerdings gar nicht recht eingewöhnen. Die Familie musste feststellen, dass sie sich sehr veränderte und einfach nicht mehr dieselbe war wie früher.

Nun hatte es sich in ihrem Wohnbereich im Laufe der Zeit so eingebürgert, dass den Bewohnern immer mehr Handgriffe abgenommen wurden. So wurden zum Beispiel auch die Betten derjenigen Bewohner gemacht, die das durchaus noch selbst konnten. Mal wurde schnell etwas weggespült, mal half man Bewohnern beim Waschen und Ankleiden, auch wenn diese das mit etwas gutem Willen noch selbst geschafft hätten. Irgendwann hat sich das dann eingefahren, und dann lässt es sich nicht mehr so schnell zurückdrehen. Die Bewohner gehen dann davon aus, dass diese Dinge erledigt werden. «Dafür gibt es schließlich das Personal.» Als ich plötzlich mehr darauf achten sollte, was die Bewohner eigentlich noch können, fiel mir das ganz schön schwer... dass ich nicht etwas übernahm, was die Bewohner selbst noch konnten.

Die betreffende Bewohnerin litt unter Gleichgewichtsstörungen, vor allem morgens. Darum halfen wir ihr immer, aufzustehen, sich zu waschen, ihre Strümpfe und Schuhe anzuziehen usw. Eine Zeit lang hatte es aber in diesem Wohnbereich vor allem morgens immer sehr viel zu tun gegeben. Und so war es gekommen, dass ihr auch regelmäßig bei Dingen geholfen wurde, bei denen sie eigentlich keine Hilfe benötigte. Ganz einfach, weil es schneller ging! Anfangs war mir nicht mal bewusst, dass ich ihr ebenfalls oft zu viel abnahm, bis ich mal darauf zu achten begann.

Eines Morgens klopfte ich bei dieser Dame an und trat ins Zimmer. Ich fragte, ob sie gut geschlafen habe und ob sie aufstehen wolle. Danach stellte ich ihr das Laufgestell hin. Sie schaffte es, ihre Beine aus dem Bett zu heben, und konnte sich auch noch selbst aufrichten. Ich reichte ihr nur die Hand und half ein wenig, den Rest schaffte sie selbst. Dann half ich ihr zum Tisch und fragte, ob sie schon mal ihr Nachthemd ausziehen wolle, dann würde ich das Wasser und alles Weitere bereitstellen. Als ich zurückkam, stand sie noch immer im Nachthemd da. Sie sagte, sie schaffe es nicht. Ich entgegnete daraufhin, dass sie doch schon öfter ihr Nachthemd selbst ausgezogen habe. Dann half ich ein wenig, um sie anzuregen, es selbst zu tun, und um ihr Vertrauen zu vermitteln. Und so zog sie ganz langsam selbst ihr Nachthemd aus, und wusch auch ihren Oberkörper, als ich sie dazu aufforderte.

Inzwischen machte ich ihr Bett, da sie das nicht mehr selbst konnte. Ich half ihr, sich unten herum zu waschen, und fragte sie, welches Kleid sie an diesem Tag tragen wolle. Auf diese Weise berücksichtigte ich also auch ihre Wünsche.

Ich legte die Kleidungsstücke in der richtigen Reihenfolge hin und fragte sie, ob sie sich anziehen wolle. Ich würde inzwischen die Waschschüssel usw. aufräumen. Es dauerte etwas, bis sie anfing. Um mich besser in sie hineindenken

---

\* Praxisbeispiel aus einer Abschlussarbeit.

zu können, fragte ich, warum sie sich nicht anziehen wolle. Sie entgegnete daraufhin, dass sie das nicht könne, und dass sie es auch nicht bräuchte, da sie fände, dass ich dafür da sei. Einige der anderen Pflegenden würden auch helfen, warum ich dann nicht?

Daraufhin sagte ich ihr, dass ich ihr sicher gern helfen würde, allerdings nur bei den Dingen, die sie selbst nicht mehr schaffte, da sie ansonsten völlig abhängig von uns würde. Und ich fragte sie, ob sie das nicht ärgern würde, wenn wir alles für sie erledigten und sie selbst kaum noch etwas selbst könne. Ich erklärte ihr, dass sie auf diese Weise vieles schnell verlernen würde und fragte, ob sie es nicht doch mal probieren wolle.

Ich reichte ihr das Kleid und sie zog es an. Den Reißverschluss am Rücken konnte sie selbst nicht schließen, also half ich ihr. Und ich konnte mir vorstellen, dass ihr die eigene Hilflosigkeit unangenehm war. Ich wollte mich besser in sie hineinversetzen und fragte sie, ob es ihr hier denn gefiele, da sie immer so wenig mit dem Personal und den anderen Bewohnern spräche.

Sie erzählte, dass sie sich einfach nicht eingewöhnen könne. Ich glaube, sie konnte nicht wirklich akzeptieren, dass sie alleine nicht mehr zurechtkam, und dass sie darum auch so abhängig wurde. Ich sagte, dass ich das gut verstünde, aber dass wir den Bewohnern auch helfen wollten, so lange wie möglich selbstständig zu bleiben. Und ich versuchte, das Thema ganz offen mit ihr zu besprechen, damit wir nicht beide mit einem unangenehmen Gefühl auseinandergingen.

# 3 Der mäeutische Pflegeprozess

## 3.1 Eine Methodik für Pflegende

Die Art und Weise, wie Pflegende mit Bewohnern und Klienten umgehen, ist sehr spezifisch. In keinem anderen Beruf kommt man Menschen in all ihrer Verletzbarkeit so nahe. Keine andere Berufsgruppe ist sich all der Kleinigkeiten so bewusst, die für den Bewohner oder Patienten wichtig sind. Daher bedürfen Pflegende einer eigenen Methodik, eines Pflegeprozesses, der auf diesen spezifischen Fachbereich zugeschnitten ist. Mit «Methodik» meine ich die mündliche und schriftliche Kommunikation über die Betreuung und Behandlung von Bewohnern oder Klienten. In den vergangenen Jahrzehnten wurden Pflegende vom «zielgesteuerten» Pflegeprozess regelrecht mitgezogen. Immer musste begründet werden, warum man einen Bewohner so und nicht anders betreute. Dabei musste man oft erläutern, welches Problem (im Sinne von defizitärem Handeln oder Verhalten) damit in Angriff genommen wurde. Doch Pflegende sind nicht in erster Linie für das Lösen von Problemen zuständig; vielmehr kümmern sie sich um ganz basale menschliche Bedürfnisse.

Dieses Kapitel präsentiert eine andere Methodik, die spezifisch *mit* Pflegenden und *für* Pflegende entwickelt wurde. Diese «mäeutische» Methodik stimuliert Pflegende, über all ihre Wahrnehmungen und Erfahrungen bei der Betreuung der Bewohner bewusst zu reflektieren und zu kommunizieren. Und sie werden angeregt, auch die gelungenen Momente und kreativen Einfälle bewusst zu registrieren. Pflegende wissen, welche Art Hilfe der Bewohner oder Klient bei den täglichen Alltagsverrichtungen bevorzugt. Sie brauchen eine Methodik, mit der sie sich all diese kleinen Dinge bewusst machen, sie miteinander austauschen und kurz und bündig dokumentieren können. Wie kann man diesen Bewohner zum Aufstehen motivieren, welchen Wert misst jener seiner Kleidung bei, welche Art Humor spricht ihn an. Die fachlich kompetente Pflegende prüft täglich aufs Neue ihre Art der Betreuung. Dabei gelten die Richtlinien, die sie selbst gemeinsam mit ihren Kolleginnen formuliert hat. Wenn möglich, stimmt sie sich zuvor immer mit dem Bewohner oder Klienten ab. Wenn sie von einer zuvor festgelegten Verhaltenslinie abweicht, so geschieht dies bewusst. Auf diese Weise wird sich die Pflegende ihrer Professionalität bewusst. Und die Bewohner erhalten die Betreuung, die in diesem Moment zu ihnen passt. Nicht mehr, aber auch nicht weniger.

**Der Inhalt dieses Kapitels**

Das methodische Vorgehen, wie es sich in den letzten beiden Jahrzehnten entwickelt hat, wird kritisch beleuchtet. Dem zielgesteuerten Pflegeprozess liegen eine Reihe von Annahmen zu Grunde, die sich in der Praxis als unrichtig erwiesen haben. Es geht auch anders. Die Bedürfnisse der Bewohner sind für die Pflegenden – und möglicherweise auch für andere Betreuer – Ausgangspunkt ihres Handelns. Nicht Ziele sind maßgeblich, sondern die situative Sorgfalt, mit der die Pflegenden jeden Tag auf die Einzigartigkeit des Bewohners oder Klienten eingehen. Auch dort, wo es um die basalen körperlichen Funktionen geht. Wenn Pflegende nach dem mäeutischen Pflegeprozess vorgehen, so ändert sich dadurch die Kommunikation über die Betreuung. Unter 3.5 folgen die Elemente des mäeutischen Pflegeprozesses, wie diese bisher entwickelt wurden und in der Praxis Anwendung finden.

## 3.2 Kopfzerbrechen über die Pflegeplanung

Vor langer Zeit, in den 1920er-Jahren wehrten sich in den Niederlanden die Krankenhausverwaltungen und Krankenpflegerinnen einmütig gegen die Einführung des Achtstundentages. Ihrer Ansicht nach war der häufige Schichtwechsel schlecht für die Kontinuität der Betreuung. Was würden die Verwaltungsbüros und Pflegenden von damals sagen, wenn sie die heutigen Dienstpläne sähen? Die Betreuung ist mittlerweile in eine Vielzahl kleiner Elemente zergliedert. Viele Pflegende haben ein paar Mal in der Woche Dienst. Die aktuellen Besonderheiten über die Betreuung von Bewohnern entnehmen sie der Pflegedokumentation. Doch auch wenn sie nicht immer anwesend sind, kennen sie die Bewohner und Klienten. Und genau dadurch erfahren sie ihre Arbeit immer wieder als befriedigend. Dennoch sprechen sie bei der Arbeitsübergabe mit den Kolleginnen über das, was noch erledigt werden muss, und über Bewohner oder Klienten, mit denen es Probleme gab. Diese Aussage habe ich nicht mit wissenschaftlicher Forschung untermauert; ich war und bin jedoch auch heute noch regelmäßig bei Arbeitsübergaben anwesend. Die Pflegenden selbst beklagen sich bei mir darüber. Wenn es sich hier also auch lediglich um eine Annahme handelt, so kann ich dennoch behaupten, dass sie mir von Pflegenden wie auch von den Heimleitern regelrecht in den Mund gelegt wird.

Da Heime so viele verschiedene Pflegende beschäftigen, deren Aufgabenpaket ausgesprochen vielfältig ist, besteht die unübersehbare ‹Gefahr› einer aufgabenorientierten Arbeitskultur. Bei Dienstschluss muss die Arbeit getan sein. Und nicht selten wird in Teams die Arbeit so organisiert, dass die Pflegenden bereits für die nächste Schicht vorarbeiten. Meine Kolleginnen und ich nennen das ‹Zwergenarbeit›, nach dem Märchen vom Schneewittchen: «Wer hat das Tischlein gedeckt? Wer hat die Bettlein gemacht?» Die Wahlfreiheit ist begrenzt, und zwar sowohl für die Pflegenden als auch für die Bewohner. Würden Bewohner jeden Tag auf Neue selbst entscheiden, wann sie aufstehen oder duschen und wo sie essen, verlöre man die Übersicht. Für wirkliche Lebensqualität sind Abwechslung und Variation jedoch unabdingbar.

**Der Pflegeprozess**

In der Geschichte des Pflegens und Betreuens im zwanzigsten Jahrhundert wurde oft versucht, patienten- oder bewohnerorientierte *Pflegesysteme* einzuführen und damit die Bewohner über das System zu stellen. Dies führte zu organisatorischen Veränderungen, wie der Einführung der Bezugspersonenpflege[21] bzw. von *primary nursing*[22] und methodischer Arbeit (im Niederländischen spricht man von der ‹erstverantwortlichen Pflegenden› und vom Erstverantwortlichen-Pflegesystem – *EVV-System*). *Bezugspersonenpflege* und das an Bezugspflegepersonen orientierte Pflegesystem sollten den Pflegenden helfen, die Wünsche der Bewohner und Klienten stärker zu berücksichtigen, wodurch diese ihre ganz persönlichen Eigenheiten behalten konnten. «Erste Verantwortliche» bzw. primäre Bezugspflegeperson sein bedeutet, dass *eine* Pflegende für die Betreuung eines Patienten, Bewohners oder Klienten verantwortlich ist und für die Abwicklung dessen Pfle-

---

21 Im Deutschen bekannt geworden durch die Publikation von: Ursula von der Heide; Hans-Joachim Schlettig (2000): Bezugspflege. Springer, Berlin 2000.
22 M. Manthey (2005): Primary Nursing – Ein personenbezogenes Pflegesystem. Huber, Bern. – Der Begriff des *primary nursing* bedeutet wörtlich soviel wie «Primäre Pflege» oder «Primärpflege». Im primary nursing gibt es nach Mischo Kelling zwei zusammenhängende, komplementäre Funktionen, die Primary Nurse (PN) und die Associate Nurse (AN), diese Funktionsbezeichnungen werden im Deutschen mit den Begriffen primäre oder zugeordnete/assoziierte Pflegekraft übersetzt. Die primäre Pflegekraft ist vorrangig, «primär» für die zugeteilten Patienten zuständig, die zugeordnete Pflegekraft ist der Funktion der primären Pflegekradt zugeordnet und unterstützt diese. – Im Text werden die Begriffe Bezugspersonenpflege und Bezugspflegende, angelehnt an von der Heide/Schlettig (2000) verwendet [Anm. d. Lek.].

geprozess sorgt. Für Bewohner und Angehörige ist die ‹Bezugspflegende› ein fester Anker in dem Meer von Gesichtern, mit dem sie ständig konfrontiert werden.

Seit den 1960er-Jahren hat man viel Zeit in die Einführung der methodischen Vorgehensweise bzw. den «Pflegeprozess» (*nursing process*) investiert. Entwickelt wurde der Pflegeprozess für die pflegerische Betreuung in Krankenhäusern; später wurde er auch bei der Betreuung von Menschen mit einer chronischen oder progressiv invalidisierenden Erkrankung eingesetzt. Dabei läuft die Betreuung nach einem festgelegten Verfahren ab: Es werden Informationen über die Vorgeschichte und die aktuelle Situation gesammelt, Pflegeprobleme ermittelt (oder Pflegediagnosen gestellt), Pflegeziele und die Planung festgelegt, und anschließend die Betreuung evaluiert[23]. Ebenfalls typisch für die methodische Vorgehensweise: Der Patient wird so weit wie möglich bei seinem eigenen Betreuungsprozess einbezogen.

In den 1960er Jahren wurde diese methodische Vorgehensweise mit großer Selbstverständlichkeit übernommen. Die methodische Vorgehensweise galt als *zielgerichtetes Arbeiten*. Und tatsächlich wird das Wort «Methode» unter anderem definiert als *feststehendes, gut durchdachtes Handeln, mit dem ein bestimmtes Ziel erreicht werden soll*. Diese Zielgerichtetheit entsprach ganz dem therapeutischen Optimismus jener Zeit. Damals entdeckten Ärzte und Therapeuten, dass chronisch kranke, invalide und alte Menschen noch über bislang unentdecktes und nicht gefördertes Potenzial verfügten. Und nicht zuletzt passte diese Zielgerichtetheit zu den Bestrebungen der Pflege, deutliche Ergebnisse ihrer Arbeit vorweisen zu können. Durch die spektakuläre Entwicklung der Medizin war immer mehr in den Hintergrund gedrängt worden, welchen Beitrag auch die Pflege zum Heilungsprozess leisten[24]. Methodisches Vorgehen wurde also mit problemgesteuertem und zielgerichtetem Arbeiten gleichgestellt; der Begriff *Pflegeplanung* hielt Einzug[25]. Und die Altenpflegenden wurden von den Krankenpflegenden in dieser Entwicklung mitgezogen. Die Folge war, dass auch Altenpflegende in den Achtzigerjahren während der Ausbildung lernten, den Pflegeprozess anzuwenden und Pflegeplanungen zu erstellen – eine Fertigkeit, die sie anschließend auch in der Praxis einsetzten.

---

23 Nicolle Boumans (1995). Methodisch werken: een organisatorisch kader. [Methodisches Arbeiten, ein organisatorischer Rahmen]. Beilage der Zeitschrift TVZ (Tijdschrift voor verpleegkundigen) Nr. 8, S. 8–10.
24 Cora van der Kooij (2002). Gewoon Lief Zijn? Het maieutisch zorgconcept en het verzorgen van mensen met dementie. [Einfach nett sein? Das mäeutische Pflegemodell und die Versorgung von Menschen mit Demenz.] Handelsausgabe § 6.3. Utrecht: Lemma.
25 Karin van Rest-de Bakker (1982). Methodisch werken in de verpleging: het verpleegkundig proces [Methodisches Arbeiten in der Pflege: der Pflegeprozess]. Lochem-Poperinge: De Tijdstroom.

**Methodische Vorgehensweise in der Praxis**

Ungefähr Anfang der Neunzigerjahre wurde methodisches Vorgehen bei der Betreuung chronisch kranker und alter Menschen Gemeingut. In den niederländischen Pflegeheimen (und später auch in den Altenheimen) erfolgte dies im interdiziplinären Rahmen. So war es jedenfalls vorgesehen. In der Praxis haperte es damit allerdings noch etwas. Vor allem die Evaluation fand nur in unzureichendem Maße statt. In der Fachliteratur las man nicht viel Gutes über den *Pflegeprozess*[26]. Ein wesentlicher Kritikpunkt dabei war das Fehlen eines inhaltlichen, betreuungsphilosophischen Rahmens. Dadurch, so die Kritiker, wurde der Pflegeprozess als ein zwingender analytischer Denkrahmen eingesetzt. Jegliche Betreuung musste zielgerichtet formuliert werden. In den Niederlanden wurden alle Bedürfnisse der Bewohner als Problem mit entsprechendem Ziel formuliert. Und wenn dies konsequent durchgeführt wurde, so stand man am Ende einem nicht zu bewältigenden Berg von Problemen gegenüber[27]. Auch brachte dieses Formulieren von Problemen allerlei formale Anforderungen mit sich[28], die nur schwerlich erfüllt werden konnten. Ein Problem musste aus der Erlebenswelt des Bewohners beschrieben werden, und zwar eindeutig, exakt, kurz und bündig, objektiv und nachprüfbar. Ziele hatten relevant, begreiflich und messbar zu sein, beschrieben als Verhaltensänderung oder zu erreichende Mindestleistung. Nicht zuletzt mussten auch die Bedingungen genannt werden, unter denen das Ziel erreicht werden sollte[29]. In der Praxis erfüllte die Formulierung der Probleme und Ziele die Anforderungen jedoch oft bei Weitem nicht. Das bereitete den Pflegenden zuweilen viel Kopfzerbrechen.

---

26 Ich verweise hier ausschließlich auf die niederländische Fachliteratur, mit einer Ausnahme: Carmen De la Cuesta (1983): The nursing process: from development to implementation? *Journal of Advanced Nursing* (8) 365–371. Es ist eine hervorragende Literaturstudie.
27 Hans van Dartel (1995). Invoeringsproblemen rond het verpleegkundig proces [Einführungsprobleme beim Pflegeprozess]. *Tijdschrift voor Ziekenverpleging* Nr. 8, Beilage 2–4.
28 Siehe Karin van Rest-de Bakker, 1982, Fußnote 25; Centraal Orgaan voor Intercollegiale Toetsing (1992). Consensusbijeenkomst verpleegkundige verslaglegging [Konsenstreffen zum Erstellen von Berichten im Pflegewesen]. Utrecht: CBO. Hansje Kruijswijk Jansen (1993). Verpleegkundige verslaglegging: de consensus in de praktijk (2) [Das Erstellen von Berichten im Pflegewesen: Der Konsens in der Praxis]. *Tijdschrift voor Ziekenverpleging* 3 101–106. E. Albersnagel (Red.) (1993). Methodiekontwikkeling voor verpleegkundigen [Methodikentwicklung für Krankenpfleger]. Groningen: Wolters Noordhoff. Cora van der Kooij, Margreet de Ruyter (1996). Invoering van het integrale zorgdossier [Einführung der integralen Pflegedokumentation]. Utrecht: Nationaal Ziekenhuisinstituut, Heerlen: VKH.
29 Siehe Gewoon Lief Zijn? [Einfach nett sein?] Doktorarbeit, Anlage 6.

## Effektivität

Nun sollte man annehmen, dass alle diese Anstrengungen doch zu einem Ergebnis führen müssten. Dies ist allerdings nicht der Fall. Die wenigen Untersuchungen über die Effekte des *Pflegeprozesses* zeigen, dass es eben diese kaum gibt[30]. Problemgesteuerte methodische Vorgehensweise zeigt keine verändernde Wirkung hinsichtlich der Aufgabenorientierung[31] von Pflegenden. Genauso wenig wird die Ausrichtung auf die psychosoziale Problematik gefördert. Ein weiterer wesentlicher Mangel des *Pflegeprozesses* ist, dass zwar Pläne gemacht werden, anschließend jedoch keine ausreichende Evaluierung stattfindet[32]. Nach Virginia Henderson wird damit der Kreativität und Intuition der Pflegenden nur unzureichend Rechnung getragen. Andere sprechen in diesem Zusammenhang vom *tacit knowledge* («verborgenem/verschwiegenem Wissen»), das den Pflegeprozess völlig außer Acht lässt[33]. Oder um es mit den Begriffen des mäeutischen Pflege- und Betreuungsmodells auszudrücken: Man fragt nicht nach den gelungenen Momenten. Die Kreativität der Pflegenden kann nicht ausreichend zur Geltung kommen, da die Mitarbeiter nicht stimuliert werden, diese Momente bewusst zu reflektieren und sich zu fragen, ob diese Einfälle und Fundstücke auch von allgemeinerer Bedeutung für die Pflege und Betreuung dieses Bewohners sein könnten. Das heißt nicht, dass Pflegende einfach tun dürfen, was sie wollen. Wir bitten sie über ihre Betreuung zu reflektieren und zu kommunizieren. Dabei brauchen sie eine Methodik, die zu ihrer spezifischen Erfahrenswelt passt. Warum sollten Pflegende, die auf die Bedürfnisse ihrer Bewohner achten diese als Probleme formulieren?

In den Neunzigerjahren habe ich in einem Pflegeheim im niederländischen Heerlen gemeinsam mit den Mitarbeitern aller Fachrichtungen eine umfassende Pflegedokumentation entwickelt[34]. In jenen Jahren hatte sich das Denken in Pro-

---

30 Mieke Grypdonck (1986). Integrerende verpleegkunde: invoering en verdieping. Systematisch verpleegkundig handelen: denken en schrijven. Cursus 1 Vervolmakingscyclus voor Beleid van gezondheidsinstellingen [Integrierende Pflege: Einführung und Vertiefung. Systematisch pflegerisch handeln, denken und schreiben. Kursus 1, Abrundungszyklus für Strategien in Gesundheitseinrichtungen]. 1986–1987, 1–10.
Anke Persoon (1994). Welke factoren beïnvloeden methodisch verplegen? [Welche Faktoren beeinflussen die methodische Pflegearbeit?] *Tijdschrift voor Verpleegkundigen* (TvZ) Nr. 8, Beilage 5–7. Siehe auch den Artikel von Hans van Dartel, genannt in Fußnote 27.
31 Carmen de la Cuesta (1983). Siehe Fußnote 26. Siehe auch Van Dartel, Fußnote 27.
32 Van Dartel, siehe Fußnote 27, M. Bus, Hollands L., Appelman A., Van Bergen B. (1993). Een meetinstrument voor de kwaliteit van verpleging en verzorging van psychogeriatrische bewoners in verpleeghuizen [Ein Messinstrument für die Qualität der Pflege und Versorgung psychogeriatrischer Bewohner in Pflegeheimen]. Utrecht: De Tijdstroom.
33 Siehe Fußnote 27.
34 Cora van der Kooij und Margreet de Ruyter (1996), siehe Fußnote 28.

blemen, Zielen und Maßnahmen bereits stark durchgesetzt; für mich jedoch war das etwas Neues. Ich versuchte, zu verstehen, was damit bezweckt wurde. Also bat ich diejenigen Mitarbeiter um Hilfe, die sich während ihrer Ausbildung damit befasst hatten (beispielsweise auf der Pflegefachhochschule). Die jedoch konnten mir die Zusammenhänge nicht anhand konkreter Fälle aus unserem Arbeitsalltag verdeutlichen. Mir fiel auf, dass die Ziele für die verschiedenen Bewohner nicht so sehr voneinander abwichen. «Der Bewohner ist zufrieden mit seinem Leben hier.» «Der Bewohner fühlt sich sicher.» «Der Bewohner hat tagsüber eine sinnvolle Beschäftigung.» Auch merkte ich, dass die Ziele oft das Entgegengesetzte eines formulierten Problems waren. Um ein Beispiel zu nennen: Lautete das Problem «Die Bewohnerin isst nicht genug, da sie sich ständig vom Esstisch entfernt», so war das Ziel: «Die Bewohnerin isst ruhig und ausreichende Mengen.» War das Problem «Der Bewohner stört seine Mitbewohner durch ständiges Rufen», so lautete das Ziel: «Der Bewohner ist still und ruft nicht mehr.» Das war alles etwas steif und gekünstelt. Nach diesen Erfahrungen wunderten mich die vielen kritischen Artikel über den problemgesteuerten Pflegeprozess nicht mehr so sehr.

**Wie dann?**

Kritik ist schnell geäußert – wesentlich schwieriger dagegen ist es, gute Möglichkeiten aufzuweisen. Und so drängt sich die Frage auf, ob man methodisch arbeiten kann (d. h. nach festen Vereinbarungen sowie mit begründbaren Entscheidungen), ohne dabei Ziele zu formulieren. Denn ich werde (übrigens auch in Deutschland) oft gefragt: «Wie sollen Pflegende wissen, was zu tun ist, wenn keine Ziele formuliert werden? Wie kann man sie motivieren, ein paar Schritte mit einem Bewohner zu gehen, wenn dies keinem einzigen Zweck dient?» Als ob es nicht ausreiche, auf die Bedürfnisse der Bewohner einzugehen. Als ob es sinnlos sei, ihnen die Möglichkeit zu geben, jeden Tag aufs Neue etwas zu erleben. Aus diesem Grund folgen hier zunächst einige Gedanken zum Thema ‹Ziele› der Betreuung nach dem mäeutischen Pflege- und Betreuungsmodell.

## 3.3 Betreuung nach dem mäeutischen Modell

Ich habe mich oft gefragt, warum ich mich so gegen das Formulieren von Problemen und Zielen wehre. Ist das überhaupt klug? Will man nicht mit allem, was man tut, etwas erreichen? Ja – wenn man eine Ausbildung macht, sein Haus umbaut, einen Kongress organisiert oder im Internet Informationen sammelt. Was aber ist mein Ziel, wenn ich in der Badewanne sitze, ein Buch lese, Sex habe, mit meinem Enkel spreche? Hat das Leben ein Ziel? Geht es im Leben um etwas anderes, als jeden Tag zu erleben, was es zu erleben gibt, und darin, wo dies möglich ist, selbst zu wählen was man erfahren will? Und mir bewusst zu werden, dass es mehr kleine als große Entscheidungen gibt? Das Ziel des Lebens ist das Leben selbst, und der Sinn des Lebens liegt in der Lust, zu leben. Eine ganz einfache Philosophie also, die meines Erachtens auch für Menschen gilt, die Pflege brauchen. Und dabei ist es keinesfalls nötig, alle Bedürfnisse in Ziele umzusetzen. Formulieren wir ihre Bedürfnisse, wo dies möglich ist, gemeinsam mit den Betroffenen selbst, und sprechen wir darüber, wie wir diese erfüllen können. Das Leben selbst ist für diese Menschen schon schwer genug. Ein oder zwei allgemein formulierte Ziele reichen. In Deutschland fällt mir auf, dass alle über Wohlbefinden reden und dabei befürchten, dieses Wohlbefinden könne ohne eine Zielformulierung übersehen, nicht erreicht werden. Dennoch ist es meines Erachtens ausgesprochen arbeitsintensiv, für alltägliche Lebensbedürfnisse Ziele zu formulieren, die weder das jeweilige Handeln verdeutlichen noch einen dem Ziel näherbringen.

**Die Suche nach einem Selbstbild**

Wer chronisch krank oder hochbetagt ist, der braucht Betreuung und Begleitung. Dabei geht es nicht in erster Linie darum, dass die Betroffenen wieder ‹besser funktionieren› oder mehr können. Vielmehr sollen sie sich wieder besser fühlen, mehr Sinngebung erfahren. Wer an seinen eigenen Beschränkungen, Behinderungen oder gar Störungen leidet ist gezwungen, ein neues Selbstbild aufzubauen. Die Person, die er einmal war gibt es nicht mehr. Und auf dem Weg zu dem Menschen, der er einmal werden wird, muss ein tiefes Tal durchschritten werden. Da ist es nicht sinnvoll, für Verarbeitungsprozesse Ziele zu formulieren wie «Patient hat innerhalb eines Monats akzeptiert, dass er seine linke Hand nicht mehr gebrauchen kann», oder «Patient hat in drei Monaten verarbeitet, dass er an Alzheimer leidet», oder «Patient hat innerhalb von sechs Wochen Freundschaften im Pflegeheim geschlossen». Auch gilt es, der Verarbeitung nicht nur dann Aufmerksamkeit zu widmen, wenn eine Verarbeitungsproblematik vorliegt. Jeder, der mit einem Verlust konfrontiert wird, muss diesen verarbeiten, und viele Menschen brauchen dabei Unterstützung von anderen. Die mäeutische Methodik verschafft einen Überblick über die Betreuung, die dem Patienten oder Bewohner hilft, seine Situation zu akzeptieren.

Erlebensorientierte Pflege definiere ich selbst gerne als den Teil der Betreuung (Pflege, Versorgung, Behandlung), bei dem es um die Qualität geht, mit der man der Persönlichkeit des anderen gerecht wird. Chronisch Kranke sind Menschen, die von Betreuung abhängig sind und sich bemühen, ihr Leben in der gegebenen Situation weiterzuführen, so gut es eben geht. Sie können fast nichts für andere tun und müssen immer warten, bis jemand Zeit für sie hat. Wenn sie dann ‹Forderungen stellen›, gelten sie schnell als lästig und werden abgestempelt als dominant, klammernd, aggressiv, beschuldigend, übermäßig abhängig, machtlos, trübsinnig oder wehleidig. Ein Verhalten, das daraufhin als Problem formuliert wird, das jedoch schlicht und einfach von Gefühlen herrührt – von Gefühlen wie Kummer über das, was verloren gegangen ist, Zorn über die Situation, Einsamkeit, Sinnleere, Zukunftsangst. Solche Menschen brauchen andere, um nicht seelisch abzubauen, um ihr inneres Gleichgewicht zu wahren und mit den Menschen um sie herum in Kontakt zu bleiben. Und dann gibt es jene mit einem psychiatrischen Krankheitsbild. Menschen mit Persönlichkeitsstörungen, Menschen, die jede Betreuung ablehnen. Sie brauchen eine Mischung aus Akzeptanz und Autorität und zwar vorzugsweise im Rahmen einer vertrauensvollen *professionellen Pflegebeziehung*. Diese Mischung jedoch fällt bei jedem anders aus. Manche Bewohner können nicht mehr recht überschauen, was mit ihnen los ist. Sie fühlen sich hilflos in einer Lage, deren Ernst sie nicht überblicken können, und verfügen nicht über die Kreativität, sich eine neue Zukunft vorzustellen. In all diesen Situationen müssen die Pflegenden als Team regelmäßig zu einem systematischen Gedankenaustausch zusammenkommen und über alles sprechen, was sie mit einem Bewohner oder Klienten erleben. Über ihre ‹Fundstücke› und die eigenen Gefühle, über die Bewohner, die sie gern betreuen, und über die, denen sie lieber aus dem Weg gehen. Die optimale Form des Umgangs entsteht nicht, indem man sich auf ‹Probleme› fixiert, sondern auf positive Erfahrungen. Und wer darüber mit Pflegenden spricht, der erntet immensen Zuspruch.

**Bedürfnisse und Ziele**

Dies sind die Gedanken, die mich bei meiner Suche begleitet haben. Und so kam ich letztlich zu der Überzeugung, *dass die Ziele der erlebensorientierten Pflege mit den Bedürfnissen der Menschen übereinstimmen, die von der Betreuung abhängig sind.* Dabei handelt es sich um allgemein menschliche Bedürfnisse mit unterschiedlichem Dringlichkeitsgrad, wie Maslow sie bereits in seiner «Bedürfnispyramide» dargestellt hat (s. **Abb. 3.1**). Wer physisch gesund ist, der weiß nicht, wie es sich anfühlt, wenn man bei den basalsten körperlichen Bedürfnissen von anderen abhängig ist. Wie das ist, wenn man von einem anderen gewaschen wird, wenn ein anderer beurteilen muss, ob man sich auch gut abgetrocknet fühlt. Wie ist das, wenn man für jeden Toilettengang jemanden rufen muss? Vergleichen kann man das nur mit dem Gefühl, ganz dringend zum WC zu müssen und eine dreißigköpfige Warteschlange vor sich zu sehen. Oder sehr schmutzig zu sein, ohne dass es irgendwo eine Möglichkeit zum Duschen gibt. Oder auf der Toilette keine Privatsphäre wahren zu können. Schon darum sind Pflegende also sehr wichtig. Sie helfen Menschen bei Bedürfnissen, die für ein Gefühl der Sicherheit, Freiheit

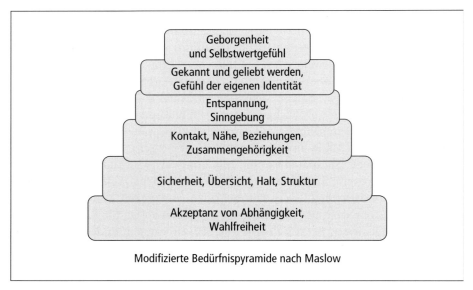

**Abbildung 3.1:** Bedürfnisse als Grundlage für die Versorgung

und Menschenwürde von essenziellem Belang sind. Andere Fachrichtungen mögen ihre Bedeutung für die «höheren» Stufen der Pyramide betonen (wie Zusammengehörigkeit, Entspannung und Sinngebung), die Pflegenden hingegen sorgen für das Fundament, auf dem das Gelingen all der anderen Schichten ruht.

Die auf diese Weise sichtbar gemachten Bedürfnisse können in groben Zügen als allgemeine Intentionen betrachtet werden; sie bilden die Basis für die Betreuung und die Pflege. Die Spezifizität der Betreuung findet man in der Art und Weise, wie Pflegende auf die individuellen Bedürfnisse jedes einzelnen Bewohners oder Klienten eingehen. Damit vermittelt die Bedürfnispyramide zugleich eine Übersicht über die Intentionen, die bei jedem Bewohner oder Klienten in eine individuelle Vorgehensweise umgesetzt werden. Diese Vorgehensweise lässt sich systematisch in Schwerpunkte untergliedern. Das Spezifische eines Bewohners oder Klienten wird dann nicht länger in «Zielen» formuliert, sondern fließt in Maßnahmen, Aktivitätenlisten oder Aktionsplänen ein.

### Gegenseitigkeit

Die Bedürfnispyramide von Maslow gilt nicht ausschließlich für Menschen, die von Betreuung abhängig sind, sondern für alle Menschen. Auch Pflegende haben diese Bedürfnisse – in ihrem Privatleben und bei ihrer Arbeit. An dieser Stelle will ich nun den letzteren Aspekt beleuchten. Im Arbeitsalltag haben Pflegende *gefühlsmäßig* dieselben Bedürfnisse wie die Menschen, die sie betreuen. Wenn sie den Bewohnern und Klienten Wahlfreiheit bieten wollen, dann müssen sie sich auch frei genug fühlen, selbst ihre Arbeit einzuteilen. Wenn sie Bewohner darin begleiten müssen, ihre Abhängigkeit anzunehmen, dann müssen sie selbst akzeptieren, dass Menschen – also auch sie selbst – von anderen abhängig werden können. Pflegende haben ein Bedürfnis an Sicherheit. Die brauchen sie, um echt, präsent und kreativ zu sein. Fühlen sie diese Sicherheit nicht im ausreichenden Maße, beginnen sie, Halt in Regeln und in der Routine zu suchen. Pflegende brauchen ein Gefühl der Zusammengehörigkeit, um tatsächlich Nähe bieten zu können. Doch wer diese Nähe und Zusammengehörigkeit bietet, der erfährt sie per definitionem auch selbst. Wenn Pflegende auf die Bedürfnisse der Bewohner und Klienten nach Entspannung eingehen, dann erfahren sie auch selbst Freude dabei. Sinngebende Aktivitäten sind auch für Pflegende wichtig. Sie wollen den Bewohnern das Gefühl vermitteln, dass sie sie kennen und mögen. Und genau dadurch erfahren sie selbst Wertschätzung und Akzeptanz. So geht es auf allen Stufen der maslowschen Bedürfnispyramide um *Gegenseitigkeit*. Eine Gegenseitigkeit, die aus der Gleichrangigkeit zwischen den Pflegenden und den Bewohnern entsteht.

## 3.4 Die dynamisierende Wirkung von Kommunikation

Im Vorangehenden habe ich erörtert, dass Pflegende einen eigenen *bedürfnisgesteuerten* Pflegeprozess benötigen. Statt von einem «Pflegeprozess» kann man auch von einer *vereinbarten Arbeitsweise*[35] sprechen. Der mäeutische- ist genauso systematisch wie der gängige Pflegeprozess. Auch bei diesem Pflegeprozess stehen begründbare und gut beschriebene Maßnahmen im Mittelpunkt, die zudem regelmäßig evaluiert werden. Eine Zeit lang habe ich diese neue mäeutische Pflegedokumentation als eine «Ergänzung» zur (in den Niederlanden) existierenden interdiziplinären Methodik präsentiert. Damit wird jedoch der fundamental neuen Wirkung des mäeutischen Pflegeprozesses nur unzureichend Rechnung getragen. Der mäeutische Pflegeprozess bohrt ein Erfahrungsgebiet an, das bis dato vernachlässigt wurde: das der Pflegenden selbst, während der täglichen Betreuung. Er bietet den Pflegenden Instrumente, mit denen systematisch gemeinsam die Versorgung von Bewohnern oder Klienten besprochen und eine entsprechende Übersicht erstellt werden kann.

---

35 Wolters Wörterbuch Niederlande, 27. Druck, 1983.

**Die Herkunft des Begriffs «mäeutisch»**

Benannt wurde die Methode dieses Pflegeprozesses nach der so genannten sokratischen oder mäeutischen Methode des Fragenstellens. Mäeutik bedeutet wörtlich «Hebammenkunst», und im übertragenen Sinne «Erlösung» oder «Befreiung». Sokrates, der große griechische Philosoph der Antike, war der Meinung, dass seine Arbeit durchaus mit der seiner Mutter – einer Hebamme – vergleichbar war. Seine Mutter «erlöste» Frauen, indem sie ihnen half, ihre Kinder zur Welt zu bringen. Und genauso erlöste Sokrates mit seinen Fragen die Menschen, indem er ihnen half, sich ihrer inneren Quelle der Weisheit und Einsicht bewusst zu werden. Dadurch kam im wahrsten Sinne des Wortes immer ein kleines Stück inneren Wissens zur Welt. Doch seine Fragen hatten durchaus eine klare Absicht. Sie drehten sich um das, was Sokrates selbst für wichtig hielt. Und das gilt auch für die Fragen der mäeutischen Methodik. Oft haben die Pflegenden mit Menschen zu tun, die durch Krankheit oder Alter bleibend abhängig geworden sind. Darum brauchen Pflegende Fertigkeiten, Herangehensweisen, Einsichten und Theorieformung auf dem Gebiet der *Umgangs-* und der *Verlustkunde*. Einfühlungsvermögen und Umgangsfertigkeiten stellen die Basis der erlebensorientierten Pflege dar. Bei der «Verlustkunde» geht es darum, was bekannt ist, wie Menschen auf Verluste, Krisen sowie chronische und invalidisierende Krankheiten reagieren.

**Vom Individuellen zum Kollektiven**

Pflegende arbeiten gern allein, in ihrem eigenen Tempo und Stil. Selbst körperlich schwere Bewohner oder Klienten versorgen sie immer noch am liebsten ohne Hilfe. Die Kontaktmomente, die sie dann haben, sind intensiver als in der Zusammenarbeit mit Kolleginnen. Doch Pflegende arbeiten nicht 24 Stunden täglich und auch keine 7 Tage in der Woche. Und so muss die Arbeitsweise jeder einzelnen Pflegenden – ob sie nun voll- oder teilzeitbeschäftigt ist – zu der Arbeitsweise ihrer Kolleginnen passen. Das gilt vor allem, wenn es um Bewohner geht, die sich selbst nicht mehr äußern können. Doch auch wer dazu durchaus noch in der Lage ist, findet es angenehm, wenn sich alle Pflegenden an bestimmte Absprachen halten. Allein schon die Tatsache, dass man fast immer gemeinsam für die Betreuung der Bewohner oder Klienten zuständig ist, erfordert ein gutes Kommunikationssystem, das die Kontinuität und die *Qualität* der Betreuung gewährleistet.

Somit können die Pflegenden zwar selbstständig arbeiten, müssen jedoch ständig vor ihrem *Kollektiv* Rechenschaft über die Bedeutung ihrer *individuellen* Wahrnehmungen und Erfahrungen ablegen. Wenn nun etwas «außer der Reihe» passiert, muss geprüft werden, ob es sich um einen einmaligen Zwischenfall handelt oder ob dies häufiger vorkommt. War das etwas Besonderes, das einer Pflegebeziehung zu eigen ist, die die Pflegende mit einem Bewohner oder Klienten aufgebaut hat, oder hat es eine grössere Bedeutung und weitergehende Konsequenzen? Ein Beispiel.

> Anja hat eine Bewohnerin gewaschen. Die Bewohnerin ist bettlägerig, und um ihr eine kleine Freude zu machen, putzt Anja mal ordentlich das Nachtschränkchen aus. In der Schublade findet sie einige schön eingerahmte Fotos, die umgekehrt darin liegen, also mit dem Bild nach unten. Anja stellt die Fotos auf das Nachtschränkchen und rundet das Ganze noch mit einem Deckchen und einem Blümchen ab. Sie selbst ist sehr zufrieden mit dem Ergebnis, doch als die Bewohnerin es sieht, reagiert sie ganz anders als erwartet. Sie will die Fotos dort nicht stehen haben, und Anja muss sie wieder in die Schublade legen. Anja hakt bei der Dame nach, denn sie will verstehen, warum die Bewohnerin die Fotos nicht sehen will. «Sie möchten also schon, dass die Fotos da liegen, doch sie wollen sie nicht die ganze Zeit sehen, weil das zu viele schmerzhafte Erinnerungen wachruft?» Damit hatte sie den Nagel auf den Kopf getroffen.
> Anja erzählt dies während eines Kurses. Und zur allgemeinen Überraschung stellt sich heraus, dass drei andere Pflegende mit dieser Dame genau dasselbe erlebt haben. Niemand hatte sich die Mühe gemacht, dies in einem Bericht zu melden. Es wurde dem weiter keine Bedeutung beigemessen.

Der mäeutische Pflegeprozess hilft Pflegenden, Inzidentelles (Zufälliges) vom Strukturellen zu trennen, und Persönliches vom Gemeinschaftlichen. Er erleichtert den Pflegenden die Einschätzung der Bedeutung ihrer individuellen Wahrnehmungen und Erfahrungen. Außerdem will er die intuitive und informelle Art, wie die Pflegenden miteinander über die Bewohner sprechen – während der Kaffeepause zum Beispiel, oder während der Arbeitsübergabe – systematisch straffen. So wird die Professionalität angeregt und gefördert und die Pflegenden lernen, die psychosoziale und umgangstechnische Seite ihrer Arbeit bewusst in Worte zu fassen. Durch einen solchen Gedankenaustausch erkennen sie, wie sie unbewusst von ihren eigenen Normen und Wertvorstellungen beeinflusst werden. Auch können die Pflegenden besser *begründen*, warum sie auf eine bestimmte Art und Weise vorgehen. Das gilt sowohl für ihre Art des Umgangs mit dem Bewohner als auch für die Pflegehandlungen. Und da die Mäeutik zudem die spezifische Professionalität von Pflegenden konkret sichtbar macht, bietet sie einen Rahmen, in dem die erlebensorientierte Pflege überprüft werden kann.

Der mäeutische Pflegeprozess ist ein Motor, der die Professionalität von Pflegenden in Bewegung setzt und in Bewegung hält. Zunächst einmal hilft er den Pflegenden, bewusst wahrzunehmen und sich in die Erlebenswelt des Bewohners oder Klienten zu vertiefen. Die methodischen Instrumente regen dazu an, sich aller Situationen und Momente bewusst zu werden, in denen ein echter Kontakt zu einem Bewohner entstanden ist – all der wissenswerten Details und Rituale, die den Umgang mit dem Bewohner so vertraut und einzigartig machen. Besonders dynamisch wird der mäeutische Pflegeprozess jedoch vor allem dadurch, dass über all diese Wahrnehmungen und die bewusst registrierten Kontaktmomente *gesprochen wird*, und zwar in der so genannten «erlebensorientierten» Bewohnerbesprechung. Selbstverständlich muss alles so klar und vollständig wie möglich auch schriftlich erfasst werden, doch Pflegende sind kein Verwaltungspersonal. So geht es denn auch weniger um die schönen Formulierungen als um Deutlichkeit. Die wahre Stärke liegt nicht in der verwaltungstechnischen Erfassung, sondern in der Kommunikation (s. **Abb. 3.2**).

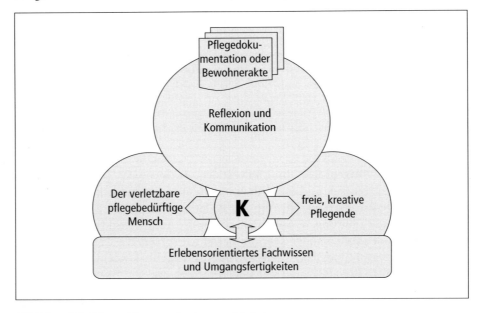

**Abbildung 3.2:** Warum Kommunikation so wichtig ist

Der mäeutische Pflegeprozess ist ein Hilfsmittel, mit dem die erlebensorientierte Pflege umgesetzt werden kann. Seine Wirkung gründet in den gemeinsam gemachten, individuellen Wahrnehmungen und Erfahrungen, die während der erlebensorientierten Bewohnerbesprechung erörtert werden. Und durch den Einsatz erlebensorientierter Umgangsfertigkeiten können die Pflegende tatsächlich häufiger von positiven Erfahrungen berichten. Auf diese Weise verstärkt diese Methodik die individuelle Kreativität der Pflegenden, und hebt das fachliche Können der Einzelnen auf eine Ebene kollektiver Professionalität. Oft ergibt sich dann ein Bild aus vielen einzelnen Puzzleteilchen: die Eigenheiten im Verhalten eines bestimmten Bewohners, die wahrgenommenen Bedürfnisse, die Lebensgeschichte und die positiven Kontaktmomente – ‹plötzlich› ist es, als könne jede der Pflegenden ein Stück des Puzzles liefern, so dass ein deutliches Bild entsteht. Oft ist die Zahl der gelungenen Momente, von denen berichtet wird, überraschend hoch. Und sollte ein Bewohner den Pflegenden rätselhaft erscheinen, dann können sie ihn gemeinsam eine Zeit lang gezielt beobachten und eine neue Besprechung planen. Ich brauche hier nicht zu betonen, dass die Wohnbereichsleitung eine wichtige Rolle dabei spielt und dass auch die Sozialarbeiterin oder eine andere Mitarbeiterin eine «mäeutische» Funktion übernehmen kann – dass sie also durch ihre Art, Fragen zu stellen, immer neue Puzzleteilchen findet, und die Geschichte immer mehr vervollständigt. Doch das geht nicht ohne die Erfahrungen der Pflegenden selbst, und genau hier liegt der besondere Wert einer solchen Bewohnerbesprechung.

## 3.5 Die mäeutischen Instrumente

Um eine erlebensorientierte Bewohnerbesprechung abhalten zu können, mit der die Qualität des Umgangs mit einem Bewohner sich tatsächlich erhöht, ist eine gute Vorbereitung unerlässlich. Im nächsten Absatz werden nun die verschiedenen Elemente des mäeutischen Pflegeprozesses und deren Einsatz im Arbeitsalltag beschrieben. Die Charakteristik und die Pflege- und Betreuungsübersicht finden Sie als Anlage hinten in diesem Buch.

### Der Beobachtungsbogen

Bei diesem Bogen geht es um das Erleben des Bewohners im Hier und Jetzt.

Für demenzerkrankte Bewohner und Klienten wurde ein Schema mit Verhaltensbildern aufgenommen. Dabei werden Demenzpatienten im bedrohten, verwirrten, verborgenen und versunken Ich-Erleben beschrieben. Indem eine Einschätzung gewagt wird, wie der Bewohner sich selbst erlebt und wie das sein Verhalten beeinflusst, bekommt man einen Einblick in den Ernst der Demenz. Bei diesem Schema soll jedoch keinesfalls untersucht werden, welches der vier Verhaltensbilder am besten zum Bewohner passt, sondern gerade im Gegenteil: Es geht um nuancierte Beobachtung. So bekommt man ein Gespür für die Einzigartigkeit jedes Bewohners und damit für das Spezifische jedes Demenzprozesses. Bei dem Beobachtungsbogen geht es nicht um Symptome und Krankheitsbilder. Somit kann er neben anderen Beobachtungsformularen verwendet werden, die andere Fachrichtungen zu diesem Zweck entwickelt haben.

### Die Lebensgeschichte

Die Erfahrung lehrt, dass ein Einblick in die Lebensgeschichte oft zu mehr Verständnis für das Verhalten im Hier und Jetzt führt. Dadurch wird es für Pflegende einfacher, ein bestimmtes Verhalten zu akzeptieren und kreativ damit umzugehen. Die Lebensgeschichte wird von einer Pflegenden erstellt – oft von der Bezugspflegeperson. Dabei kann sie selbstverständlich auf die Informationen aus dem Bereich der Sozialarbeit zurückgreifen. Diese Daten sind allerdings nicht immer aktuell. Auch ist es wichtig, dass die Pflegende selbst ein Gefühl für das Besondere an diesem Bewohner oder Klienten entwickelt. Sie wird angeregt, sich des Unterschiedes zwischen aufrichtigem Interesse und unbescheidener Neugierde bewusst zu werden. Und immer muss sie sich dessen vergewissern, ob der Bewohner und seine Angehörigen überhaupt über die Lebensgeschichte oder bestimmte Einzelheiten daraus sprechen wollen.

Beim Erstellen und «Lesen» der Lebensgeschichte gibt es zwei Abstufungen. Der einfachste Weg ist eine Liste mit Fragen zum Leben des Bewohners, die zugleich auch mögliche Gesprächsthemen darstellen. Dabei geht es nicht nur um Tatsachen, sondern gerade auch um jene Ereignisse und Gefühle, die sich hinter den Fakten verbergen. Dann gibt es noch eine zweite, eine analytische Methode, durch die sich noch mehr Informationen aus der Lebensgeschichte herausfiltern lassen. Hier geht es immer um die Frage, wie diese Geschichte merkbar in das Momentane hineinwirkt. Pflegende betreiben keine Psychotherapie. Es gilt also, mehr Verständnis für die Persönlichkeit und die Identität des Bewohners oder Klienten zu entwickeln. Hierzu greift das mäeutische Pflege- und Betreuungsmodell auch auf die Sozialgeschichte des 20. Jahrhunderts zurück[36], auf die Lebenslaufpsychologie und den Blick von u. a. Erikson auf die Entstehung der Identität eines Menschen. Dabei geht es um die psychologische Charakteristik der Familie, aus dem man stammt, um das soziale und geografische Umfeld und den historischen Kontext[37].

**Die Charakteristik**

Zum vereinbarten Zeitpunkt findet dann die erste erlebensorientierte «Bewohnerbesprechung» statt. Dabei erstellen die anwesenden Pflegenden gemeinsam eine Beschreibung des Bewohners oder Klienten, eine Charakteristik, die ein Bild des ganzen Menschen vermittelt. Hier stehen nicht Störungen und Behinderungen im Mittelpunkt, sondern seine Persönlichkeit, das Typische für sein Äußeres und sein Verhalten und seine gefühlsmäßigen Bedürfnisse. Vor allem geht es um die Frage: «Wer ist dieser Mensch, wie erfährt er sich selbst in dieser Situation?» Während beim Beobachtungsbogen die Fähigkeit der Pflegenden zur *analytischen*

---

36 Cora van der Kooij (1987). De sociale geschiedenis van de 20e eeuw [Die Sozialgeschichte des 20. Jahrhunderts]. Utrecht: Bohn, Scheltema & Holkema. Zweiter Druck. Erhältlich bei IMOZ.
37 Erik H. Erikson (1963). Childhood & Society. New York/Londen: Norton Company. Neuauflage der Ausgabe aus dem Jahre 1950. Dt.: Erikson, Erik H. (2005): Kindheit und Gesellschaft. Klett-Cotta, Stuttgart, 14. A.

Wahrnehmung gefordert wird, geht es bei der Charakteristik um ihr *intuitives Wissen*. Und das wiederum schöpft aus den Erfahrungen, die bei einer wochenlangen analytischen Wahrnehmung gemacht wurden. Die Charakteristik wird von mehreren Pflegenden gemeinsam ausgefüllt, wobei der erstellte Beobachtungsbogen, die gesammelten Informationen über die Pflegebedürfnisse und die (einfache) Lebensgeschichte als Informationsquelle dienen. In der Charakteristik werden die emotionalen Bedürfnisse des Bewohners beschrieben, sowie die Fragen, die seine Pflege betreffen, und auf deren Basis die Pflegenden dann eine Umgangsempfehlung formulieren.

**Die Umgangsempfehlung**

Reihum berichten die Pflegenden von Momenten, in denen sie mit einem Bewohner oder Klienten einen wirklich schönen Kontakt erfahren haben. Dabei geht es nicht um allgemeine Erfahrungen, wie: «Immer wenn ich …, dann …», sondern vorzugsweise um Momente, die bei der Pflegenden wirklich Eindruck gemacht hat. Zusammen mit der Beschreibung des Äußeren, des Verhaltens, des Grades der Demenz oder des Ich-Erlebens, der Bedürfnisse und der Lebensgeschichte verdeutlichen all diese Momente zusammengenommen, worauf es im Umgang mit diesem Bewohner ankommt. Doch nicht für jeden Bewohner ist unbedingt eine Umgangsempfehlung erforderlich. Bei geistig Gesunden, die selbst ihre Wünsche äußern können, wirkt eine Umgangsempfehlung bisweilen sogar bevormundend. Sie könnte höchstens noch lauten: «Herr X oder Frau Y sagen selbst, was zu tun ist.» Oft haben Pflegende es allerdings mit verwirrten, dementen Menschen zu tun, von denen einige an Aphasie leiden oder, die sie aus welchen Gründen auch immer, als anspruchsvoll im Umgang empfinden. Und gerade um Stempel wie ‹klammernd›, ‹übermäßig anspruchsvoll› und ‹dominant› zu vermeiden, sollte man sich miteinander in die Erlebenswelt eines Bewohners vertiefen und sich auch über die positiven Erfahrungen austauschen.

**Die Pflege- und Betreuungsübersicht**

In einer zweiten Bewohnerbesprechung kommt all das auf den Tisch, was die Pflegenden bei der Pflege und Betreuung für wichtig halten. Alles Wissenswerte und alle Schwerpunkte für die Betreuung stehen auf der *Pflege- und Betreuungsübersicht (Pflegekarte)*, auf der die Persönlichkeit des Bewohners kurz und präzise umschrieben wird. Ausgangspunkt ist die Charakteristik sowie die dort formulierte Umgangsempfehlung. Außerdem umfasst die Pflegekarte Pflege-Items, bei denen immer wieder nach 1) dem Bedürfnis, 2) dem Verhalten/Erleben, 3) den Ressourcen und 4) den Maßnahmen gefragt wird. Die Pflege-Items sind sowohl funktions- als auch erlebensorientiert.

Unter *Betreuung* können Hinweise für den Umgang eingetragen werden, in etwa wie bei der Umgangsempfehlung. Nicht alle somatischen Schwerpunkte werden auf der IMOZ-Pflege- und Betreuungsübersicht (Pflegekarte) gesondert aufgeführt; Atmung, Kreislauf und Verdauung werden dort zum Beispiel nicht erwähnt. Treten bei diesen und ähnlichen somatischen Organen und Organsystemen Pflegeprobleme auf, sollten diese in einer Pflegeplanung aufgeführt werden.

### Die Pflegeplanung

Hier werden die Pflegeprobleme mit den dazugehörigen Zielen und Maßnahmen erfasst. Die Verbindung mit der Pflege- und Betreuungsübersicht (Pflegekarte) bleibt dabei gewährleistet: In der Pflegeübersicht werden Problempunkte aufgeführt, die den jeweiligen Bewohner oder Klienten betreffen, und die dann (mit der dazugehörigen Nummer!) aus der Pflegeplanung in die Pflege- und Betreuungsübersicht übernommen werden. Die Pflegenden erstatten dann entsprechend Bericht.

Auch wird auf der Pflege- und Betreuungsübersicht angegeben, ob eine Lebensgeschichte erstellt wurde, ob ein Mobilisationsplan vorliegt, ob Schutzmaßnahmen zu beachten sind oder der Bewohner Psychopharmaka und/oder Schlafmittel einnimmt.

All diese Angaben müssen auf den entsprechenden Formularen in der interdisziplinären Bewohnerakte oder -dokumentation vermerkt werden.

### Die erlebensorientierte Bewohnerbesprechung

Die Pflegenden kommen regelmäßig – vorzugsweise wöchentlich – zu einer Bewohnerbesprechung zusammen. Dabei erstellen oder evaluieren sie mithilfe des Beobachtungsbogens und der Lebensgeschichte die Charakteristik eines Bewohners, seine Pflegeübersicht (Pflegekarte) und seine Pflegeplanung. Ausgangspunkte sind der Kontakt mit dem Bewohner, sowie die positiven Momente während der täglichen Betreuung. Selbstverständlich können die positiven Momente auch mit den Verhaltensproblemen im Zusammenhang stehen, mit denen man in der Betreuung konfrontiert wird. Die Pflegenden sind jedoch gehalten, einander über alle einigermaßen gelungenen Momente Rechenschaft abzulegen.

Bei der Besprechung geht es vor allem um die tägliche Betreuung. Und sowohl die Wohnbereichsleitung als auch die Mitarbeiter berichten, dass ihr Büro während der *erlebensorientierten Bewohnerbesprechung* fast übersprudelt vor positiver Energie. Die Pflegenden merken, dass man ihnen zuhört, fühlen sich bestätigt und inspiriert. Es entsteht ein Freiraum für Kreativität und Spontaneität.

**Die interdiziplinäre Beratung**

Die anwesende Pflegende gründet ihren Beitrag zu der Beratung sowohl auf die eigenen Erfahrungen als auch auf den Erfahrungen ihrer Kolleginnen, die sie in der Charakteristik und der Pflegeübersicht (Pflegekarte) formuliert hat. Dass sie im Namen ihres Teams spricht, erscheint selbstverständlich, ist es aber bisher oft noch nicht. Im Rahmen des mäeutischen Pflege- und Betreuungsmodells wird bei der interdiziplinären Beratung immer erst über den Bewohner oder Klienten als ‹ganzen Menschen› gesprochen. Dazu kann die Charakteristik herangezogen werden, die die Fachrichtung der Pflegenden einbringt und die dann interdiziplinär ergänzt und festlegt wird. Man kann jedoch auch die anderen Fachrichtungen bitten, die Charakteristik zuvor zu lesen. Gegebenenfalls erörtern die Teilnehmer dann, wie sich der Bewohner oder Klient an seine neue Situation anpasst und sich darauf vorbereitet, und auf welche Verhaltensstrategien er zurückgreift. Nach dieser Einführung werden die Schwerpunkte durchgenommen, die bei diesem Bewohner eine interdiziplinäre Vorgehensweise erfordern. Auch die Erlebenswelt des Bewohners kommt zur Sprache. Das Ergebnis der interdiziplinären Beratung nennt man im Rahmen des mäeutischen Pflege- und Betreuungsmodells eine *Pflege- und Behandlungsplanung*.

Soweit die Beschreibung des mäeutischen Pflegeprozesses. Das mäeutische Pflege- und Betreuungsmodell geht davon aus, dass die methodischen Instrumente in Kombination mit einem System von Bezugspersonenpflege eingesetzt werden. Die Bezugspflegende in der erlebensorientierten Pflege koordiniert die Kommunikation im Pflegeteam und führt Gespräche mit dem Bewohner oder Klienten und den Angehörigen[38].

## 3.6 Zusammenfassung

Eine methodische Vorgehensweise galt in den vergangenen Jahrzehnten vor allem als problemgesteuertes und zielgerichtetes Arbeiten. Auch Pflegende wurden in diese Anschauungsweise mitgezogen. Dabei hat sich die Praxis als sperrig erwiesen; das zeigt auch der überwiegend kritische Ton, den die Fachliteratur anschlägt. Eine methodische Vorgehensweise kann jedoch auch als eine ‹vereinbarte Arbeitsweise› begriffen werden. Dieses Kapitel stellt eine neue Denkweise vor, in der Ziele als allgemeine Intentionen gesehen werden, die für jeden Bewohner oder Klienten

---

[38] Im folgenden Band der niederländischen Reihe «*Für das Herz in der Pflege*» gehe ich ausführlich auf die Bezugspflegenden in der erlebensorientierten Pflege in den verschiedenen Phasen des Pflegeprozesses ein.

gleichermaßen gültig sind. Jeder Bewohner wünscht sich optimale Wahlfreiheit, will sich sicher fühlen, Kontakt und Zusammengehörigkeit erfahren, sich sinnvoll beschäftigen und sein Selbstwertgefühl wahren. Die Spezifizität der Betreuung wird erst in den Absprachen deutlich, die für jeden Bewohner gesondert gemacht werden. Somit reicht also eine gute Beschreibung der Betreuung der betreffenden Bewohner oder Klienten aus, die auf den Beobachtungen, Erfahrungen und Ideen aller Pflegenden eines Teams basieren muss.

Um die Kommunikation innerhalb des Teams von Pflegenden zu optimieren, wurde der *mäeutische Pflegeprozess* entwickelt. Mäeutisch bedeutet ‹erlösend› oder ‹befreiend›. Und so appelliert dieser Pflegeprozess auch an die Professionalität der Pflegenden, an ihre Fähigkeit, wahrzunehmen und durchaus kreativ Kontakt zu machen. Die Stärke dieses Pflegeprozesses liegt in der so genannten erlebensorientierten Bewohnerbesprechung. Während einer ersten Bewohnerbesprechung erstellen die Pflegenden eine Charakteristik des betreffenden Bewohners oder Klienten, der darin als ganzer Mensch beschrieben wird. Auf Wunsch formulieren die Pflegenden eine Umgangsempfehlung auf der Grundlage der positiven Erfahrungen, die alle eingebracht haben. Die allgemeine tägliche Betreuung wird in eine Pflege- und Betreuungsübersicht (Pflegekarte) eingetragen. Die dafür verantwortliche Pflegende notiert möglichst viele Schwerpunkte, die in der Planung zur Unterstützung körperlichen Pflegebedürfnisse für den Bewohner oder Klienten wichtig sind. Bei eventuellen Problemen suchen die Pflegenden selbst eine Lösung, beispielsweise durch gezielte Beobachtung. Auch können sie das Problem mit dem Arzt besprechen und in die interdiziplinäre Beratung einbringen. Für diese Pflegeprobleme nutzen sie wie gehabt die Pflege- und Behandlungsplanung; sie formulieren Pflegeprobleme, -ziele und -maßnahmen. Wenn das Problem gelöst ist, d.h. wenn eine neue Herangehens- oder Arbeitsweise gefunden wurde, kann diese in die Pflege- und Betreuungsübersicht eingetragen werden.

# Fallbeispiel und Charakteristik[*]

Ihre Brüder nennen sie «Püppchen»

**Name:**

Frau Müller

**Wesentlichstes Krankheitsbild:**

Demenz

**Wohnbereich:**

Erdgeschoss

Ist hier seit 3 Jahren oder ... Monaten

**Alter:**

79 Jahre

**Datum:**

...

**Erscheinungsbild:**

Die Bewohnerin sitzt im Rollstuhl, schaut aktiv und fragend, ihre Augen sind weit geöffnet. Sie sieht etwas grau aus, hat runde Schultern, trägt pastellfarbene Kleidung, Perücke.

**Verhalten im Wohnbereich:**

Die Bewohnerin schaut interessiert und stellt unablässig Fragen. Wiederholt dieselben Fragen immer wieder und zieht so die Aufmerksam auf sich, die sie sich wünscht. Beispielsweise: «Wann kommt das Essen?», «Kommen Sie mal kurz?», «Ist dieser Kaffee für mich?» Sie sieht alles. Dass sie so aktiv und unübersehbar anwesend ist, stört andere Bewohner. Sie sucht Kontakt, bekommt aber nicht immer, wonach sie verlangt.

**Erlebensphase der Demenz:**

Die Bewohnerin befindet sich in der Phase des ‹verwirrten Ich›. Sie schaut zwar aktiv, aber nicht angespannt oder verängstigt. Entspannte Haltung. Allerdings vergisst sie ständig, was sie gerade tut, muss also immer wieder angespornt werden. Vergisst beispielsweise beim Essen, dass sie ein Stück Brot in der Hand hat. Hinsichtlich ihres Identitätsgefühls geht es etwas besser, denn sie erlebt sich selbst noch tatsächlich als sich selbst. Sie sucht selbst Kontakt, und dabei entsteht viel Gegenseitigkeit.

**Lebensgeschichte:**

Ihr Vater ist im 2. Weltkrieg als Soldat gefallen. Ihre Mutter erzog sie und ihre beiden Brüder danach allein. Als die älteste unter den Geschwistern übernahm sie einen Teil der Mutterrolle. Auch half sie ihrer Mutter viel im Haushalt, und tat das gern. Sie hat nie geheiratet, sondern bis zu deren Tod mit ihrer Mutter zusammengewohnt. Sie sagt selbst, sie habe nie den ‹Richtigen› gefunden. Ihr Einkommen verdiente sie im Versicherungswesen. Sie findet, sie habe ein gutes Leben gehabt, sei viel ausgegangen und habe viele Freundinnen und Freunde gehabt.

Nach einem CVA kam sie ins Pflegeheim. Sie kann seitdem schlecht laufen, darum sitzt sie im Rollstuhl. Auch wurde sie nach dem CVA lang-

---

[*] Stammt vom Projekt: Elke Strauß-Geist, Christian Fischer, Christ Müller, Thomas Nauroth, Gabi Stotzem (2005). Modellprojekt Sicherheit und Wohnen im Alter – trotz Demenz. Eine Darstellug aus der Praxis für die Praxis. Köln: Seniorenhaus GmbH der Cellitinnen zur heiligen Maria.

sam aber sicher dement. Sie fühlt sich hier wohl. Ihre Brüder besuchen sie sehr regelmäßig, kümmern sich dann wirklich intensiv um sie und haben sie sehr lieb. Ihre Brüder nennen sie ‹Püppchen›.

**Wie erlebt die Bewohnerin die heutige Situation:**

Sie ist zufrieden und dankbar.

**Seelische Bedürfnisse:**

Sie hat Bedürfnis nach Kontakt, echten ‹Beziehungen›, Nähe, Zusammengehörigkeit. Hat auch das Bedürfnis nach gutem verbalen Kontakt; sie ist schlagfertig und liebt Wortspiele und Scherze.

**Umgangsempfehlung:**

Die Bewohnerin möchte, dass man mit ihr ‹über alles und noch was› redet. Sie genießt es, dem anderen als Menschen zu begegnen (wenn sie auch viel bald wieder vergisst). Sie ist schlagfertig und liebt Wortspiele. Verbal kann sie noch schnell und geistesgegenwärtig reagieren, und das hebt ihre Stimmung. Sie bekommt sehr gerne Komplimente über ihr Aussehen. Gleichrangigkeit im Umgang ist wichtig.

**Positive Anhaltspunkte
(in Aktivitäten oder individuelle Zuwendung umsetzen):**

Die Bewohnerin ist auf eine nette Art verbal stark.
Die Bewohnerin ist gerne ausgegangen.
Die Bewohnerin hat sich gern um andere gekümmert.
Die Bewohnerin hat zwei Brüder, die sie lieb haben und sie oft besuchen.

**Probleme:**

Die Pflegenden haben keine Probleme, außer, dass die Bewohnerin sehr viel Bedürfnis nach Kontakt hat und häufig Aufmerksamkeit und Zuwendung fordert. Das stört andere Bewohner manchmal an ihr, doch anscheinend können fast alle doch damit umgehen.

# 4 Was es heißt, eine Pflegende zu sein

## 4.1 Von der Bettversorgung bis zur erlebensorientierten Pflege

Als ich in den 1960er-Jahren zur Krankenschwester ausgebildet wurde, gab es noch keine Pflegetheorien oder Pflegemodelle. Und wenn es sie gegeben hätte, dann haben wir nichts darüber gehört[39]. Mit dem Pflegen und Betreuen jedoch hatten wir alle Hände voll zu tun. Krankheiten und Operationen, für die heutzutage maximal ein kurzer Krankenhausaufenthalt erforderlich ist, bedeuteten damals ein wochenlanges Krankenbett. Bei einer Gehirnerschütterung musste man sechs Wochen liegen, und auch nach einer Meniskus- oder Hüftoperation war ein Patient wochenlang ans Bett gefesselt. Und so lernten wir sehr viel über ‹Krankenbettpflege›. Zwar gab es das System der Patientenzuweisung noch nicht, aber dennoch waren wir wochenlang für denselben Saal zuständig. Das Regime war streng, dafür wurden die Patienten aber gut betreut. Vor dem Essen reichte man ihnen immer eine Waschschüssel, damit sie sich die Hände waschen konnten. Nach der Mittagsmahlzeit mussten die Patienten ruhen. Vor der Besuchsstunde wurden sie ‹unten herum› frisch gemacht, usw. Wer (wie ich) gerne andere Menschen pflegte, der war hier goldrichtig. In emotionaler Hinsicht war es eine schwere Aufgabe, denn wir wurden jeden Tag mit schockierenden Krankheitsfolgen konfrontiert. Und ansonsten waren wir einfach der verlängerte Arm des Arztes. Über unsere eigenen Wahrnehmungen, Erfahrungen und Gefühle nachzudenken, dazu kamen wir nicht wirklich. Es war deutlich, wo unser Platz war.

---

39 Bei unserer Ausbildung wurde das Arbeitsbuch von Schwester Agaath verwendet. Unten auf jeder Seite stand ein Spruch wie: «Krankenpflege bedeutet, sich für den Patienten zu interessieren», «Behandeln Sie Ihre Patienten stets so, wie Sie selbst behandelt werden wollen» und «Lernen tut man mit dem Geist und mit dem Herzen».

Befriedigend wurde diese Arbeit für uns durch den Kontakt mit den Patienten, die uns wochen- und zuweilen monatelang anvertraut waren.

In den Niederlanden gab es in dieser Zeit die so genannten *ziekenverzorgenden (Krankenvorsorgenden)*, Pflegehilfskräfte, die dazu ausgebildet wurden, sowohl in Krankenhäusern als auch in den damals noch jungen Pflegeheimen bei der zeitraubenden «Bettversorgung» mitzuhelfen. In den Siebzigerjahren jedoch änderte sich alles. Bettruhe war ‹out›, Reaktivierung war ‹in›. Auch in den Pflegeheimen wurden die Patienten zur Aktivität und damit zu mehr Selbstständigkeit angeregt. Agogen, Soziologen und Psychologen begannen, sich für die Organisation von Betreuung und Pflege zu interessieren. Sie wiesen darauf hin, dass Patienten und Bewohner, die über lange Zeiträume hinweg betreut wurden, durch die Zwänge des Systems[40] ihre Identität verloren. Es fehlte noch an Freiraum für eigene Entscheidungen und sinngebende Aktivitäten. Um einer übermäßigen Abhängigkeit entgegenzuwirken, mussten Bewohner und Patienten, so gut oder so schlecht es eben ging, möglichst viel selbst tun. Wenn es eben ging, durften auch Schwerkranke ohne fremde Hilfe unter die Dusche. Auf diese Weise bahnte der Appell der Verhaltenswissenschaftler den Weg für die *Selbstpflegetheorie*[41]. Und damit wurde das Ende der Ära der klassischen Krankenschwester (und der in den Niederlanden oft eingesetzten «ziekenverzorgenden») eingeläutet.

In den Neunzigerjahren fand erneut eine Veränderung statt. Man wurde sich zunehmend der Tatsache bewusst, dass Krankheit, Invalidität und Alter letztendlich unabwendbar sind. Die Zahl der chronisch Kranken und der Hochbetagten nahm zu. Man entwickelte wieder einen Blick für Abhängigkeit, Verletzlichkeit und Pflegebedürftigkeit. Um nun eine Brücke zu bauen von der Pflege der Sechzigerjahre hin zur modernen Pflege, möchte ich ein wenig über die emotionalen Anforderungen philosophieren, mit denen Pflegende konfrontiert werden. Die Gedankengänge, die ich in diesem Kapitel auffächere, haben also sehr viel mit meiner eigenen Geschichte zu tun. Ich möchte sie dennoch präsentieren, da mir Pflegende (mit denen ich mich darüber am meisten austausche) immer wieder bestätigen, dass es ihnen immer noch genauso geht wie mir damals.

---

40 Nach dem Vorbild des Amerikaners Goffman mit seinem Buch «Total Institutions». Dt.: E. Goffmann, (2004): Asyle – Über die soziale Situation psychiatrischer Patienten und anderer Insassen. Suhrkamp, Frankfurt.

41 Dorothea Orem (1992). Verpleegkunde. Concepten voor de Praktijk. Utrecht: Lemma. Dt.: Dorothea E. Orem (1996): Strukturkonzepte der Pflegepraxis. Huber, Bern. Bien van de Brink-Tjebbes (1989). Verplegen naar de maat. Een verplegingswetenschappelijke optiek [Pflegen nach Maß. Ein pflegewissenschaftlicher Standpunkt]. Lochem: De Tijdstroom.

## 4. Was es heißt, eine Pflegende zu sein

**Der Inhalt dieses Kapitels**

Was Pflegende motiviert, ist ihr Interesse am Menschen. Ob sie ihre Absichten auch tatsächlich in die Praxis umsetzen können, hängt unter anderem von der betreffenden Einrichtung ab, vom dort geltenden Pflegeleitbild – sowie von ihrer eigenen Bereitschaft, sich selbst immer wieder kritisch zu beobachten. Nach einer Betrachtung der Werte in der Pflege beschreibe ich einige persönliche Eigenschaften, die für die Arbeitseinstellung «exzellent» Pflegender kennzeichnend sind. Anschließend beleuchte ich die Frage, welche Rolle die Intuition bei der Arbeit von Pflegenden spielt. Wie entwickelt eine Pflegende ihre Intuition, und was kann sie tun, um diese bewusst einzusetzen?

Außerdem widme ich mich in diesem Kapitel den Gemeinsamkeiten und Unterschieden zwischen Betreuen im privaten Umfeld und Betreuen als Beruf. Dabei wird auch erörtert, was eine professionelle Pflegebeziehung kennzeichnet.

### 4.2 Werte in der Pflege

Was erwartet die Gesellschaft von Pflegenden? Und: Decken sich diese Erwartungen mit dem, was die Pflegenden selbst mit ihrer Arbeit erreichen wollen? Worauf kommt es bei der Pflege langwierig Kranker und alter Menschen an, und wer legt diese Kriterien fest? Wovon lassen sich Pflegende in ihrem Handeln leiten?

Die Werte, die der Art der Pflege zugrunde liegen, werden meistens in einem so genannten Pflegeleitbild formuliert, das es in jeder Organisation oder Einrichtung geben muss. Im Prinzip hat auch jeder Mitarbeiter die Möglichkeit, das Pflegeleitbild in gewissem Maße mitzugestalten. Es ist essenziell für die Entscheidungen, die Mitarbeiter und Heimleiter tagtäglich zu treffen haben – oder jedenfalls sollte es das sein. In der Realität ist dies jedoch nicht immer der Fall. So ist beispielsweise im Pflegeleitbild einer Einrichtung verankert, dass den Bewohnern in einer Einrichtung oder Organisation eine angenehme Wohnumgebung und sinnvolle Tagesaktivitäten geboten werden sollen. Es gibt jedoch zu wenig Mitarbeiter des sozialen Dienstes, die diese Aktivitäten begleiten können. Hier wird erwartet, dass die Pflegenden selbst das Nötige unternehmen. Sie werden allerdings bei diesen für sie (noch) nicht berufsspezifischen Aufgaben nicht begleitet. Und nicht zuletzt fehlt es ihnen an Zeit. Das nächste Beispiel hört man in verschiedenen Variationen immer wieder. In den meisten Pflegeleitbildern nimmt die *Wohnatmosphäre* einen hohen Stellenwert ein. Nach Ansicht der Pflegenden bedeutet dies, dass den Bewohnern abends die Möglichkeit zu einem geselligen Beisammensein geboten werden muss, bei einem Erfrischungsgetränk und ein paar Tüten Chips. Versuchen sie jedoch, dies umzusetzen, hören sie von der Hauswirtschaftsleiterin, dass dafür das Geld nicht reicht. Basta. In unseren Kursen werden häufig Beispiele an uns herangetragen, die zeigen, dass die jeweiligen Pflegeleitbilder nicht wirklich eingehalten werden. Aber auch die Pflegenden selbst halten sich nicht immer an die Wertmaßstäbe, die sie nach eigenen Aussagen doch so wichtig finden.

Als ich wieder einmal eine Pflegende einen Tag lang bei ihrer Arbeit begleite, beobachte ich, dass den Bewohnern nachmittags ihre Brotmahlzeit auf einem einzigen Teller serviert wird. Wenn man also drei Butterbrote isst, dann liegen die mit dem Aufschnitt auf dem Teller. Um die Brote zu schmieren, muss man sie zwangsläufig neben den Teller legen. Die Tische werden nicht gedeckt. Zwei Wochen später komme ich wieder in den Wohnbereich. Jetzt haben die Pflegenden das Brot in Körbchen getan, jedoch so genau portioniert, dass man nicht einfach aus dem Körbchen nehmen kann, worauf man Appetit hat. Noch immer sind die Tische nicht gedeckt. Zwar liegen nun Platzdeckchen vor den Bewohnern, doch es stehen auch noch volle Aschenbecher auf den Tischen. Der Aufschnitt wird in Folie serviert, die Marmelade in kleinen Plastikbehältern. Wenn man halbseitig gelähmt ist, dann ist es gar nicht so leicht, diese Verpackungen zu öffnen. Am Nachmittag spreche ich die Pflegenden darauf an. Eine von ihnen reagiert lakonisch und sagt, sie fände die Plastikbecher gerade gut, denn die Bewohner können sie nicht selbst öffnen und bitten einen anderen Bewohner um Hilfe. Ich bin verblüfft über dieses Argument – Bewohner abhängig machen, so dass sie notgedrungen um Hilfe bitten müssen. Und das in einem Reha-Wohnbereich? Als ich vorschlage, den Aufschnitt auf Schalen zu legen und die Marmelade in Gläsern zu servieren, wird dies resolut abgelehnt. Die Bewohner könnten damit nicht umgehen, würden die Marmeladenlöffel in den Mund stecken und dann wieder ins Marmeladenglas. Mir verschlägt es dann doch fast die Sprache. In so vielen psychogeriatrischen Wohnbereichen sehe ich Packungen mit Schokostreuseln, Marmeladengläser, Schalen mit Aufschnitt und gedeckte Tische. Wie ist es nur möglich, dass so etwas auf einer somatischen Station aus Gründen der Hygiene nicht machbar ist?
Während der Mittagsmahlzeit werden Fleischkroketten serviert. Eine der Bewohnerinnen, eine Vegetarierin, wird ganz selbstverständlich übergangen. Sie bekommt nichts. Niemand kommt auf den Gedanken, für sie eine herzhafte vegetarische Alternative zu organisieren. Sie isst kein Fleisch, also bekommt sie nichts. *Praxisbericht der IMOZ-Dozentin Baudine Hiemstra*

Es gibt auch Wertvorstellungen, die im unmittelbaren Zusammenhang stehen mit Auffassungen über das Leben als solches. Und dann geht es nicht nur um palliative Begleitung. Nehmen wir beispielsweise den Begriff der *Menschenwürde*. Was bezeichnen wir als eine menschenwürdige Existenz? Darüber müsste man in der Einrichtung oder Organisation gleicher Meinung sein. Und wie oft werden Mitarbeiter einer Pflegeeinrichtung mit Situationen konfrontiert, die sie nicht menschenwürdig finden? Oder kann man es als menschenwürdig bezeichnen, wenn jemand den ganzen Tag lang leicht nach hinten gekippt in einem angepassten Stuhl sitzen gelassen wird, mit einem Tablett vor sich und mit einer Inkontinenzeinlage, die tagsüber nicht gewechselt zu werden braucht? Ist es menschenwürdig, wenn demente alte Menschen in einem geschlossenen Wohnbereich wohnen? In den Niederlanden finden wir das ganz normal, in Deutschland gilt so etwas als inakzeptabel. Auch wird in den Niederlanden genau wie in Deutschland viel über das Recht auf die Privatsphäre gesprochen. Was aber ist ‹Privatsphäre›, wenn man ganz alleine in seinem Zimmerchen vor sich hin dämmert? Und wie ist es um die Lebensqualität bestellt, wenn man nie nach draußen kann? Pflegende müssen nur allzu oft feststellen, dass gerade in der praktischen Pflege ganz grundsätzliche Werte mit Füßen getreten werden.

Derzeit findet das System der Wohngemeinschaft großen Zuspruch, weil hierdurch ein Stück Normalität und Häuslichkeit geboten werden kann. Doch auch bei diesen Wohnformen müssen die Mitarbeiter hinsichtlich der eigenen Wertvorstellungen an einem Strang ziehen. Auch in einem gemütlichen Aufenthaltsraum kann sich jemand langweilen, sich über einen Mitbewohner ärgern, durch sein Verhalten die anderen stören oder darüber nachgrübeln, ob er seinem Leben nicht doch besser ein Ende setzen soll. Auch in einer kleineren Gruppe kann es vorkommen, dass Bewohner zu wenig beachtet werden, da die Pflegenden Schwierigkeiten damit haben, ‹einfach so› zwischen den Bewohnern zu sitzen und ‹da zu sein›. Und gerade in einer solchen kleineren Gruppe haben die Pflegenden oft zu wenig Zeit, um *miteinander* und *systematisch* über die Pflege der Bewohner zu reden. Und so ist es auch hier unabdingbar, dass Pflegende und Wohnbereichsleitungen sich ganz bewusst mit den Wertvorstellungen auseinandersetzen, die für sie maßgeblich sein sollen.

## 4.3 Persönliche Eigenschaften

Viele Pflegende halten die Fähigkeit Kontakt herzustellen, für eine angeborene Eigenschaft und damit für etwas Selbstverständliches. Natürlich sind sie froh, diese Eigenschaft zu besitzen; sie betrachten sie allerdings nicht als etwas Besonderes, eher als etwas ‹allgemein Menschliches›. Damit werden sie weder sich selbst gerecht noch den Menschen, die sie betreuen. Die wünschen sich schließlich vor allem Pflegende, mit denen sie einen angenehmen Kontakt haben und die ihre besonderen Umstände berücksichtigen. In diesem Abschnitt wird erörtert, durch welche Haltung, welche innere Einstellung zum Beruf eine Pflegende zu einer wirklich ‹exzellenten› Pflegenden wird, zu einer Pflegenden, von der die Bewohner oder Klienten sagen, sie sei für ihr Fach geboren[42].

---

42 Für die theoretische Untermauerung verweise ich auf Gewoon Lief Zijn? [Einfach nett sein?] Handelsausgabe, § 2.3.

## Zuwendung

Das wichtigste Kennzeichen ist Zuwendung. Doch was verbirgt sich eigentlich hinter diesem Begriff? Zuwendung bedeutet, sich für jemanden zu interessieren und sich um diese Person zu kümmern. Zuwendung in der Pflege bedeutet, das Wohlergehen des Bewohners wichtig zu erachten, nicht nur im allgemeinen Sinne, sondern tatsächlich und ganz konkret: *diesen* Bewohner in *dieser* Situation. Ohne Zuwendung gibt es keinen echten Kontakt. Der Bewohner reagiert sensibel auf die Stimmung der Pflegenden, auf den Klang ihrer Stimme und den Blick in ihren Augen. All diese Signale bewirken, dass er sich nicht wie eine Nummer in einem System fühlt. Man könnte also behaupten, dass Pflege ohne Zuwendung nicht möglich ist.

> Während meines Praktikums im Altenheim erkrankte Frau K. an einer Thrombose im Bein. Sie musste den ganzen Tag im Bett liegen bleiben. Es wurde ein Bett«galgen» aufgestellt, und die Bewohnerin bekam gerinnungshemmende Medikamente. Vom einen Tag auf den anderen brauchte sie also wesentlich mehr Hilfe und war viel stärker von Pflege abhängig als sonst. Sie fand es furchtbar, den ganzen Tag liegen zu müssen und das Zimmer nicht verlassen zu können. Wenn ich Zeit hatte, besuchte ich sie immer, um mit ihr zu plaudern. Das fand sie wunderbar, da es ihr große Mühe machte, das Ausmaß ihrer Hilfsbedürftigkeit zu akzeptieren. | *Abschlussarbeit*

## Selbstlosigkeit

Auch Selbstlosigkeit gehört zu den Kennzeichen guter Pflege. Selbstlosigkeit bedeutet, dass die Betreuung in dem aufrichtigen Willen gründet, sich zu kümmern. Es ist kein ‹Müssen›, kein Zwang. Pflegende betreuen andere Menschen nicht, weil es sich so gehört oder weil es notwendig ist, sondern weil sie Menschen mögen, sich für Menschen interessieren, ein Herz für Menschen haben und ihnen das Betreuen Spaß macht. Sie mögen diese (vielleicht sogar angeborene) ‹Eigenschaft› dann wohl zu ihrem Broterwerb gemacht haben, doch das tut der Aufrichtigkeit ihrer Absichten keinen Abbruch.

> Um 8:00 Uhr morgens steht die Bewohnerin im Nachthemd vor der Bürotür. Die Teamleiterin sagt: «Kommen Sie mit? Ich bringe Sie auf Ihr Zimmer.» Sie reicht der Bewohnerin einen Arm und geht mit ihr zu ihrem Zimmer. Im Zimmer angelangt sagt sie zur Bewohnerin: «So, und jetzt ziehen Sie mal die Pantoffeln aus und legen Sie sich hin.» Sie gibt Anweisungen. Die Bewohnerin tut, was ihr gesagt wird, doch ihr Blick bleibt verwirrt. Sie geht ins Bett, und die Pflegende deckt sie zu. Die Bewohnerin: «So schlafe ich aber vielleicht wieder ein.» Die Pflegende lacht: «Aber das dürfen Sie auch ruhig; schlafen Sie noch ein bisschen.» | *Aus einem Bericht der IMOZ-Dozentin José Maas*

### Aufmerksamkeit und Zuwendung

Ein schöner englischer Fachausdruck, der auch in unserer Sprache gut klingt, ist der Begriff *presence*. *Presence* – auf Deutsch könnte man es übersetzen mit ‹da sein› – bedeutet, sowohl physisch als auch psychisch *anwesend oder geistesgegenwärtig zu sein*, dem Bewohner entgegenzukommen in seinem Bedürfnis, beachtet zu werden und Mitmenschlichkeit zu erfahren. Es reicht nicht aus, einfach ‹etwas zu tun›: ohne emotionale Wärme würde die Betreuung instrumentell und wäre damit im eigentlichen Sinne keine Pflege. *Ganz einfach da zu sein* hingegen kann durchaus bereits als Pflege bezeichnet werden. *Presence* führt zu Offenheit, Aufgeschlossenheit: ohne Urteil wahr zu nehmen, sich nicht von Angst oder Voreingenommenheit beeinflussen zu lassen.

Alles wird zugelassen. *Presence* bedeutet, als Pflegende *ganz* für den anderen da zu sein. Zuweilen ist man ‹präsent›, indem man schweigend beim anderen sitzt, dann wieder kann man auch ‹präsent› sein, indem man allerlei tut und erledigt. *Presence* ist ein Sammelwort für Begriffe wie *teilhaben lassen, zuhören, Beachtung schenken, sich einfühlen, anrühren, Hoffnung geben, beruhigen, erklären, Tipps geben, beraten, unterstützen*. Wahrscheinlich kann man *presence* in die Nähe von ‹Aufmerksamkeit› rücken, einen Begriff, den niederländische Pflegende als wichtig bezeichnet haben, den sie jedoch nur mit Mühe definieren konnten[43].

Die nächsten Beispiele zeigen, wie Zuwendung, Selbstlosigkeit und *presence* tatsächlich drei Seiten einer einzigen (Pflege-)Berufseinstellung sind (und damit auch drei Facetten des Diamanten bzw. des Talentes zum Pflegen und Betreuen, das es zu schleifen gilt).

> Eine Praktikantin wurde einem alten Herrn als Familienpflegerin zugewiesen. Der Herr war achtzig Jahre alt und wohnte in einem frei stehenden Haus. Seine Frau war vor ein paar Monaten verstorben. Da sie es war, die sich immer um den Haushalt gekümmert hatte, stellte er sich auf diesem Gebiet nicht eben geschickt an und war körperlich wohl auch nicht dazu in der Lage. Dadurch war der alte Herr immer abhängig von seiner Frau gewesen. Nach deren Tod musste nun professionelle Hilfe eingeschaltet werden. Die Praktikantin schreibt: «Für den alten Herrn war es erst eigenartig, eine Fremde im Haus zu haben. Ich kümmerte mich um den Haushalt und um das, was sonst noch so anfiel. Manchmal kam ich auch nur auf einen Plausch. Ansonsten erledigte ich die Hausarbeit, wusch, bezog die Betten, putzte die Fenster und die Zimmer usw. Die warme Mahlzeit wurde von *Essen auf Rädern* gebracht... Der alte Herr sprach sehr oft über seine Frau. Ich habe dann nur aktiv zugehört und ab und zu eine Frage gestellt, so dass er weitererzählen konnte. Es war für mich nicht schwer, dieses Thema anzusprechen, denn der Herr begann selbst davon. Anderenfalls hätte ich es schon schwierig gefunden, davon anzufangen. Ich konnte mich erst nur schwer mit der Vorstellung anfreunden, dass ich nur zum Plaudern oder zu einem Gespräch kam, aber

---

43 Siehe Fußnote 18.

wenn man sich immer damit beschäftigt, merkt man, dass es schon sehr wichtig ist, vor allem für den Verarbeitungsprozess.» | *Abschlussarbeit*

Eine Pflegende in der ambulanten Pflege betreut eine Bewohnerin, die zu essen vergisst und auch nicht mehr so recht weiß, wie der Mikrowellenherd funktioniert, in dem die Mahlzeit erhitzt wird. Die Bewohnerin ist eine gepflegte Dame, die noch Wert auf Etikette legt.
Um die Essenszeit herum geht die Pflegende zu ihr und hilft ihr beim Zubereiten der Mahlzeit. Die Bewohnerin deckt den Tisch für zwei Personen. Das schönste Porzellan und silbernes Besteck werden aus dem Schrank geholt. Dann wird zusammen gegessen. Die Pflegende isst ihre Pausenbrote, und die Bewohnerin ihre warme Mahlzeit. Ein geselliges Beisammensein, wertvoller Kontakt. Ich finde es toll, dass diese Pflegende so etwas macht. Es rührt mich. | *Aus den Notizen der IMOZ-Dozentin Baudine Hiemstra*

**Authentizität**

Diese Beispiele zeigen auch, wie sehr die Pflegenden aus ihren eigenen Überlegungen und Gefühlen heraus gehandelt haben. Sie waren sich durchaus dessen bewusst, dass sie ihre Entscheidungen vielleicht würden begründen müssen, doch sie blieben weiterhin ganz sie selbst. Authentizität bedeutet, dass eine Pflegende von innen heraus reagiert, dass sie ganz sie selbst, unverfälscht ist. Die Art und Weise, wie sie mit einem Bewohner umgeht, gehört zu ihr und zu niemand anderem. Zuweilen führt das zu einem ganz besonderen Einvernehmen zwischen Bewohner und Pflegender. Manchmal kommen eine Pflegende und ein Bewohner auch nicht miteinander aus, gerade *weil* beide ganz sie selbst sind. So lernte ich im Wohnbereich eines deutschen Altenheims einen jungen Mann kennen, der in meinen Augen zwar sehr gepflegt aussah, aber doch auch recht ungewöhnlich. Sein Haar leuchtete grellgelb, seine fröhlichen Augen strahlten durch die Gläser einer knallroten Brille hindurch, und er trug ein Ohrpiercing. Wir sprachen über eine Bewohnerin, die immer sehr adrett aussah, einen starken Willen hatte und trotz ihrer Demenz noch sehr modebewusst war. Der junge Mann erzählte etwas schuldbewusst, dass es zwischen dieser Bewohnerin und ihm nicht recht ʻfunkte', während einige andere Pflegende bestens mit der Dame auskamen. Er dagegen hatte nun gerade mit anderen Bewohnern einen sehr guten Kontakt. Obwohl er sich also zuweilen um die betreffende Bewohnerin kümmern musste, brauchte er sich nicht zu Gefühlen zu zwingen, die er nicht hatte. Und das Gleiche galt für die Bewohnerin.

Authentizität bedeutet, sich in allen Umständen treu zu bleiben. Je echter man ist, desto mehr wissen die Bewohner einen zu schätzen. Und zwar nicht nur, wenn man nett ist, sondern auch, wenn man ganz ehrlich sagt, was einem nicht passt. Im letzteren Fall muss man allerdings ein Gespür dafür haben, ob es der richtige Moment ist, und ob eine solche Offenheit in die Beziehung passt, die man aufgebaut hat oder aufbauen will. Und hier kommt die Intuition ins Spiel.

## 4.4 Intuition als integrierte Erfahrung

Ich habe mich eine Zeit lang mit der Frage beschäftigt, wie Pflegende wissen, ob sie wirklichen Kontakt zu einem Bewohner haben und wie sie einen solchen Kontakt zu Stande bringen. Diese Frage betraf natürlich auch mich selbst. In diesem Falle ging es vor allem um demenzerkrankte Bewohner, doch ich glaube, dass die folgenden Darlegungen auch für Pflegende gelten, die auf somatischen Stationen, im Altenheim und in der ambulanten Pflege arbeiten.

Pflegende berichten, dass sie vor allem in den ersten sechs Wochen viel Zeit darauf verwenden, den Bewohner kennen zu lernen, und viel Energie in den Aufbau einer Beziehung investieren. Man zieht die Lebensgeschichte heran und probiert alle Möglichkeiten aus, die einem zur Verfügung stehen. Hier hört man dann bildhafte Begriffe wie *ein Rucksack voller Möglichkeiten* oder *eine Werkzeugkiste voller Instrumente*. Ein weiteres Bild war das des Schlosses mit einem unbekannten Code, den es zu dechiffrieren gilt. Oder: Man steht vor einer geschlossenen Tür, aber man hat einen Schlüsselbund und probiert jeden einzelnen Schlüssel aus.

Doch auch dann noch bleibt die Frage: «Woher weiß ich, dass ich richtig liege? Woran erkenne ich, dass da ein echter Kontakt ist?» Darauf angesprochen antworteten die Pflegenden zunächst unisono, dass dies ein rein gefühlsmäßiger Vorgang sei, eine Sache der Intuition. Dass ihr Gefühl ihnen sage, ob sie richtig lägen. Auf die Bitte, dies zu konkretisieren, sagten sie: «Man merkt das an der Reaktion. Wenn man falsch liegt, dann läuft die Sache nicht richtig, und man muss etwas anderes versuchen. Der Bewohner reagiert nicht, wendet sich ab, wird ärgerlich. Dass man richtig liegt, das sieht man an den kleinen Dingen: Das Gegenüber strafft den Rücken, der Blick verändert sich, ein Lächeln, ein Seufzen, oder es entsteht ein deutlicher gegenseitiger Austausch: ein Schulterklopfen, ein Kuss, eine Geste.»

In diesen Situationen ging es nun um demente Bewohner. Wie ist das bei Bewohnern oder Klienten, deren Verstand einwandfrei funktioniert und die auch nicht an einer Aphasie oder anderen Sprachstörungen leiden? Auch bei ihnen braucht man Zeit, um ein gewisses Einvernehmen aufzubauen. Das lässt sich dann jedoch einfacher erkennen: Die Pflegenden hören vom Bewohner selbst, ob er mit ihrer Arbeit zufrieden ist. Er macht Scherze oder lässt gut mit sich reden, wenn etwas abgestimmt werden muss. Trotzdem weiß man auch dann intuitiv, ob man es mit einem aufrichtigen, guten Einvernehmen zu tun hat oder ob dies lediglich der Versuch ist, das Beste aus den gegebenen Umständen zu machen.

**Was ist Intuition?**

Was aber ist eigentlich Intuition? In diesem professionellen Kontext lässt sich Intuition als Erfahrung bezeichnen, die im Laufe vieler Jahre aufgebaut und *verinnerlicht* wurde[44]. Intuitiv zu reagieren bedeutet: so schnell wahrzunehmen, zu fühlen und zu denken, dass man schon beschlossen hat zu handeln, ohne dass man sich jeden Schrittes auf dem Weg zu dieser Entscheidung bewusst ist. Man reagiert so schnell und treffsicher, dass es unnötig scheint, lange über die Signale nachzudenken, auf die man reagiert hat. Und je erfahrener man wird, desto schwieriger kann man erklären, warum man tut, was man tut. Man wird *unbewusst kompetent*. So kann es sogar lästig sein, etwas erklären zu müssen – schließlich ist alles so selbstverständlich. Beispielsweise die Frage: Woher weiß ich, ob ein Kontakt zu Stande gekommen ist? Man kann sich dieses unbewussten *Expertenwissens* jedoch auch wieder bewusst werden, indem man einmal innehält bei dem, was man tut, und selbst darüber nachdenkt und reflektiert.

So erzählt eine Pflegende:

> Ich war 25 und arbeitete als Zeitarbeitskraft im Krankenzimmer eines Altenheims. Dort lag ein alter Herr, mit dem ich mich bald ganz besonders gut verstand. Er war früher der Geschäftsführer einer Gasfabrik gewesen und hatte eine ganz besondere Art von Humor. Warum er dort lag, war mir nicht ganz deutlich; er war allerdings tatsächlich ein bisschen verwirrt. Eines Nachmittags – ich hatte Spätdienst – betrat ich das Krankenzimmer. Ich sah gleich, dass etwas nicht in Ordnung war. Der alte Herr hielt seine Hand hoch in die Luft und schaute hilflos von seiner Hand auf mich. Als ich näher trat, bemerkte ich, dass er Kot an seiner Hand hatte und dass er auch sein Bett rundherum verschmutzt hatte. Meine erste (innere) Reaktion war Widerwille, denn das bedeutete wieder eine Menge schmutziger Arbeit. Doch durch die Art und Weise, wie er schaute und seine Hand in die Höhe hielt, begriff ich, dass da noch etwas mehr war. «Sie haben versucht, das sauberzumachen, nicht wahr?», fragte ich. «Soll ich Ihnen mal dabei helfen?» Der Herr entspannte sich und ließ sich ganz ruhig helfen. Kurze Zeit später war sein Bett wieder sauber, und er sah sehr zufrieden aus.
> Als ich gerade dabei gewesen war, das Bett zu reinigen, war auch noch seine Schwester hereingekommen. Später bekam ich von ihr eine große Schachtel Pralinen, weil sie so froh darüber war, wie ich ihrem Bruder geholfen hatte.

Das mäeutische Pflege- und Betreuungsmodell fordert also von den Pflegenden, bewusster zu betreuen, und die Augenblicke eines verpassten oder echten Kontakts im Nachhinein zu durchdenken. Die Pflegende kann sich selbst Fragen stel-

---

[44] Patricia Benner (1984). From Novice to Expert. Excellence and Power in Clinical Nursing Practice. California: Addison-Wesley Publishing Company. Leslie Rae (1998). Using people skills in training and development. London/Sterling: Kogan Page. Dt.: P. Benner (1994). Stufen zur Pflegekompetenz. Huber, Bern.

len über die Art und Weise, wie sie sich verhalten hat, was sie gesagt hat und wie sie geschaut hat. Um in Worten ausdrücken zu können, was so selbstverständlich ist, muss sie regelrecht eine ganz neue *Pflege(fach)sprache* erlernen. Es kann durchaus lästig sein, darüber zu sprechen und vor sich selbst Rechenschaft darüber abzulegen, was man tut und warum. Wenn man dann auf einmal bewusst zu tun versucht, was zuvor immer unbewusst ablief, klappt es womöglich auf einmal gar nicht mehr so gut. Man durchlebt dann erneut eine Phase der Unsicherheit, denkt zu viel nach. Hat man diese Phase jedoch wieder überstanden, dann ist man wesentlich ‹bewusster kompetent›. Damit wiederum eröffnen sich mehr Möglichkeiten zur gegenseitigen Abstimmung, man kann besser erklären (das ist auch nützlich im Gespräch mit Angehörigen, die so gern Kontakt herstellen wollen, und für das Verfassen von Berichten). Die Arbeit macht auch wieder mehr Freude. Und nicht zuletzt hat man einen viel tieferen Einblick darin bekommen, was man den Bewohnern doch durchaus alles bedeutet, statt immer das Gefühl zu haben, nicht gut genug zu sein.

**Das intuitive Wissen ist nicht unfehlbar**

Das intuitive Wissen ist eine Wissensquelle, die im Laufe des Lebens wächst. Wenn jemand sagt, er täte etwas ‹aus dem Gefühl heraus›, so ist dies darum noch nicht unbedingt das Beste, was er hätte tun können. Es ist das Beste, was er auf Grund seines Wissens und seiner Lebens- und Berufserfahrung zu bieten hat. Allzuviele ‹gespeicherte› Routinehandlungen und Automatismen können Pflegende durchaus – oft unbewusst – dabei behindern, mit Zuwendung zu reagieren und zu handeln.

> Andrea (27) war eine Altenpflegerin. Sie wollte in Kürze heiraten. Nun arbeitete sie als Bezugspflegende für einen Mann von Anfang 70. Er war leicht dement und hatte ein schweres Lungenemphysem. Außerdem tat er nur ungern etwas selbst, sondern erwartete, dass die Pflegende ihm alles abnahmen. Die Folge war, dass ständig eine gespannte Atmosphäre zwischen ihm und den Pflegenden herrschte. Die Pflegenden fanden, dass er viel mehr selbst konnte, als er wollte. Andrea mochte ihn irgendwie und machte sich so ihre Gedanken. Sie entdeckte, dass der Herr ihrem Großvater ähnelte. Der war sein ganzes Leben lang von ihrer Oma in Watte gepackt worden. Und als sie länger darüber nachdachte, wurde ihr klar, dass ihre Mutter es eigentlich genauso machte: Andreas Vater brauchte sich nur zu räuspern, da kam sie schon ‹diensteifrig› angerannt. Und plötzlich erkannte Andrea, dass sie selbst auch nicht viel besser war. Sie räumte ständig den Kram ihres Freundes auf. Als ihr diese Zusammenhänge deutlich geworden waren, beschloss sie, den Herrn einfach so zu betreuen, wie er es von seiner Frau gewöhnt war. In ihrem eigenen Leben wollte sie jedoch versuchen, ihr Verhalten zu ändern. Die Folge war, dass der alte Herr große Sympathie für sie entwickelte und für sie viel mehr tat als für Pflegende, die versuchten, ihm ihren Willen aufzuzwingen. *Beispiel aus einer Untersuchung*[45]

Pflegende gehören fast schon per definitionem immer zu einem Team. Sie müssen zusammenarbeiten, sind aufeinander angewiesen. Das Erweitern der eigenen, intuitiven Möglichkeiten erfolgt durch kontinuierliche Reflexion echter Erfahrungen. Älter zu werden bedeutet nicht, dass man ‹von selbst› auch weiser wird. Man entwickelt sich nur weiter, wenn man sich bewusst mit seinen Erfahrungen auseinandersetzt und bereit ist, daraus zu lernen. Nur dann ist man auch in der Lage, immer wieder mit den Kollegen Erfahrungen und Ideen auszutauschen. Mit den richtigen Fragen können Wohnbereichsleiter oder andere Gesprächsleiter diesen Prozess überdies noch stimulieren. Tut man erst einmal bewusst das, was man erst intuitiv – also unbewusst – getan hat, kann man viel gezielter als je zuvor neue Möglichkeiten und Ideen ausprobieren. Man nutzt seine Kreativität und Phantasie, man wird mutiger, z. B. Fragen zu stellen, Gefühle zu benennen oder bestimmte Techniken einzusetzen[46].

## 4.5 Die Wechselwirkung zwischen dem Berufs- und dem Privatleben

**Betreuen und Bemuttern**

Nicht nur die Arbeit, auch das Privatleben ist eine wichtige Quelle für die Entwicklung der eigenen ‹pflegerischen› Intuition. Auch dort widmet man einen Teil der Zeit der Betreuung. Die Betreuung der Kinder und die Sorge für die pflegebedürftigen Eltern wurde im Laufe des 20. Jahrhunderts vor allem auf die Frauen abgewälzt. Und auch wenn hier langsam Veränderungen spürbar werden: Es sind vorläufig immer noch vor allem die Frauen, die betreuen. Frauen kombinieren die Sorge für ihre Familie oder Eltern mit Teilzeitjobs. In der professionellen Pflege sind auf der ausführenden Ebene weit mehr Frauen als Männer tätig. Vorläufig können wir feststellen, dass der pflegerische und betreuerische Bereich sowohl im privaten Umfeld als auch im Beruf noch zu 80 % ‹Frauensache› ist. Darum wage ich mich einmal so weit vor und nehme das ‹Bemuttern› als Ausgangspunkt, um über die Wechselwirkung zwischen dem Betreuen im Privat- und im Berufsleben nachzudenken. Damit stehe ich nicht alleine. Eine deutsche Autorin behauptet, dass gerade das Erkennen mütterlicher Kapazitäten im Pflegeberuf die Professionalisierung ermöglicht[47]. Sie bezeichnet Pflege als *zwischenmenschlichen Prozess*, als *kreative Gefühlsarbeit*. Und sie ist nicht die Einzige, die Überlappungen zwischen Betreuen und Bemuttern betont.

---

45 Gewoon Lief Zijn? [Einfach nett sein?] Handelsausgabe S. 58.
46 Siehe Kapitel 7

Der in den Niederlanden bekannte Psychologe Bère Miesen basiert seine Theorie der Gruppenkonzepte auf der Bindungstheorie von Bowlby, einer Theorie über die Mutter-Kind-Beziehung[48]. Damit will ich die Qualitäten der Jungen und Männer, die als Pflegende tätig sind, keineswegs gering schätzen[49]; zahlenmäßig jedoch sind sie den Frauen noch weit unterlegen. Ich freue mich auf professionelle Pflegende, die sowohl das Bemuttern als auch das ‹Bevatern› ausgewogen einzusetzen verstehen. An dieser Stelle jedoch beschränke ich mich auf das Bemuttern.

**Die Freiräume schaffende und die überfürsorgliche Mutter**

Nicht jeder, der Betreuen und Bemuttern miteinander assoziiert, verbindet dies mit einem positiven Blick auf die Professionalisierung des Pflegeberufs. Es gibt auch die Befürchtung, die professionell Pflegenden werde sich genauso bevormundend und dominant verhalten, wie Mütter dies manchmal tun.[50] Mit dem Begriff Mutter (und Schwiegermutter) verbindet man oft eine Art Standardvorstellung. Solche psychologischen Standardbeispiele nennt man auch Archetypen. Pauschal gesagt gibt es zwei archetypischen Mutterbilder: die ‹Freiräume schaffende›- oder ‹mitvibrierende› – und die ‹überfürsorgliche› oder stark regulierende Mutter[51]

Diese Bilder sind zu überzogen, um der Realität zu entsprechen, doch die Beschreibungen sind durchaus erkennbar. In diesem Fall geht es um zwei Archetypen von Müttern des 20. Jahrhunderts. Die *Freiräume schaffende* Mutter hilft ihren Kindern, erwachsen und selbstständig zu werden, indem sie ihre Entwick-

---

47 Anne-Dorothea Napiwotzky (1999). Selbstbewußt verantwortlich pflegen. Ein Weg zur Professionalisierung mütterlicher Kompetenzen. Dissertation an der Ludwig-Maximilians-Universität München. Bern, Huber.
48 Bère Miesen (1990). Gehechtheid en Dementie. Ouders in de beleving van dementerende ouderen [Bindung und Demenz. Wie Demenzkranke im Alter ihre Eltern erleben]. Doktorarbeit. Almere: Versluys.
49 Als Beispiel das Buch von Marc Wortmann (2002) Der Witwentröster. München: Piper-Verlag.
50 Erwin Böhm (1988): Verwirrt nicht die Verwirrten. Neue Ansätze geriatrischer Krankenpflege. Psychiatrie-Verlag, Bonn.
51 Joan Raphael-Leff (1984): Facilitators en regulators: twee stijlen van moederen [Die Freiräume schaffende und die überfürsorgliche Mutter: zwei Arten des Bemutterns]. Psychotherapeutisch paspoort 2, 6.27–6.48. Übersetzt aus dem: *British Journal of Medical psychology* (1983) 56, 379–390. Cora van der Kooij (1990). Zelfzorgtheorie: de theorie waarmee de verpleging voor zichzelf zorgt [Selbstpflegetheorie: die Theorie, mit der die Pflege für sich selbst sorgt]. *Verpleegkunde* 5, 63–69. Vergleiche Erik Erikson (1963). Childhood & Society. Teil 3: The Growth of the Ego. New York/Londen: Norton Company. Neuauflage der Ausgabe von 1950.

lung beobachtet und nötigenfalls korrigierend eingreift. Sie lobt ihre Kinder, zeigt ihnen, wie viel Freiraum sie haben und gibt ihnen die Gelegenheit, ihre Grenzen weiter zu stecken. Dies alles tut sie, ohne sich aufzudrängen, sondern mit natürlicher Autorität. Die *überfürsorgliche* Mutter schafft Deutlichkeit, formuliert Regeln, stellt Forderungen und weist, wo es nötig ist, Grenzen auf. Sie sieht alles und hat etwas Dominantes an sich.

Bewusst oder unbewusst suchen die meisten Mütter ein Gleichgewicht zwischen diesen beiden Typen. Tendiert eine Mutter allzu stark zu einem der beiden Verhaltensmuster, so wird sie ihren Kindern nicht gerecht. Eine Freiräume schaffende Mutter, die alles gutheißt und niemals Grenzen aufweist, bringt ihren Kindern nicht bei, wie man Kompromisse akzeptiert, sich anpasst und Maß hält. Eine überfürsorgliche Mutter dagegen, die sich in alles einmischt, lehrt ihre Kinder nicht, selbst Konflikte zu lösen und Entscheidungen zu treffen. Sie denkt auch weiterhin für ihre Kinder mit, selbst wenn diese schon lange erwachsen sind. Die ausgeglichene Mutter, die beide Archetypen in sich vereint, fordert nicht, sondern gibt. Sie verstärkt das Selbstbild ihres Kindes, stimmt sich auf das ab, was das Kind kann, steuert jedoch gegen, wo dies nötig ist. In dieser Haltung ist sie nicht starr und auf Regeln fixiert, sondern handelt kreativ und auf Grund der eigenen Wahrnehmungen. Sie erkennt Gefühle und kann damit umgehen. Sie respektiert die Eigenheiten des Kindes und freut sich über jede neue Fertigkeit. Sie nimmt das Kind in der Lebensphase wahr, in der es sich befindet, und stimmt sich darauf ab. Zwar will sie ihr Kind beschützen, doch sie ist sich auch dessen bewusst, dass es das Leben letztendlich selbstständig meistern muss. Während das Band und die emotionale Bindung mit ihrem Kind immer stärker wird, lässt sie das Kind zugleich auch immer weiter los.

Diese ausgeglichene Mutter ist das archetypische *Modell* für die ‹gesellschaftlich einsetzbare› Mutter, wie sich diese im Beruf der Pflegenden manifestiert. Genau wie eine Mutter, die ständig ihre Antennen auf ihr Kind ausgerichtet hat, so stimmt sich die professionelle Pflegende immer wieder auf den Bewohner oder Klienten ab. Sie sieht den Menschen, den sie versorgt, sieht ihn in *diesem* Moment seines Lebens, in *dieser* Situation. Sie begibt sich in seine Welt hinein oder steuert gegen, je nachdem, was er ihrer Einschätzung nach braucht. Sie stimuliert und unterstützt, sie ist offen für Gefühle und weiß, wie sie damit umgehen muss. Und sie freut sich, wenn sie etwas getan oder gesagt hat, wodurch sie dem Bewohner oder Klienten genau das geben konnte, was er in diesem Augenblick gebraucht hat.

> Da ist dieser Mann, der kürzlich eingezogen ist. Er wirkt sehr argwöhnisch, macht einen etwas wunderlichen Eindruck. Er spricht kaum und scheint auf den ersten Blick minder-

begabt zu sein. Doch das ist er keineswegs: Er hat das Abschlusszeugnis seiner Schweißerlehre an der Wand hängen. Anfangs haben viele Pflegende Mühe im Umgang mit diesem Mann. Er wird schnell wütend und hat dann etwas Furchteinflößendes. Im Laufe der nächsten drei, vier Monate bekommen immer mehr Pflegende Kontakt mit diesem Herrn. Er verändert sich, wird zu einem freundlichen Mann, der Vertrauen gefasst hat. So bittet ihn eine Pflegende, als er auf dem Gang steht, doch in sein Zimmer zu gehen, da das Essen gebracht wird. Sie wartet in aller Ruhe, strahlt Autorität aus, Respekt und Akzeptanz. Nach einigen einladenden Gesten folgt ihr der Bewohner. Sie zwingt ihn nicht, sondern ist ganz einfach ‹präsent›, ohne zu fordern oder allzu dominant zu sein. Ein anderes Mal betritt die Pflegende das Zimmer und findet den Herrn ‹grummelnd› vor. Er schafft es nicht, sich zu äußern, und das beginnt ihn zu ärgern. Die Pflegende bemüht sich zu verstehen, was er will und plötzlich begreift sie: Die Markise muss hochgefahren werden. Als sie ihm diesen Wunsch erfüllt hat, entspannt sich der Herr und fühlt sich wirklich verstanden. Die Pflegende führt diese Beispiele an, um Momente zu schildern, in denen sie ihm ihrem Empfinden nach wirklich ein bisschen näher gekommen ist.

### Die Wechselwirkung zwischen der Arbeit und dem Privatleben

Eine Pflegende hat direkt mit dem Leben der Menschen zu tun, für die sie sorgt. Sie sieht sie lachen, leiden, sterben. Situationen in ihrem Beruf ähneln zuweilen Situationen in ihrem Privatleben. Dort wiederum wird sie mit Dingen konfrontiert, die Vorgängen an ihrem Arbeitsplatz ähneln. Zum ersten Mal habe ich so etwas erlebt, als mein Schwiegervater unheilbar krank aus dem Urlaub kam. Nach Meinung der Ärzte konnte er noch operiert werden. Und obwohl ich wusste, dass das nicht stimmte, glaubte ich es. Daraus habe ich gelernt, wie wichtig Hoffnung ist. Dass man sich manchmal an jeden Strohhalm festklammert, um das Unwiderrufliche nicht akzeptieren zu müssen.

Pflegende entwickeln die Fähigkeit, persönlich von den Schicksalen der Bewohner angerührt zu werden, ohne dabei allzu verletzbar zu sein. Zuweilen jedoch wird diese Fähigkeit aufs Äußerste strapaziert. Nämlich dann, wenn im Privatleben Dinge geschehen, die der Situation im Berufsleben ähneln. Wenn zum Beispiel die Beziehung in die Brüche geht, oder ein (Groß-)Elternteil stirbt. Wem so etwas widerfährt, der reagiert eine Zeit lang viel empfindsamer auf Abschiede oder auf den Tod eines Bewohners, zu dem man ein gutes Band aufgebaut hat. Pflegende erleben auch, wie viele Töchter ihre Mütter bevormunden. Oder wie anspruchsvoll und wenig nett diese oder jene Bewohnerin zu ihrer Tochter ist. Und seufzend denken die Pflegenden – nicht nur die fünfzigjährigen, sondern auch die dreißig- und vierzigjährigen – an ihre Beziehung zur eigenen Mutter. Genauso können sich im Privatleben der Pflegenden Situationen ergeben, aus denen sie etwas lernen kann, wovon sie dann am Arbeitsplatz profitiert. So erzählte eine Mitarbeiterin nach dem Umzug ihrer Oma ins Altenheim die folgende Geschichte:

> Meine Oma ist ihr Leben lang sehr ordentlich gewesen. Ihr Haus war aufgeräumt, sie konnte alles finden, und auch in ihren Gewohnheiten war sie sehr strukturiert. Das war nun mal immer ihre Art. Nun sagten mir die Pflegenden des Altenheims, sie fänden meine Oma zwanghaft. Aber das ist sie ganz und gar nicht. So ist sie nun mal, und gerade das fanden wir immer so klasse. So schnell wird einem Menschen manchmal ein Stempel aufgedrückt. Wenn wir nicht eingreifen, hat meine Oma dort bald den Ruf, eine schwierige Alte zu sein. |
> *Geschichte, die während eines Kurses erzählt wurde*

Junge Pflegende werden schneller erwachsen als ihre Altersgenossen. Sie lernen schon früh die ‹andere Seite› des Lebens kennen, eben jene Seite, die ihre Altersgenossen eher links liegen lassen, solange sie sich nicht notwendigerweise damit befassen müssen. Gerade darum ist es so wichtig, dass Pflegende bei ihrer Arbeit Erfahrungen, die sie tief berühren, miteinander verarbeiten. Einige Beispiele:

> Da ich immer wieder eine Familie verlassen muss, werde ich natürlich ständig mit dem Thema ‹Abschiednehmen› im gängigsten Sinne des Wortes konfrontiert. Manchmal fällt mir der Abschied nicht sonderlich schwer, aber ich konnte auch schon mal gar nicht wegkommen. «Das gehört dazu, du gewöhnst dich daran», sagen die Wochenpflegerinnen. Ich weiß es nicht. Es geht mir immer wieder so. Bei meinen Praktika hörte ich schon mal: «Wenn ich die Türe hinter mir zuziehe, dann bleibt alles, was meine Arbeit betrifft hinter mir, dann beginnt mein eigenes Leben.» Das kann ich nicht. Ich nehme oft etwas mit nach Hause, das mich einfach beschäftigt. Vielleicht, weil ich während meiner Praktika so viel Neues kennenlerne. Obwohl…? Ich ertappe mich noch oft genug dabei.
> Auch im Altenheim habe ich mit Abschied zu tun. Einer der ersten Schritte des Abschieds ist für den älteren Menschen meistens der Tag, an dem er in Rente geht. Einen Schritt, den ich selbst von Nahem erlebte, ist der Umzug einer alten Frau aus ihrer eigenen Wohnung ins Altenheim. Ich denke, dass ich – und nicht nur ich – mir viel zu wenig bewusst bin, wie tief dieser Umzug in das Leben eines alten Menschen eingreifen kann. Die Bewohnerin, bei der ich diesen Schritt also aus ziemlicher Nähe mitmachen konnte, habe ich während meines Praktikums interviewt, als sie anderthalb Monate im Altenheim wohnte. Ich habe einfach gemerkt, was für ein Kampf das für sie gewesen ist. «Die Ärzte wollten, dass ich Bescheid sage, wenn ich nicht mehr alleine wohnen kann. Doch das habe ich bisher immer noch für unnötig gehalten.» Bis es wirklich nicht mehr ging. «Ich musste mich damit abfinden, dass ich nicht mehr alles alleine kann. Es ist mir sehr schwer gefallen, aus meinem Haus auszuziehen. Einen Schritt ins Dunkle hinein zu machen. Das war einer der Gründe, weswegen ich plötzlich Beklemmungen bekam, als ich zwei Tage hier war.» Durch dieses Gespräch ist mir vieles deutlich geworden. Ich war mir dessen viel zu wenig bewusst. Ich selbst würde auch nur äußerst ungern umziehen, aber dass jemand in ein Altenheim zieht, fand ich selbstverständlich[52].

---

52 Aus der Abschlussarbeit Afscheid [Abschied] von Jolanda Wondergem, Gewinnerin des TVV-Abschlussarbeitenwettbewerbs 1989.

Auch wenn man als Pflegende älter wird, kann man durchaus noch gefühlsmäßig berührt werden von dem, was man im Arbeitsalltag erlebt. Vielleicht sogar in einem noch stärkeren Maße, gerade weil man durch die eigenen Erfahrungen intensiver empfindet, was der andere durchlebt. Nun sollte es aber absolut nicht so sein, dass man als Pflegeperson gemeinsam mit den Klienten oder Bewohnern leidet. Schließlich berührt deren Leiden nicht das eigene, persönliche Leben. Auch muss man sich davor hüten, die eigenen Erfahrungen auf den Bewohner oder Klienten zu projizieren. Das nämlich wäre eine *übermäßige Zuwendung*. Sicher ist jedoch, dass man als Pflegeperson sehr direkt mit dem Leiden des Bewohners und Klienten konfrontiert wird, ausgesprochen intensiv und stets aufs Neue. Da kann es immer mal wieder vorkommen, dass einem eine bestimmte Situation besonders nahe geht. Jede Pflegende wird hier ihren eigenen Weg suchen müssen, ohne Angst vor Gefühlen, die es zu verarbeiten gilt, und auch ohne Angst davor, übermäßig Anteil zu nehmen. Es ist besser, ab und zu echt Anteil zu nehmen und das durch Gespräche wieder zu verarbeiten, als sich vor Erfahrungen zu verschließen, aus denen man ganz offensichtlich etwas lernen könnte.

**Die professionelle Pflegebeziehung**

In dem Maße, in dem die Pflegende wiederholten echten Kontakt mit einem Bewohner oder Klienten herstellt, entsteht eine Beziehung. Diese Beziehung ist gekennzeichnet durch ein ganz besonderes Einvernehmen, bestimmte Gebärden, Blicke oder den Klang der Stimme. Und schließlich schleichen sich auch Gewohnheiten ein; man macht Scherze und entwickelt eigene Rituale. Mit der Zeit wächst so das Gefühl von Vertrautheit und Verbundenheit. Die Pflegende jedoch muss immer wieder neu akzeptieren, dass Bewohner wieder gehen, dass sie gesundheitlich abbauen oder sterben. Es wird ein Band durchschnitten mit jemandem, dem sie sich verbunden gefühlt hat oder an den sie zumindest gewohnt war. Regelmäßig berichten Pflegende über diesen einen Bewohner, mit dem sie solche Schwierigkeiten haben. Wenn man nachhakt, dann stellt sich heraus, dass sie nicht das Verhalten des Bewohners schwierig finden, sondern die Tatsache, dass er nicht mehr so fröhlich ist, dass er abbaut und nicht mehr so viel kann oder versteht. So erinnere ich mich besonders an eine Situation aus meiner Zeit als Forscherin in einem Pflegeheim, in dem ich zehn Jahre zuvor als Praxisbegleiterin tätig gewesen war. Dort arbeiteten auch zwei meiner früheren Auszubildenden, die nun schon lange diplomiert waren. Eines Morgens, um acht Uhr, war dort unerwartet eine Bewohnerin gestorben, die sie acht Jahre lang im Wohnbereich versorgt hatten. Nie werde ich die bleichen Gesichter meiner früheren Auszubildenden vergessen. Bei der Arbeitsübergabe um halb acht war es der Bewohnerin noch gut gegangen, sie hatte nur etwas unruhig geschlafen. Und nun war sie weg, auf einen Schlag und ohne Abschied zu nehmen. Ich fragte sie, wie sie das nun verarbeiten würden, doch sie sagten, dass sie jetzt keine Zeit dafür hatten. Der Essenwagen war angekommen, das Frühstück musste ausgeteilt werden. Das Verarbeiten würde später drankommen, oder zu Hause. Ich fühlte mich einen Moment lang wieder wie die Praxisbegleiterin von einst und sagte den beiden, dass sie über diesen ganz offensichtlichen Schock nicht einfach hinweggehen sollten. Daraufhin entgegneten sie, dass sie die Bewohnerin in ein separates Zimmerchen bringen würden und sich später an diesem Vormittag die Zeit nehmen würden, sie schön herzurichten. So würden sie auf ihre eigene Art und Weise Abschied von der Bewohnerin nehmen können.

So traurig der Tod eines Bewohners auch sein mag: Auf lange Sicht bleiben einem nur die schönen Erinnerungen, und nicht das Gefühl, einen Verlust erlitten zu haben. Es liegt in der Art der professionellen Pflegebeziehung, dass sie zeitlich begrenzt ist. Sie dauert so lange, wie der Bewohner und die Pflegende miteinander zu tun haben. Eine professionelle Pflegende weiß auch, dass sie ersetzbar sein muss. Der Bewohner mag sie dann wohl bevorzugen, darf jedoch emotional nicht von ihr abhängig werden. Dessen muss sich vor allem die Pflegende immer bewusst sein. Eine professionelle Pflegebeziehung kann sehr tief gehen und intensiv sein, doch als Pflegende muss man den Bewohner vor dem Kummer schützen, der entstehen könnte, wenn man tatsächlich unersetzbar würde.

Damit die Pflegebeziehung keinen privaten Charakter erhält, besprechen die Pflegenden im Team, was ihnen die einzelnen Bewohner bedeuten. Die Pflegende muss jederzeit in der Lage sein, Verantwortung über eine professionelle Pflegebeziehung abzulegen. So sollte man nicht einfach hinnehmen, dass ein Bewohner etwas erzählt, was ansonsten niemand wissen darf; das wäre nicht professionell. Für den Umgang mit sehr privaten Informationen müssen in einer Einrichtung bestimmte Absprachen gelten. Zugleich dürfen die Pflegenden den Bewohnern jedoch durchaus etwas über sich selbst erzählen, gerade weil sie darauf vertrauen, dass sie nicht die einzigen sind, die so mit den Bewohnern umgehen. Die Bewohner hören gern zu, wenn die Pflegenden ihnen etwas über ihre Kinder, die Enkel, ihre Ferien oder die neue Küche erzählen – schließlich wird auf diese Weise wieder eine Verbindung zu einem Leben hergestellt, an dem sie selbst nicht mehr aktiv teilnehmen können[53]. Wer selbst vom Leben ausgeschlossen ist, der hat ein großes Bedürfnis, ‹Anteil zu nehmen›. Ein ähnliches Bedürfnis haben schwerkranke Krankenhauspatienten in der Genesungsphase geäußert: Es waren diese ‹ganz

---

53 Ursula Koch-Straube (1997): Fremde Welt Pflegeheim. Eine ethnologische Studie. Huber, Bern.

normalen› Geschichten, die ihnen wieder eine Perspektive gegeben haben[54]. Wenn aber nur eine einzige Pflegende eines Teams auf diese Weise mit den Bewohnern umgeht, wird sie unersetzbar und übernimmt quasi die Rolle einer Nachbarin oder einer Nichte[55]. Die Pflegende handelt professionell, wenn sie sich dessen bewusst ist, dass sie keine Privatperson im Leben des Bewohners oder Klienten ist, und dass sie das auch nicht werden sollte.

## 4.6 Zusammenfassung

In diesem Kapitel wird beschrieben, wie es ist, eine Pflegende zu sein, und durch welche Eigenschaften sich exzellente (talentierte) Pflegende auszeichnen: Zuwendung, Selbstlosigkeit, Aufgeschlossenheit, die Fähigkeit, ‹präsent› zu sein, sowie Authentizität oder Echtheit. Pflegende berufen sich oft auf ihre Intuition, auf ihr Gefühl, das ihnen sagt, ob sie ‹richtig liegen› oder nicht. Darum ist ein großer Teil dieses Kapitels dem Thema Intuition gewidmet und der Frage, was das ist und wie das funktioniert. Dabei gehen wir im mäeutischen Pflege- und Betreuungsmodell davon aus, dass sich die Intuition durch Berufs- und Lebenserfahrung immer weiter entwickelt. Wir sprechen von *integrierter Erfahrung*. Allerdings können sich in die Intuition auch Mechanismen und Routinen einschleichen, durch die die Pflegende eher an einer unvoreingenommenen Wahrnehmung gehindert wird.

Die pflegerische Arbeit erfordert eine hohe emotionale Intelligenz. Pflegende erleben eine Wechselwirkung zwischen Erfahrungen im Berufs- und Privatleben. Sie müssen lernen, mit dem Unterschied zwischen Beziehungen im privaten Umfeld und Beziehungen mit Bewohnern oder Klienten umzugehen. Trotz aller Zuwendung können sie nicht die Rolle einer Tochter, einer Nichte oder einer Nachbarin übernehmen. Pflegende müssen die Gefühle, mit denen sie im Arbeitsalltag konfrontiert werden, bewusst verarbeiten. Die Teams sollten sich also unbedingt die Zeit nehmen, sich über Erfahrungen und Gefühle auszutauschen. Was Pflegende miteinander verarbeiten können, das liegt ihnen in ihrer Freizeit nicht im Magen.

---

54 Janice Morse, Beverley O'Brien B (1995). Preserving self: From Victim to patient to disabled person. *Journal of Advanced Nursing* 21, 886–896.
55 Cobi Berg (1998): Zuster houdt u van mij? [Schwester, Lieben Sie mich?] Tijdschrift voor Verzorgenden 30 Nr. 12, 22–25. Gewinnerin des Abschlussarbeitenwettbewerbs 1998.

## Praxisbeispiel

### Wechselwirkung zwischen Berufs- und Privatleben*

#### Mutter und Tochter

Während eines Kursusnachmittags sprechen wir über eine Mutter und ihre Tochter. Die Mutter, mittlerweile eine alte Dame, wohnt noch in den eigenen vier Wänden. Die Tochter kann nur mit Mühe akzeptieren, dass die Mutter demenzerkrankt ist. Wenn ihre Mutter etwas nicht mehr weiß, wird die Tochter ärgerlich und beginnt zu korrigieren. Das verursacht viel Stress und Spannungen zwischen den beiden. Als die Spannung einen gewissen Punkt erreicht hat, merkt die Pflegende, dass sie etwas tun muss. Immer wieder spricht sie mit der Tochter und dann auch wieder mit der Mutter.

Die Mutter bringt ihre Verzweiflung dadurch zum Ausdruck, indem sie sagt, sie habe ganz einfach genug – mit anderen Worten: Sie möchte am liebsten sterben.

Die Pflegende beschließt, Tagespflege zu beantragen, so dass die Tochter ein bisschen mehr Ruhe hat und auch die Mutter mal in eine andere Umgebung kommt. Meistens will die Mutter nicht zur Tagespflege, und wenn sie abgeholt wird, sträubt sie sich dagegen und wehrt sich. Da die Pflegende sie gut kennt, ist sie diejenige, die sie zur Tagespflege bringt. Bei ihr ist der Widerstand der Bewohnerin deutlich geringer. Diese Aufgabe übernimmt die Pflegende auch schon mal an ihren freien Tagen. Die Kolleginnen fragen sich, ob das wohl so gut ist: dass man schon selbst die Klienten zur Tagespflege fährt.

Während die Pflegende dies erzählt, fühle ich, wie viel Kummer ihr diese Situation bereitet. Ich frage sie, ob sie die Situation, wie sie nun ist, akzeptieren kann.

«Ja» sagt sie, «denn ich verstehe die Tochter sehr gut, und ich verstehe auch die Mutter sehr gut.» Ich antworte: «Ja, das höre ich auch heraus, aber können Sie akzeptieren, dass Sie den Konflikt zwischen den beiden nicht lösen können? Das müssen sie selbst tun. Alles, was *Sie* tun können, ist zuhören, unterstützen und Fragen stellen, so dass beide loswerden können, was sie auf dem Herzen haben. Aber Sie sollten das nicht verändern wollen. Ich denke nämlich, dass das nicht möglich ist und dass Sie das akzeptieren müssen.» Die Pflegende wirkt tief berührt. Ich frage sie, ob sie etwas von dem, was ich gesagt habe, erkenne. Sie bejaht und fügt noch hinzu, dass die Situation auch stark ihr eigenes Privatleben berühre. Obwohl wir nicht weiter darauf eingehen, wird mir klar, wie schwer es zuweilen ist, Privates und Berufliches in der ambulanten Pflege zu trennen. In einem Pflegeheim gibt es immer Kollegen, die die Betreuung übernehmen und mit denen man sprechen kann. Ich rate ihr, dieses Spannungsfeld von Nähe oder Distanz im Team zur Sprache zu bringen und gemeinsam darüber nachzudenken, wie man mit dieser schwierigen Situation umgehen kann.

## Praxisbeispiel

### Einkäufe

Eine Pflegende erzählte, wie sie als Bezugspflegende zu einem Ehepaar kam, das gemeinsam in der eigenen Wohnung lebte. Der Mann war an Demenz erkrankt.

---

* Diese Beispiele aus der ambulanten Pflege stammen von der IMOZ-Dozentin Baudine Hiemstra.

Im Gespräch stellte sich schnell heraus, dass die Pflegende und die Bewohnerin gemeinsame Bekannte hatten. Kurz darauf bat die Klientin diese Pflegende, für sie etwas aus dem Supermarkt mitzubringen. Für die Pflegende war das kein Problem. Wenig später bat die Bewohnerin sie, zwei Schlafanzüge für ihren Mann zu kaufen. Nun fühlte sich die Pflegende schon ein wenig unbehaglich, doch sie erledigte auch diese Besorgung.

Beim nächsten Mal trug ihr die Klientin auf, Socken für ihren Mann zu kaufen. Das Geschäft, in dem sie die Socken kaufen musste, war nicht ganz billig. Die Pflegende kaufte 5 Paar Socken und musste 40 Euro bezahlen. Sie erschrak über den hohen Betrag, sagte sich aber, dass sie die Socken doch kaufen würde, in der Hoffnung, dass die Klientin sie danach nicht nochmals bitten würde, für sie einkaufen zu gehen. Die Klientin fand den Betrag tatsächlich sehr hoch, bezahlte jedoch und bat die Pflegende eine Woche später wieder, Besorgungen für sie zu erledigen. Diesmal entgegnete die Pflegende, dass sie das lieber nicht täte. Dass sie eigentlich käme, um den Gatten der Klientin zu betreuen, und dass die Klientin besser ihre Tochter bitten könne, wenn sie Einkäufe zu erledigen hatte. Die Klientin akzeptierte dies ohne Weiteres.

Im Gespräch über diesen Vorfall stellte sich heraus, dass die meisten Pflegenden so etwas mitmachen, dies jedoch immer individuell lösen. Ich konnte mir vorstellen, dass die Pflegenden die meisten Vorfälle, die eine professionelle Beziehung bedrohen, selbst lösen. Dennoch habe ich auch betont, wie wichtig es ist, solche Situationen im Team zu besprechen.

Ich denke, dass die Pflegenden sehr daran gewöhnt sind, Probleme selbst zu lösen. Und dass sie auch selbst in etwa wissen, wann sie sich allzu sehr für Klienten einsetzen, und das nicht im Team besprechen, weil sie ahnen, dass sie nicht ganz richtig handeln. Aus einer Art Scham oder dem Gefühl des Versagens heraus sagen sie dann lieber gar nichts.

# 5 Spannungsfelder und Strategien

## 5.1 Entfremdung oder Erfüllung am Arbeitsplatz

Ob man nun schon in jungen Jahren den Pflegeberuf wählt oder erst später als verheiratete Frau mit Kindern: Immer hat man so seine Vorstellungen, wie man den Beruf einmal ausüben wird. Man wird sich Zeit nehmen, sich nicht hetzen lassen und wirklich etwas für andere Menschen tun. In der alltäglichen Praxis gibt es hier oft herbe Enttäuschungen. Alles muss schnell gehen: zum nächsten Klienten, Medikamente austeilen, den Wohnbereich aufräumen, Gespräche mit Praktikantinnen führen, an Besprechungen mit anderen Fachbereichen und an Kursen teilnehmen und irgendwie muss man immer Verantwortung ablegen für sein Tempo oder vielmehr dafür, dass das Tempo nicht hoch genug ist. Es gibt so unglaublich viel zu tun.

Pflegende sind nicht selten unzufrieden darüber, wie sie ihren Beruf ausüben, sehen jedoch keine Möglichkeit, hier etwas zu ändern. Auch fühlen sie absolut nicht die Freiheit, spontan zu reagieren. Sie müssen sich an Absprachen über den Umgang mit Bewohnern halten, auch wenn sie gefühlsmäßig vielleicht anders reagieren würden. Diese Zwänge werden ihnen nicht nur von der Organisation auferlegt, sondern auch von den eigenen Kollegen. Wer jedoch bei der Arbeit immer auf Anweisungen, Vorschriften und Empfindlichkeiten anderer achten muss, der verliert den Kontakt zu sich selbst, wird sich *fremd*. Pflegende, die unter diesen Umständen arbeiten, nehmen sich als eine Art Roboter wahr. Sie wundern sich selbst darüber, warum sie immer so unfreundlich und kurz angebunden sind. Und sie machen sich Vorwürfe, wenn sie bei einem Klienten weggehen, der sie doch so überdeutlich noch ein wenig braucht.

Hier kommt jedoch noch etwas hinzu; es gibt auch eine andere Seite. Abschlussarbeiten und Artikeln kann man immer wieder entnehmen, dass das Maß an Disziplin und Routine in den verschiedenen Wohnbereichen oder Einrichtungen sehr unterschiedlich sein kann. Es gibt Wohnbereiche, in denen Ruhe herrscht und in denen es möglich ist, den Bewohnern persönliche Beachtung zuteil werden zu lassen. Dort erfahren Pflegende die Befriedigung, die aus echtem Kontakt entsteht. Und dann gibt es Wohnbereiche, in denen Regeln und Absprachen die gesamte Atmosphäre prägen, und wo Bewohner, die sich nicht daran halten, als schwierig gelten. Vor allem Auszubildende, die regelmäßig wechseln müssen, schreiben voll Verwunderung über diese Unterschiede. In der ambulanten Pflege gibt es Teams, in denen die Mitarbeiter eng in Gruppen zusammenarbeiten, in denen Pflegende einander aushelfen, die Arbeitsweise der anderen zu schätzen wissen und in denen es zudem Freiraum für Variationen gibt. Es geht also durchaus. Wie groß jedoch ist der Einfluss, den Pflegende selbst darauf haben?

**Der Inhalt dieses Kapitels**

Die Arbeit von Pflegenden führt nie zu einem bleibenden Ergebnis, sondern wiederholt sich Tag für Tag. Das, was für die Qualität maßgeblich ist, bleibt zu einem Teil unsichtbar. Darum kann man die Arbeit der Pflegenden mit Fug und Recht als ‹Schattenarbeit› bezeichnen. In Kapitel 5.2 steht, welche Konsequenzen dies hat. Pflegende werden instrumentell eingesetzt, als ‹Arbeitspferde›. Bei einer medikalisierten Pflege gelten sie als der verlängerte Arm des Arztes, während sie beim Wohngruppenkonzept ihre ‹natürliche› Veranlagung zum Bemuttern oder ‹Bevatern› entwickeln müssen. In beiden Situationen wird nur unzureichend an ihr konkretes fachliches Können appelliert. Pflegende erleben in ihrer Arbeit sehr spezifische Dilemmas oder emotionale Spannungsfelder. Um dies durchzuhalten, setzen sie ausweichende oder emotionsregulierende Strategien ein. In Kapitel 5.5 folgt ein Plädoyer für die Pflege nach dem mäeutischen Modell – Pflege also, bei der das Selbstwertgefühl der Bewohner wie auch das der Pflegenden einen positiven Schub erfährt.

## 5.2 Pflege als Schattenarbeit

Die professionelle Pflege hat in unserer Gesellschaft die Position von Schattenarbeit: Sie muss immer aufs Neue getan werden, führt jedoch nie zu einem Ergebnis und bringt keinerlei Wertschöpfung in der Form sichtbarer Produkte mit sich. Die Pflege kranker und alter Menschen kostet Geld und bringt nichts ein. Die Arbeit besteht aus einer Kette endloser Wiederholungen: Jeden Tag muss jemand aus dem Bett geholt und gewaschen werden, jede Woche muss wieder dieses oder jenes Haus geputzt werden. Und all die Momente, in denen die Pflegende wirklich etwas für jemanden bedeutet – sei es durch die richtige Geste, das richtige Wort oder den richtigen Handgriff – bleiben unsichtbar. Pflegende sind die ‹unsichtbaren Hände›, die alles erledigen, ohne die das behandelnde Fachpersonal keine Ergebnisse erzielen würde, und die Heimleiter nichts zu leiten hätten. Man appelliert an sie als Fachpersonen, jedoch auch als ‹Arbeitspferde›. Sie werden hin und her gezogen zwischen ‹medizinischer Pflege› und ‹Bezugspflege›. Es ist an den Pflegenden selbst, ihre eigene Kompetenz und Professionalität stärker ins rechte Licht zu rücken.

**Das Konzept der Hausgemeinschaft**

Als ‹Hausgemeinschaft› bezeichne ich die derzeit häufig praktizierten *Wohngruppen* (mit meistens auch baulich deutlich getrennten Lebensräume). Große Einrichtungen, die zur Medikalisierung neigen und bei denen die Pflege eher unpersönlich abgewickelt wird, haben ausgedient. Sie müssen kleinen Wohngruppen weichen, in denen das Familienmodell nachgeahmt wird. Dort übernehmen die Pflegenden dann eine Art Mutter- oder Vaterrolle. Die Bewohner erleben mehr Freude und Zusammengehörigkeit und können sich sinngebenden Aktivitäten widmen. Sie brauchen nicht mehr in Langeweile, Einsamkeit und Verzweiflung zu versinken. Doch bei all den schönen, neuen Philosophien scheint es, als würden wieder – zum soundsovielten Mal in der Geschichte der Pflege – eben jene Qualitäten übergangen, die man braucht, um so arbeiten zu können.

Tatsächlich handelt es sich bei der Aufteilung größerer Gruppen in kleine genau wie bei den großen Einrichtungen um ‹Zwangsgemeinschaften›. Hier wohnen Menschen zusammen, die sich diese Situation nicht ausgesucht hätten, wenn nicht dieses Unglück oder jene Krankheit dazwischen gekommen wäre. Nicht nur ihre Krankheit macht sie zuweilen besonders ‹schwierig›, besonders verletzlich, auch das Leben in einer ‹Zwangsgemeinschaft› kann manchmal zu Problemen führen. Die Pflegende fungiert dann als eine Art ‹Kunstmutter› oder ‹-vater›; Sie muss dafür sorgen, dass die Regeln eingehalten werden, muss Streitigkeiten schlichten, eine nette Atmosphäre schaffen und die Bewohner dazu anregen, Aufgaben zu übernehmen. Ein Beispiel:

> In der Tagespflege im Altenheim gibt es eine Bewohnerin, die einfach nicht still sitzen kann. Sie bewegt sich ständig hin und her und ‹brabbelt› vor sich hin. Eine andere Klientin sagt: «Ich will nicht neben ihr sitzen, bringen Sie sie doch auf ihr Zimmer.» Die Pflegende fragt die Bewohnerin, ob sie sich vorstellen könne, wie das ist, wenn man nicht stillsitzen kann. Sie kniet sich zwischen den Stühlen der beiden Damen hin, legt beiden eine Hand aufs Knie und bittet die zweite Bewohnerin noch einmal, sich in die Nachbarin einzufühlen und mehr Mitleid zu haben. Sie sagt dazu: «Wir essen hier gemeinsam, denn wir gehören nun zu einer Gruppe. Sie möchten jetzt doch auch nicht allein in Ihrem Zimmer sitzen?» Da sie beide Damen festhält und so auch wirklichen Kontakt mit der nörgelnden Bewohnerin macht, akzeptiert diese letztlich die Situation. Danach isst die ganze Gruppe ruhig ihre Mahlzeit.

> Jeder hat die Spannung gespürt, die im Raum lag, doch das Ergebnis ist harmonisch. | *Beispiel von Irma Ramtahalsing aus dem Altenheim Om en Bij in Den Haag*

Diese Art der Arbeit verlangt den Pflegenden eine große emotionale Intelligenz und soziale Fertigkeit ab. Solche Situationen erfordern zudem viel Fachkenntnis: Man muss wissen, wie sich eine Krankheit auf das Verhalten auswirken kann, muss über Grundkenntnisse über die psychologischen Persönlichkeitstypen verfügen, einen Einblick darin haben, wie eine ‹verordnete› Wohngemeinschaft sich auf das Verhalten auswirkt, sich mit Krankheitsbildern auskennen, mit Adaptations- und Copingmechanismen und mit versorgenden und Umgangsfertigkeiten (letztere müssen außerdem zunächst einmal geübt werden). Aus all diesem Fachwissen und all diesen Fertigkeiten heraus muss dann in jeder Situation und bei jedem Bewohner eine Entscheidung ‹nach Maß› getroffen werden. Das ‹Bevatern› und ‹Bemuttern› erfordert Lebensklugheit und den Einsatz der gesamten Erfahrung, die einem als Pflegende zur Verfügung steht. Offenheit, Verletzlichkeit, Kreativität und Sicherheit müssen selbstverständlich sein. Es ist also keine Schatten-, sondern professionelle Arbeit, die mit viel Engagement geleistet wird, jeden Tag aufs Neue.

### Serialisierung

Ein anderes Kennzeichen der Schattenarbeit ist, dass die Menschen, die sie ausführen, beliebig austauschbar sind. Pflegende werden als ‹Arbeitspferde› eingesetzt und müssen dort einspringen, wo sie gerade gebraucht werden. Das ist *Serialisierung*: die Pflegenden als ‹Fließbandarbeiter› und nicht als Mensch, der den Bewohnern viel bedeutet, dem die Bewohner am Herzen liegen. Als Pflegende arbeitet, hetzt und rennt man und geht nach dem Dienst wieder nach Hause. In der ambulanten Pflege führt dieser ‹betriebswirtschaftliche› Blick auf Pflegende dazu, dass man sie nur nach der ‹Produktion› bewertet. Nach eigener Verantwortung, eigener Professionalität sucht man dann vergebens. Doch auch die Pflegenden selbst tragen zuweilen zu einer solchen Wahrnehmung ihres Berufs bei. Sie haben eine Art ‹Drive›, der sie zum Handeln antreibt. Betreuen bedeutet jedoch auch, präsent zu sein. Pflegende stehen oft vor der Wahl: entweder Solidarität mit den Kollegen oder persönliche Zuwendung für die Bewohner. Das ist vor allem der Fall, wenn sie sich keine Zeit nehmen, um sich miteinander zu besprechen und Aufgaben zuzuweisen. Ein Beispiel:

> In einem Wohnbereich ist ein Snoezelbad installiert worden, und jeder hat mitgeholfen, das Badezimmer einzurichten. Ein altes Schränkchen strahlt nun in sanften Pastelltönen, Mobiles baumeln unter der Decke, kleine rosa Töpfchen verströmen aromatische Düfte.
> Die Mitarbeiterin des sozialen Dienstes dieses Wohnbereichs ist schon eine Weile dabei, die Bewohner im Snoezelbad zu betreuen; elf Uhr morgens ist eine gute Zeit. Nun möchte sie,

dass die Pflegenden dies übernehmen, so dass sie sich wieder mit anderen Bewohnern beschäftigen kann. Die Pflegenden sind dazu durchaus bereit, wollen jedoch zunächst sicherstellen, dass ihre Arbeit von den Kollegen übernommen wird. Auf die Frage, um welche Arbeit es sich denn handele, bleiben sie die Antwort schuldig. Es stellt sich heraus, dass sich alle für sämtliche Aufgaben verantwortlich fühlen, die es in diesem Wohnbereich zu erledigen gibt. Es muss also deutlich abgestimmt werden, welche Pflegende sich um das Snoezelbad kümmern wird, so dass diese Mitarbeiterin sich auch ganz und gar und vor allem unbeschwert ihrer Aufgabe widmen kann[56]

Zusammenfassend könnte man behaupten, dass man in der Pflege zur Professionalisierung tendiert, wie die Erweiterung der Ausbildung zur Altenpflegenden in den Niederlanden und die Entwicklung des Pflegesystems der Bewohnerzuweisung bzw. Bezugspersonenpflege zeigen. Es ist aber auch eine Tatsache, dass Pflegende und ihre nicht oder nur teilweise geschulten Kollegen als ‹Arbeitsroboter› eingesetzt werden. Die Pflegenden unterstützen diese Situation noch durch übermäßige Solidarität mit den Kolleginnen und das Gefühl, *gemeinsam* für alle anfallende Arbeit verantwortlich zu sein. Ihre Aufgabenbeschreibung und ihre Arbeitsauffassung verstärken so die Neigung, Pflege als eine nicht enden wollende Reihe von Aufgaben und Verrichtungen zu sehen, die sich jeden Tag wiederholen, ohne zu einem sichtbaren Ergebnis zu führen[57] Ihre Qualität bleibt unsichtbar, und Geschäftsführer und Wohnbereichsleiter sehen sie als ‹Produktionseinheit›, die sie instrumentell einsetzen können, wo dies nötig ist. Werten wie Vertrautheit und Sinngebung wird dabei keine besondere Bedeutung beigemessen.

## 5.3 Spannungsfelder während des Betreuens

Pflegende nehmen Anteil an ihrem Klienten, dürfen es aber nicht so weit kommen lassen, dass sie unersetzbar werden. Sie erleben wunderbare Augenblicke, jedoch auch Momente der Machtlosigkeit oder der Abneigung. Dilemmata dieser Art sind

---

56 Das Beispiel stammt aus einem Bericht von Cora van der Kooij (1995). Het toepassen van psychogeriatrische benaderingswijzen. Stand van Zaken op vier psychogeriatrische verpleeghuisafdelingen [Der Einsatz psychogeriatrischer Herangehensweisen. Der Stand der Dinge in vier psychogeriatrischen Wohnbereichen] (nicht veröffentlicht). Apeldoorn: IMOZ.
57 Hennie Boeije (1994). Kwaliteit van Zorg in Verpleeghuizen. Een onderzoek naar problemen en strategieën van verzorgenden [Qualität der Betreuung in Pflegeheimen. Eine Untersuchung der Probleme und Strategien der Pflegenden]. Doktorarbeit. Utrecht: De Tijdstroom.
Christine Sowinski (1994). Lust und Frust in der Altenpflege. Bewältigungsstrategien für den Alltag. In: *Altenpflegeforum* 3, 98–109.

im Pflegeberuf nicht selten. Pflegende müssen immer wieder nach dem richtigen Gleichgewicht suchen und zwar nicht nur individuell, sondern auch als Team. Sie müssen ständig mit einer emotionellen Entscheidungsproblematik umgehen, ständig beschließen, was zu tun und zu lassen ist. Und sie erkennen diese Problematik wahrscheinlich, da sie im Beruf damit – und mit anderen Problemen – konfrontiert werden. Um solche Situationen mit den Kollegen besprechen zu können, müssen die Pflegenden sie bewusst wahrnehmen und in Worte fassen können.

Durch den Austausch solcher Erfahrungen, und durch die Umsetzung der entsprechenden Konsequenzen wächst ein echtes Team zusammen. Und es sind die enge Zusammenarbeit und das Gefühl der Sicherheit innerhalb eines solchen Teams, die letztlich dazu beitragen, dass auch den Bewohnern ein Gefühl der Geborgenheit vermittelt werden kann. Der folgende Abschnitt beschreibt die emotionalen Spannungsfelder, mit denen Pflegende – so das Ergebnis mehrerer Untersuchungen – vielfach konfrontiert werden.

### 5.3.1 Nähe oder Distanz

Da Pflegende intensiv Anteil an den Menschen nehmen, die sie betreuen, werden sie mit Gefühlen der Vertrautheit, der Bindung und dadurch auch mit Kummer konfrontiert. Je intensiver sich eine Pflegende um einen Bewohner kümmert, umso größer ist auch ihr persönliches Interesse an dessen Wohl und Weh. Kummer oder Schmerz berühren sie eigentlich mehr, als ihr lieb ist. Und sie beginnt zu zweifeln: «*Ist das eigentlich noch professionell, wie ich damit umgehe?*» Hier liegt ein nicht zu unterschätzendes Dilemma vor. Einerseits bringt sich die Pflegende stark ein, *will* auch als Mensch da sein, andererseits muss sie sich selbst vor einem zu großen Appell an ihr Einfühlungsvermögen schützen[58].

Die Auszubildenden in dem Pflegeheim, in dem ich als Praxislehrerin gearbeitet habe, lernten, dass um einen Bewohner zu trauern und bekümmert zu sein nicht professionell sei. Das war 1981. Ist diese Auffassung mittlerweile überholt? Im Jahr 2002 habe ich mal mit einer vor Kurzem diplomierten, 24-jährigen Pflegende gearbeitet. Auch sie hatte gelernt, dass es falsch sei, eine zu starke Bindung zu Bewohnern aufzubauen. Was aber ist *zu stark*? Nach meiner Erfahrung sind Bindungen zu Menschen, die man betreut, nicht nur normal, sondern nahezu unvermeidbar. Ich erinnere mich noch genau an die Patienten und Bewohner, mit denen ich echten Kontakt hatte. Es ginge zu weit zu sagen, dass ich sie heute vermisse, doch sie haben durchaus dazu beigetragen, dass ich heute die bin, die ich bin.

---

58 Christine Sowinski (1991). Stellenwert der Ekelgefühle im Erleben des Pflegepersonals. *Pflege*, Band 4, Heft 3, S. 178–185.

Wie geht das – sich der eigenen Gefühle in der Pflegebeziehung bewusst sein? Man akzeptiert, dass man für verschiedene Bewohner verschiedene Gefühle hat. Der eine ist netter als der andere, dieser liegt einem besser als jener. Dennoch fordert man von sich selbst, dass man jeden mit derselben Qualität versorgt. Und vielleicht baut man gerade zu jemandem, über den man sich anfangs so geärgert hat, ein herzliches Band auf. Das kann passieren! Denn gerade auch durch Konflikte und Zusammenstöße wächst das Verständnis und die Wertschätzung für den anderen. Und auf einmal wird einem im Team sogar nachgesagt, man könne so gut mit diesem für andere so schwierigen Bewohner umgehen.

Wirkliche Professionalität bedeutet also, dass man sich öffnet und echte Nähe zulassen kann, ohne unersetzbar zu werden. Und dafür gibt es mindestens zwei Grundvoraussetzungen. Zum einen muss man sich der eigenen Gefühle für die Menschen, die man versorgt, bewusst sein und diese in der Pflegesituation auch aufmerksam betrachten. Zum anderen müssen Kolleginnen einander den Freiraum gewähren, spezifische Pflegebeziehungen einzugehen und einander nötigenfalls vor einem zu persönlichen, zu engem Band schützen. Im nächsten Text lesen Sie, wie eine Pflegende mit einer Bewohnerin ein besondere Beziehung entwickelte.

> Eine Pflegende in einem Pflegeheim in der Provinz Limburg, im Süden der Niederlande, hatte einen besonders guten Draht zu einer der Bewohnerinnen. Sie hatte immer stärker den Eindruck, dass es für die Bewohnerin sehr wichtig war, Amsterdam noch einmal zu besuchen. Sie brachte diese Überzeugung im Team zur Sprache und fügte auch hinzu, dass sie gern bereit sei, die Bewohnerin im eigenen Auto und an einem ihrer freien Tage nach Amsterdam zu fahren, also eine lange Strecke. Die Kollegen rieten ihr, so etwas erst gar nicht anzufangen, denn dann wolle die Bewohnerin später noch mal und noch mal. Die Pflegende beharrte jedoch darauf, dass es sehr wichtig sei und dass sie auch glaube, dass die Bewohnerin mit einer einzigen Reise zufrieden sein würde. Zu guter Letzt erhielt die Pflegende die Erlaubnis, mit der Bewohnerin und einem ihrer Angehörigen nach Amsterdam zu fahren und zwar während der Arbeitszeit. Der Tag verlief ganz nach Wunsch. Für die Bewohnerin war diese eine Fahrt auch tatsächlich genug; sie fragte nicht nach mehr. Für die Pflegende war dies alles ein recht intensives Erlebnis gewesen, und nach der Fahrt hatte sich das Gefühl, zu dieser Bewohnerin einen ganz besonderen Kontakt zu haben, nur noch verstärkt. Da jedoch das gesamte Team bei allem mit einbezogen war, gelang es ihr, diese Ereignisse auch weiterhin als Teil ihrer Arbeit zu betrachten. Es blieben ihr sehr schöne Erinnerungen an die gute Beziehung, die sie zu dieser Bewohnerin hatte. | *Eine Geschichte, die mir während eines Kurses für erlebensorientierte Pflege erzählt wurde*

## 5.3.2 Kreativität und Flexibilität oder Regeln und Routine

Oft entscheidet man sich für den Beruf des Altenpflegers, der Altenpflegerin, weil man mit Menschen und in einem abwechslungsreichen Beruf arbeiten will. Und zu Beginn der Ausbildung nimmt man auch noch sehr viel Rücksicht auf die Wünsche der Bewohner. In der Praxis muss man sich jedoch oft an eine ganz andere Realität anpassen, an die Absprachen, die innerhalb des Teams gelten. Hennie Boeije schildert, wie Pflegende sich nach besten Kräften bemühen, gut vorauszuplanen, um Unerwartetem und Spitzenbelastungen vorzubeugen. «In unserem Wohnbereich haben wir *alle* Bewohner um neun Uhr aus den Betten geholt, und dann frühstücken wir gemeinsam im Aufenthaltsraum.» Das klingt nach einer gut durchdachten, bewohnerorientierten Vorgehensweise. Niemand braucht gegen Wunsch und Willen im Bett zu bleiben. Wo aber bleibt hier die Einzigartigkeit jedes Bewohners? Und wo die Abwechslung bei der Arbeit?

Pflegende selbst sagen, dass sie ihre Arbeit gern gut vorausplanen, da sie sich jeden Tag aufs Neue fragen, ob sie wohl alles rechtzeitig schaffen. Die Freude an der Arbeit liegt für sie jedoch gerade in jenen wertvollen Augenblicken, den Momenten des Kontakts, der besonderen Wechselwirkung mit den Bewohnern. Eine Pflegende schreibt:

> Als Pflegende entwickelt man eine gewisse Routine bei der Arbeit. Vor allem, wenn man lange in einem Wohnbereich tätig ist, wächst man immer mehr in den «Handel und Wandel» dort hinein. Man weiß genau, was getan werden muss, welcher Bewohner etwas möchte und so weiter. An sich ist es für den Bewohner natürlich angenehm, wenn man seine Wünsche kennen lernt, doch es ist auch nicht ganz ungefährlich. Sobald man nämlich zu wissen glaubt, was ein Bewohner will, läuft man Gefahr, für ihn ‹denken› zu wollen. Damit meine ich, dass man automatisch handelt. Ich will nicht sagen, dass das immer passiert, aber es kommt oft vor.
> Nehmen wir nur mal den ganz normalen Berufsalltag: Ein bekanntes Beispiel ist, dass jemand nachmittags einfach ins Bett gebracht wird, ohne vorher kurz nachzufragen, ob er es will. «Er oder sie macht doch schließlich immer ein Nickerchen zwischendurch?» | *Abschlussarbeit*

Ein anderes, alarmierendes Beispiel, von dem ich mir nicht vorstellen kann (oder will), dass es noch vorkommt:

> Die Bewohnerin H. bat mich, sie zur Toilette zu bringen. Meine Kollegin hörte das und sagte zu mir: «Tu das bloß nicht, denn dann fragt sie immer wieder, auch wenn sie schon auf der Toilette gewesen ist. Dafür ist sie bekannt. Sie leidet manchmal an Urininkontinenz und trägt eine Vorlage. Sag ihr, dass sie wie immer um 17.00 Uhr wieder zum WC gebracht wird.»
> Das bedeutete für die Bewohnerin, dass sie noch zwei Stunden warten musste. Ich tat, was meine Kollegin mir gesagt hatte. Erst reagierte Frau H. trotzig und sagte: «Ja, das sagen sie einem immer, wenn man mal muss. Bei euch ist eine wie die andere.» Später bat sie immer wieder: «Bitte bringen Sie mich zur Toilette; ich kann meinen Stuhlgang nicht mehr halten.»

Und wieder entgegnete meine Kollegin: «Sie gehen erst um 17.00 Uhr wieder und nicht eher, und nun seien Sie endlich still.» Zu mir sagte sie: «Du bringst sie nicht zur Toilette, hast du verstanden? Wir halten uns an die Regeln.» Ich war völlig perplex. Ich wollte der Bewohnerin helfen, aber ich durfte nicht.

Als Auszubildende fühlte ich mich vom Pflegewohnbereich abhängig, und dadurch waren meine Möglichkeiten begrenzt. Als sich später herausstellte, dass die Bewohnerin ihren Stuhlgang tatsächlich nicht hatte zurückhalten können und sie mich darauf hinwies, dass sie mir das schließlich gesagt hatte, fühlte ich mich furchtbar schuldig. Ich hatte in jeder Hinsicht versagt[59].

**Kreativität**

In Wohnbereichen, in denen die erlebensorientierte Pflege eingeführt wird, machen Pflegende zu ihrem eigenen Erstaunen eine wichtige Entdeckung: Es ist mehr Flexibilität möglich, als ihnen erst bewusst war. Und dieser Freiraum verbirgt sich oft in den kleinen, für die Bewohner aber so wichtigen Dingen. Als Beispiel möchte ich einen psychogeriatrischen Wohnbereich anführen, in dem bisher immer eher aufgabenorientiert vorgegangen worden war. Dort holte man die Bewohner aus den Betten, ohne dass lange über die Reihenfolge diskutiert wurde. Abends gingen sie pünktlich wieder schlafen. Ein neuer Bewohner wehrte sich morgens beim Wecken mit aller Heftigkeit und wollte nicht aufstehen. Als die Pflegenden sich deswegen an seine Frau wandten, stellte sich heraus, dass er zu Hause abends immer spät ins Bett ging und morgens auch erst spät wieder aufstand. Man berücksichtigte fortan den Lebensrhythmus dieses Bewohners, und er wandelte sich zu einem netten und zufriedenen Mann. Das klingt sehr einfach, doch um so etwas zu bewerkstelligen, ist eine bewusste Kulturveränderung unabdingbar.

Ein anderes Beispiel echter Kreativität zeigt, wie wichtig die Kommunikation innerhalb des Teams ist. Eine der Bewohnerinnen trank nicht genug. Sie ließ ihren Kaffee und ihren Tee regelmäßig stehen und wollte auch kein Wasser trinken. Irgendwann versuchte es eine nicht fest angestellte Pflegende mal mit Buttermilch und Limonadensirup. Und siehe da: Das trank die Bewohnerin. Die Pflegende erwähnte dies in einem Bericht, fragte sich aber im Stillen, was die Kolleginnen damit anfangen würden. Kreativität ist wirkungsvoller, wenn die Kommunikationslinien innerhalb des Teams deutlich sind. Der Bericht über die Buttermilch müsste natürlich an die Bezugspflegende oder deren Stellvertreterin weitergeleitet werden, so dass diese untersuchen kann, ob es hier um etwas Einmaliges geht oder um etwas, das von Dauer sein könnte.

---

59 Anja Bos. De psychosociale relatie tussen de verzorgende en de somatische verpleeghuisbewoner [Die psychosoziale Beziehung zwischen der Pflegenden und dem Bewohner eines Pflegeheims für psychosomatische Patienten]. Gewinnerin des TVV-Abschlussarbeitenwettbewerbs von 1994.

Das nächste Beispiel stammt aus einer somatischen Station.

> Eine bestimmte Bewohnerin verhielt sich im Kontakt mit mir sehr anhänglich bis ‹klammernd›, da sie wusste, dass ich nie Nein sagte. Eines Tages wollte sie im Bett hochgezogen werden (Richtung Kopfende), während sie immer wieder ihre Position änderte. Ich schlug ihr diese Bitte freundlich ab und erklärte ihr, dass ich noch viele Jahre lang gute Pflege bieten wolle und dass weder sie selbst noch ich etwas davon hätten, wenn ich einen Hexenschuss bekäme. Sie verstand mich und räumte ein, dass sie immer alles Mögliche von mir wollte, da ich nie ungeduldig würde und viel für die Bewohner täte. Sie fände mich sehr nett und wolle nur ein bisschen Zuwendung von mir. Ich verstand sie allerdings auch, und seitdem versuche ich, meine Zuwendung für diese Bewohnerin über den ganzen Tag zu verteilen, ohne dass die Pflege der anderen Bewohner darunter leidet. Manchmal zwinkere ich ihr zu oder lache sie an, und ich mache ihr während der Arbeit auch schon mal ein Kompliment über ihr Kleid oder ihr Parfüm. Und wenn ich für ihre Körperpflege zuständig bin, suchen wir gemeinsam ihre Kleider aus; das macht ihr immer besonders Freude.
> Ich versuche dabei, vor allem nicht gehetzt zu wirken. So scheint es, als ob ich alle Zeit der Welt für sie hätte. Das klappt hervorragend. Sie freut sich, wenn sie mich sieht, und findet es immer schade, wenn ich einen freien Tag habe. Sie ‹klammert› kaum noch, also ist die Pflege nun viel zielgerichteter und kostet mich weniger Zeit. Und nun kann ich meine Zuwendung gleichmäßiger verteilen, ohne bei Dienstschluss vollkommen fertig zu sein. | *Abschlussarbeit*

## Ambulante Pflege

In der ambulanten Pflege betritt man immer wieder das private Umfeld anderer Menschen. Das erfordert ein hohes Maß an Flexibilität. Erst besucht man einen besonders vergesslichen Klienten, bei dem man ganz bewusst die eigene aktive und passive Zuhörfähigkeit einsetzen muss. Der nächste Klient probiert, einen festzuhalten, und so geht das den ganzen Tag. Der Klient ist in seiner eigenen Umgebung, und kann allerlei von einem verlangen. Hier muss unterschieden werden zwischen Wünschen, die man abweisen kann, indem man sich auf die Regeln beruft, und Bitten oder Forderungen, denen man doch nachkommen muss. So braucht man beispielsweise die Wäsche des außerhalb wohnenden Partners nicht mitzuwaschen und kann sich weigern, den Schuppen zu putzen. Doch man kann sich durchaus einmal ausnahmsweise die Zeit nehmen, eine Tasse Tee mitzutrinken, oder einmal vorbeischauen, wenn der Klient mit einer Grippe im Bett liegt.

Die für die ambulante Pflege so unerlässliche Flexibilität wird jedoch durch bürokratische Regeln erschwert, die nicht aus inhaltlichen, sondern aus finanziellen Erwägungen aufgestellt wurden. Jede Pflegende muss individuell Verantwortung dafür ablegen können, wie sie ihre Zeit einteilt. Die Arbeit der Pflegenden geht jedoch am besten voran, wenn sie in gemeinsamer Absprache ihre Zeit einteilen dürfen und dabei die Informationen heranziehen können, die die Kolleginnen im Hinblick auf spezifische Situationen oder Klienten einbringen.

### 5.3.3 Kompetenz oder Ohnmacht und Allmacht

Ein Thema, das immer wieder in den Geschichten von Pflegenden auftaucht, ist das unangenehme Gefühl, im Kontakt zu Bewohnern oder Klienten Macht auszuüben. Pflegende zwingen ihnen ihren Willen auf, entscheiden, was gut für die Bewohner ist oder wann sie ‹an der Reihe› sind, wenn es um die Pflege oder um Toilettengänge geht. In anderen Situationen fühlen sich Pflegende zuweilen jedoch auch sehr machtlos. Wenn sie jemandem nicht helfen können, auch wenn sie es gern täten. Oder wenn sie nicht wissen, was sie zu einem Bewohner oder dessen Familie sagen sollen. Wenn sie nicht dazu in der Lage sind, das Verhalten eines Bewohners positiv zu beeinflussen, und keine andere Lösung sehen, als ihn von der Gruppe zu isolieren. Sie fühlen sich oft ‹gezwungen›, allerlei Tricks und Zwangsmittel einzusetzen, um Bewohner ‹vor sich selbst› zu schützen.

Das alles zusammengenommen ist sehr komplex. Gefühle der Machtlosigkeit und das Gefühl, Macht auszuüben, können verschiedener Herkunft sein, doch nicht selten verstärken sie einander. So kann die Berufsbekleidung ein Symbol von Zuwendung und Bereitschaft sein, aber auch von Macht. Der Trägerin wird eine bestimmte Position zuerkannt. Zugleich hat eine solche Uniform auch etwas Zwingendes.

Pflegende können auch unter gefühltem Zeitdruck stehen, wie bereits der Titel eines Buches von Suzanne Buis andeutet: *Geen tijd om aardig te zijn [Keine Zeit zum Nettsein]*[60]. Und oft gibt es da auch die Macht, die Kollegen eines Teams übereinander ausüben. Der folgende Abschnitt beschreibt Gefühle der Ohnmacht bei der individuellen Pflege und das daraus entstehende Machtverhalten.

> Ich kann mir gut vorstellen, dass eine demente Bewohnerin gerade dann unruhig oder aggressiv wird, wenn man sie in ihrer Freiheit einschränkt. Sie kann nicht mehr begreifen, warum wieder das ‹blöde Brett› vor ihrem Stuhl befestigt wird. Ich denke hier an Frau W. aus meinem Wohnbereich. In der letzten Zeit ist sie sehr müde und wie benommen. Dadurch ist ihr Gang nicht mehr sicher, und sie ist schon mehrmals gestürzt. Und so wurde dieser Bewohnerin ein Stuhlbrett an den Stuhl montiert. Wenn sie nun aufstehen will und merkt, dass das nicht geht, wird sie unruhig und beginnt beispielsweise zu schreien. Manchmal will sie auch zu ihrer Mutter. Ab und zu laufe ich dann ein paar Schritte mit ihr und plaudere ein bisschen. Aber leider muss sie irgendwann doch wieder zu ihrem Stuhl zurück und nach kurzer Zeit fängt sie dann wieder an zu schreien. Seit einigen Tagen wird die Bewohnerin immer, wenn sie unruhig ist, mit dem Stuhl auf den Gang gesetzt. Das machen wir, damit ihre Mitbewohner auch mal etwas Ruhe haben. Aber die Gefühle der Ohnmacht ihr gegenüber werden damit nicht weniger. | *Abschlussarbeit*

---

60 Suzanne Buis (1997). Geen tijd om aardig te zijn. Achter de schermen van een verpleeghuis [Keine Zeit zum Nettsein. Hinter den Kulissen eines Pflegeheims]. Utrecht: Het Spectrum.

Auch Zeitmangel kann dazu führen, dass Pflegende schneller ihre Macht geltend machen. Sowohl in der ambulanten Pflege als auch im Alten- oder Pflegeheim gibt es so viel zu tun, dass wir es mit einem echten ‹Eisbergphänomen› zu tun haben. Von all der Pflege, die eigentlich notwendig ist, kann nur ein kleiner Teil tatsächlich geboten werden. Das übrige Bedürfnis an Pflege und Zuwendung bleibt ‹unter der Oberfläche›, doch die Pflegenden spüren es durchaus. Sie haben das Gefühl, als täten sie immer nur einen Bruchteil dessen, was eigentlich erledigt werden müsste.

Morgens früh wollen fünf Bewohner gleichzeitig, dass man sich um sie kümmert, und abends wollen zehn Bewohner zur gleichen Zeit ins Bett. Hier gilt es, Entscheidungen zu treffen – schließlich kann man es nicht allen recht machen. Und das in einer Umgebung, in der es Menschen durch die eigene Behinderung oder ihr hohes Alter oft nicht schaffen, viel Verständnis füreinander aufzubringen. Sie alle wollen versorgt werden, und zwar wann und wie sie selbst es möchten. Selbst wenn sich eine Pflegende mal die Zeit nimmt und sich in den Aufenthaltsraum setzt, um für mehrere Bewohner gleichzeitig da zu sein, muss sie Entscheidungen treffen. Wenn dann eine Bewohnerin zur Toilette muss und dafür eine Weile braucht, beschleicht die Pflegende schon wieder das Gefühl, dass sie die anderen Bewohner ihrem Schicksal überlässt. Dieses Gefühl, einfach nicht zu genügen, kennen Pflegende nur allzu gut. Dabei geht es um Situationen, in denen sie stets aufs Neue ihren eigenen Weg finden müssen. Auch wenn mehr Personal zur Verfügung steht, wird die Pflegende immer wieder entscheiden müssen, wer mehr Zuwendung erhält und wer weniger.

Macht und Ohnmacht – das ist ein Thema, über das Pflegende häufig philosophieren. «Macht ist, wenn man jemanden warten lässt. Wenn man sagt, man käme sofort, und dann einfach nicht mehr zurückkommt», schreibt eine Pflegende. Macht hat mit Herrschen und Dominanz zu tun, und mit einer Partei, die keinen Einfluss darauf nehmen kann. Macht wird negativ, wenn eine der beiden Parteien keinen Freiraum mehr für persönliche Entscheidungen hat. Macht wird ausgeübt, wenn kein Gespräch mehr möglich ist, wenn nicht mehr über die Situation diskutiert werden kann. Macht spürt man als Pflegende auch, wenn man Bewohner mit Fixiergurten, Stuhlbrettern oder Bettgittern fixiert. Durch die Unruhe und Angst wiederum, die dies zuweilen bei den Bewohnern hervorruft, fühlt man sich dann auch oft wieder sehr machtlos und schuldig. Macht spüren die Pflegenden, wenn sie Bewohnern die Medikamente unter den Pudding mischen, da sie sonst nicht zur Einnahme bewegt werden können. Und notfalls flunkert man eben, wie das nächste Beispiel zeigt:

Dass ein Bewohner gezwungen wird, seine Medikamente einzunehmen, das kommt regelmäßig vor. Eine unserer Bewohnerinnen hatte mir deutlich zu verstehen gegeben, dass sie ihre Tabletten nicht einnehmen wollte. Wenn ich ihr die Tabletten dann in den Mund steckte, wurden sie ausgespuckt. Also habe ich die Medikamente fein gemahlen und sie ihr in den Pudding gerührt, da sie Pudding sehr lecker fand. Ich habe das zu ihrem eigenen Besten getan. Und ich finde, es ist auch unsere Aufgabe als Pflegende, dafür zu sorgen, dass jeder pünktlich die richtigen Medikamente bekommt, vor allem, wenn es um wichtige Medizin geht, beispielsweise gegen Herzrhythmusstörungen. Manchmal muss man dabei eben ein bisschen tricksen. Noch ein Beispiel: Als ich einem Bewohner seine Medikamente geben wollte, weigerte er sich, sie einzunehmen. Ich hab mich dann bei jemandem erkundigt, was ich tun sollte, und erhielt die Antwort: «Sag einfach, dass es eine Marcoumar-Tablette ist» (da der Bewohner diesen Namen kannte und wusste, dass es sich hierbei um ein wichtiges Medikament handelte).
Ich frage mich, inwiefern ich für einen Bewohner Entscheidungen treffen kann oder auch nicht. Darüber denkt man dann immer öfter nach. Ich versuche oft, mich in den anderen hineinzuversetzen, und mich zu fragen: Wie würde ich das finden, wenn man das bei mir machte? | *Abschlussarbeit, 1994*

Eine junge Frau interviewte im Rahmen ihrer Ausbildung zur Altenpflegerin neun andere Auszubildenden über den Gebrauch von Macht. Dabei wurden die folgenden Situationen als sehr machtsensibel eingestuft: die Körperpflege am Morgen (sowohl der Zeitpunkt als auch die Pflege als solche), die Entscheidung, welche Kleidung die Bewohner tragen, der Zeitpunkt, an dem die Bewohner zur Toilette oder ins Bett gehen dürfen, und die Isolierung von Bewohnern, die ihre Mitbewohner massiv stören. Hierbei handelt es sich jedoch ausnahmslos um Situationen, in denen die mäeutische Methodik sowohl für die einzelne Person als auch für das gesamte Team ausgesprochen nützlich wäre, da sich die Kollegen im Team dabei mehr Freiheit gönnen, und sich die Pflegenden infolgedessen auch freier fühlen.

Gefühle von Allmacht und Ohnmacht haben auch mit ‹Problemverhalten› zu tun. Es gibt natürlich überall Menschen, die einen wie einen Dienstboten behandeln, die sich anklammern oder extrem unruhig sind.

> Frau de Vreede, eine bettlägerige Patientin, ist soeben in unseren Wohnbereich verlegt worden. In ihrem früheren Wohnbereich galt sie als dem Personal gegenüber verbal sehr aggressiv und immer eher unzufrieden – sehr zum Leidwesen der jüngeren und oft auch unsicheren Mitarbeiterinnen. Wenn die Bewohnerin wieder eine dieser Launen hat, macht sie durchaus auch gemeine, verletzende Bemerkungen. Das Personal hat miteinander vereinbart, der Bewohnerin in einem solchen Falle zu sagen, dass sie sich erst einmal beruhigen solle, und wegzugehen. Dennoch ist es so, dass die Mitarbeiterinnen oft erst später als ‹normal› zu der Bewohnerin gehen, wenn sie läutet. Sie gehen eher ungern und reagieren häufig auch nicht allzu freundlich auf die Dame. Wobei dies die Situation nicht eben verbessert und die Bewohnerin meines Erachtens das ‹Opfer› ist. | *Abschlussarbeit*

Vertieft man sich in den Hintergrund von Bewohnern oder Klienten, so zeigt sich, dass jedes Verhalten eine tiefere Ursache hat. Oft ist dies eine sehr persönliche Geschichte. Zuweilen wird das Verhalten auch vom Krankheitsbild beeinflusst. Dies erfordert immer wieder eine neue Vorgehensweise, je nach der Person, um die es geht. Pflegende müssen sich also damit auskennen, wie der Mensch auf Krankheiten, Behinderungen und Verluste reagiert. Dabei brauchen sie allerdings auch Einsichten, denen Erfahrungen der Pflege des betreffenden Bewohners zu Grunde liegen, Erfahrungen, die von allen Kollegen des Teams zusammengetragen werden. Die mäeutische Vorgehensweise ist auch für Bewohner oder Klienten geeignet, deren Verhalten von den Pflegenden als problematisch empfunden wird. Während der erlebensorientierten Bewohnerbesprechung fühlen sich die Pflegenden nicht nur in das Befinden und die Bedürfnisse der Bewohner ein, sondern bringen auch ihre eigenen Gefühle zur Sprache. Anschließend berichten sie zuerst von den positiven Kontaktmomenten, auch wenn es um eine an sich schwierige Situation geht.

**Kompetenz**

Pflegende können nicht garantieren, dass die Bewohner, für die sie sorgen, zufrieden sind. Egal, wie gut sie es auch meinen: Sie können nun mal nicht zaubern, und die Bewohner bleiben auch weiterhin depressiv, verwirrt, unglücklich oder einsam. Im mäeutischen Pflege- und Betreuungsmodell sprechen wir auch vom ‹Engelsyndrom›: Als Pflegende möchte man, dass die Menschen, die man betreut, zufrieden sind, dass sie trotz ihrer Situation doch auch wieder ein bisschen menschliches Glück erleben. Ein depressiver Bewohner wird jedoch nicht weniger depressiv, nur weil die Pflegende so nett ist. Wenn eine Bewohnerin unter dem schlechten Verhältnis zu ihren Kindern leidet, kann die Pflegende wenig daran ändern. Sie kann nur selten spektakuläre Ergebnisse vorweisen. Es sind die kleinen Dinge, die zählen. Darum ist es so wichtig, dass sich die Pflegende immer der Momente bewusst ist, an denen sie alles richtig macht. Ein Engel wird sie nie werden, doch sie kann durchaus ein Gefühl für ihr eigenes fachliches Können entwickeln. Wenn ich Pflegende bitte, mir doch einmal von solchen Momenten zu berichten, ernte ich verblüffte Blicke. Über gute Momente denken sie weniger häufig nach als über die Momente, als etwas schief ging. Um bewusst kompetent zu werden, braucht man Einsichten, Umgangsfertigkeiten und Erfahrungswissen, das aus dem Berufsalltag gewonnen wird. Ein großer Teil der Theorie stammt noch aus anderen Berufen wie der Krankenpflege, der Psychologie und der Medizin. Doch für den Beruf der Pflegenden wird eine eigene Theoriebildung benötigt. So berichten Pflegende im Pflegeheim, dass sie sich der eigenen Kompetenz viel stärker bewusst geworden sind, nachdem sie gelernt hatten, gemäß einer bestimmten Herangehensweise wie Vali-

## 5. Spannungsfelder und Strategien  **111**

dation oder erlebensorientierter Pflege vorzugehen. Sie verfügen dann über die Instrumente und die Fertigkeiten, die sie brauchen, um die Puzzleteilchen zusammenzufügen und herauszufinden, worauf ein bestimmtes Verhalten schließen lässt.

Das nächste Beispiel für fachliches Können spielt sich in einem Altenheim ab. Die IMOZ-Dozentin José Maas beschreibt hier, wie eine exzellente Pflegende eine Bewohnerin dahin bringt, dass diese sich noch waschen lässt, nachdem sie bereits angezogen beim Frühstück erschienen ist.

> Die Bewohnerin hat sich angekleidet und ist nun unterwegs zum Aufenthaltsraum. Auf dem Weg begegnet ihr die Pflegende, die weiß, dass die Bewohnerin sich nicht gewaschen hat und sieht, dass ihre Bluse nicht sauber ist. Die Pflegende läuft neben der Bewohnerin her, Richtung Aufenthaltsraum: «Guten Morgen, gut geschlafen? Jetzt haben Sie sicher ordentlich Hunger auf Frühstück, oder?» Die Bewohnerin bejaht. Die Pflegende zeigt auf die Bluse der Dame: «Oh je, ich sehe, dass Sie einen Fleck auf der Bluse haben.» Die Bewohnerin findet das nicht schlimm. Pflegende: «Soll ich Sie nach Ihrem Frühstück eben auf Ihr Zimmer begleiten? Dann kann ich Ihnen eine andere Bluse anziehen, und Sie können sich nach dem Essen noch kurz frisch machen. Ich nehme dann die Bluse mit in die Wäsche.» Die Bewohnerin ist nicht sonderlich beeindruckt, sagt aber dann: «Wenn Sie das wirklich für notwendig halten, dann kommen Sie mal.»
> Die Bewohnerin frühstückt in aller Ruhe mit den anderen Damen am Tisch im Aufenthaltsraum. Dann holt die Pflegende die Bewohnerin ab. «Sollen wir nun eben gehen? Dann stecke ich Ihre Bluse gleich in die Wäsche.» Die Bewohnerin geht mit. Im Zimmer beginnt die Pflegende mit der Bluse und nimmt die Bewohnerin mit ins Badezimmer. Sie schlägt vor, der Bewohnerin zur Hand zu gehen, wenn sie sich frisch macht. Stück für Stück wird die Bewohnerin entkleidet; anschließend geht sie unter die Dusche. Schnell nimmt die Pflegende saubere Unterwäsche aus dem Schrank. Während sie mit der Bewohnerin plaudert, hilft sie ihr beim Ankleiden. Zu der frischen Bluse passt der Rock nicht, den die Bewohnerin angehabt hat, also wird auch rasch ein anderer Rock ausgesucht. Die Bewohnerin: «Das ist der Sonntagsrock.» Pflegende: «Oh, dann können wir den nicht nehmen, denn heute haben wir Dienstag.»
> Als die Bewohnerin sich nach dem Ankleiden in ihr Zimmer setzt, sieht die Pflegende, dass die Nägel der Frau zu lang sind, und schlägt vor, die auch gleich noch zu schneiden. Inzwischen kann sich die Bewohnerin ein bisschen auf ihrem eigenen Stuhl vom Duschen ausruhen.
> Der Kommentar der Dozentin: Wunderbar zu sehen und vor allem zu hören (ich blieb während des Duschens im Zimmer ‹zurück›), wie die Pflegende die Bewohnerin Schritt für Schritt durch den ganzen Ablauf führt: waschen, saubere Sachen anziehen und dann auch noch die Nägel schneiden. Die Pflegende bespricht sich kurz mit der Bewohnerin und lenkt sie dann ab, mit Plaudereien über das Wetter und darüber, wie gemütlich das Zimmer doch eingerichtet ist. Da sie der Bewohnerin nicht zu viel auf einmal erzählt und ihr eben auch nicht vorhält, dass sie noch ungewaschen ist und obendrein noch schmutzige Sachen anhat, bekommt sie Zugang zu der Frau und gewinnt ihr Vertrauen. Die Bewohnerin macht sogar

aktiv mit. Sie fühlt sich meines Erachtens respektiert und genießt das nette Gespräch. (*Beobachtung der IMOZ-Dozentin José Maas*)

Pflegende in der ambulanten Pflege sind ganz auf sich selbst angewiesen. Sie wirken sehr bewusst. Sie können ihre Probleme auf niemanden abschieben, sondern müssen immer selbst Lösungen finden. Zudem haben sie mit dominanten, anklammernden, ängstlichen oder verwirrten Menschen zu tun. Und auch hier brauchen Pflegende Fachkenntnisse, Umgangsfertigkeiten und Theorien, die zu ihrer Arbeit passen. In der ambulanten Pflege muss die Pflegende beispielsweise noch stärker als in der institutionellen Pflege mit Angehörigen umgehen können.

### 5.3.4 Wachsen oder Stagnieren

Berufsanfänger in diesem Fach erleben oft einen Realitätsschock. Der erste Tag in der Praxis wird unvergesslich bleiben. Neben der normalen Welt, in der gesunde und aktive Menschen leben, gibt es scheinbar noch eine andere Welt, eine, in der die Menschen extrem abhängig sind, einsam oder ängstlich. Anfangs weiß die Pflegende nicht, wie sie reagieren soll. Doch mit der Zeit gewöhnt sie sich ein, und lernt, wie sie mit den Personen, die sie versorgt, in Kontakt treten kann. Kontakte entstehen unter allen möglichen konfrontierenden Umständen, in denen sowohl der Bewohner als auch die Pflegende ausgesprochen verletzlich sind. Der Pflegenden bleibt nichts anderes übrig als die Gefühle, mit denen sie konfrontiert wird, zu akzeptieren. Von ihrem ersten Tag im Berufsleben an muss sie alles Mögliche verarbeiten. Viele Pflegende versuchen, ihre Erfahrungen und Gefühle in Einsichten und Lebensweisheiten umzusetzen. Diese *Gefühlsarbeit*, dieses Nachdenken, Grübeln und Wachliegen ist durchaus zeitraubend. Zwar finden solche Prozesse teils auch unbewusst statt, doch die Energie, die es kostet, alles gut für sich einzuordnen, darf nicht unterschätzt werden. Eine zu große Menge an unverarbeiteten Gefühlen führt zu Erstarrung und Ausgebranntsein. Die Pflegende fühlt sich machtlos und ist nicht mehr offen für die Menschen, die sie betreut. Sie wird zu einer instrumentellen Arbeitskraft, die nichts mehr fühlt und die keinerlei Kontakt mehr herstellt. Sie handelt mechanisch und so, wie die Regeln es vorschreiben. Früher oder später jedoch wird sie über Überlastung klagen, krank werden und ihren Beruf an den Nagel hängen.

Und so muss die Pflegende immer wieder das eigene Gleichgewicht finden zwischen Nähe und Distanz, und sich – bewusst oder unbewusst – entscheiden, wie sie mit den Gefühlen umgehen wird, die sie beschäftigen: Wird sie sie verarbeiten oder verdrängen? Und bewusstes Verarbeiten kann durchaus durchwachte Nächte zur Folge haben. Solange dies nicht allzu häufig geschieht, ist das normal und kein Anlass zur Sorge. Als Pflegende wird man so häufig mit den problematischen Seiten des Lebens konfrontiert, dass es beinahe unmöglich ist, davon unberührt zu bleiben. Je mehr man von dieser dunklen Seite des Lebens gesehen und selbst erlebt hat, desto besser kann man emotionale Erlebnisse und Situationen für sich einordnen, ohne sein inneres Gleichgewicht zu verlieren. Wer jedoch dazu neigt, wie ein Schmetterling durch den Arbeitsalltag zu flattern, wird irgendwann entdecken, dass er mehr verdrängt hat, als ihm bewusst war. Es ist jedoch nahezu unmöglich, die Augen vor dem zu verschließen, was in einem Menschenleben so alles passieren kann. Und wenn es dann um jemanden geht, den man sehr gerne mag, oder um ein Ereignis, das mit der Situation im eigenen Leben zu tun hat, dann kann auch die Pflegende nicht länger den Kopf in den Sand stecken. Selbstverständlich betrifft dies hier sehr komplizierte Vorgänge, und mit den eigentlichen Tiefen von Einsamkeit, Verzweiflung und Todesangst werden viele Pflegende erst im Laufe ihres späteren Lebens konfrontiert. Doch auch in jungen Jahren muss man zuweilen mit schweren persönlichen Verlusten oder emotional schwierigen Situationen umgehen. Nehmen wir nur das Beispiel einer Pflegenden, die ungewollt kinderlos ist oder die das Opfer sexueller Gewalt war: Wenn sie dann Frauen mit vergleichbaren Erfahrungen betreuen muss, wird sie das viel unmittelbarer berühren als nicht vorbelastete Kolleginnen. Dies jedenfalls berichten unsere Kursteilnehmerinnen.

So bleibt der Beruf der Altenpflegerin, des Altenpflegers gefühlsmäßig eine sehr anspruchsvolle Aufgabe, er kann jedoch auch sehr lehrreich sein. Immer wieder kommt es vor, dass man von Bewohnern oder Klienten auf besondere Weise angerührt wird. Die eine Bewohnerin ähnelt der eigenen Oma, jener Herr gleicht dem Vater, und die Hilfsbedürftigkeit eines jüngeren Bewohners oder Klienten führt der Pflegende die eigene Verletzlichkeit vor Augen… Das mäeutische Pflege- und Betreuungsmodell legt großen Nachdruck auf die Unterstützung der Pflegenden beim Verarbeiten ihrer Gefühle. Innerhalb eines Teams muss Offenheit herrschen, so dass die Pflegenden miteinander und mit der Wohnbereichsleitung freimütig über einschneidende Erlebnisse sprechen können. Dabei kann es sich um Dinge handeln, die das ganze Team berühren, oder auch um Umstände, die eine bestimmte Pflegende besonders aufwühlen. Über die eigenen Gefühle zu sprechen ist nicht nur für die emotionale Gesundheit der Pflegende selbst wichtig. Sie wird auch besser in der Lage sein, die Menschen, die sie betreut, zu begleiten und zu trösten.

## 5.4 Strategien der Mitarbeiter

Pflegende müssen also mit emotionalen Spannungsfeldern umgehen, und das erleichtert ihre Arbeit nicht gerade. Es werden hohe Anforderungen an ihre emotionale Intelligenz und an ihre kommunikative Offenheit gestellt. Das Gleiche gilt für Teams. Mal hat sich dort ein Teamgeist entwickelt, der einen sicheren Rahmen für Gespräche über die eigenen Emotionen bietet, mal herrscht dort eine Atmosphäre, in der jeder seine Probleme lieber für sich behält. Die Pflegenden sprechen nur ungern über Frustrationen und peinliche Erfahrungen. Sie versuchen, den Eindruck zu vermitteln, als könnten sie die ganze Welt schultern, und greifen auf Ausweichstrategien zurück.

### 5.4.1 Ausweichstrategien

Eine oft eingesetzte Ausweichstrategie ist es, die gesunde Seite der Bewohner oder Klienten besonders hervorzuheben. Hennie Boeije spricht hier von der *Normalisierung des täglichen Lebens*. Die Bewohner sollen ein möglichst normales Leben führen, und alles selbst tun, was sie tun können. Theoretisch untermauert wird dies dann mit der so genannten *Selbstpflegetheorie*. Die Betonung der Selbstständigkeit und Autonomie von Bewohnern ist übrigens eine Ausweichstrategie, die auch andere Fachrichtungen in Pflege- und Altenheimen einsetzen.

Eine andere Ausweichstrategie ist das *Weggehen* – man verlässt also im wahrsten Sinne des Wortes während der Pflege das Zimmer, weil sich der Bewohner auf eine Weise verhält, auf die man als Pflegende nicht mehr zu reagieren weiß. Die deutsche Pflegeforscherin Christine Sowinski berichtet von Pflegenden, die nach eigenen Aussagen während der Pflege regelmäßig weggehen. Dabei geben sie vor, etwas vergessen zu haben, oder sie haben mit voller Absicht tatsächlich etwas ‹vergessen›. Eine andere Pflegende erzählte, dass sie sich auch schon auf die Toilette zurückgezogen hat, um mal ein paar Minuten absolut unerreichbar zu sein.

Kommunikation mit Bewohnern *vermeiden*, die Anzahl der Kontakte mit den Bewohnern herunterschrauben. Dieses Verhalten kann man vor allem beobachten, wenn Pflegende nicht wissen, was sie mit all den eigenen Gefühlen oder auch mit denen der Bewohner anfangen sollen. So kommt es dann vor, dass die Pflegenden dem Kaffeetrinken der Bewohner aus einem sicheren Abstand zusehen und nachmittags zusammen im Büro hocken. Schließlich muss ja immer so viel geschrieben werden, und das kann man nicht im Aufenthaltsraum machen, sonst würde man die Privatsphäre der Bewohner verletzen.

*Reinigungsarbeiten.* Ideal, wenn man mal Abstand braucht. Man kann ganz wunderbar miteinander die Spülküche aufräumen und putzen, auch noch die Zimmer der Bewohner mitnehmen und die Abteilungsküche saubermachen. Zum Putzen und für sonstige Hausarbeit werden oft andere Arbeitskräfte eingesetzt, die keine pflegerischen Aufgaben haben. Schade eigentlich! Zwar haben nun die Pflegenden mehr Zeit für die Bewohner und für Besprechungen zum Thema Pflege und den Umgang mit den Bewohnern, doch ob die Zeit immer darauf verwendet wird? Wollen die Pflegenden das überhaupt, haben sie den Mut, sich mehr den Bewohnern zu widmen?

*Aufräumen und Medikamente bereitstellen.* Es ist manchmal schon erstaunlich, was es alles zu tun gibt, wenn erst mal alle Bewohner aufgestanden sind. Und natürlich helfen sämtliche Pflegende mit, denn es wäre unkollegial, sich hinzusetzen, wenn noch nicht alles getan ist. Die eine Pflegende stellt die Medikamente bereit, und zwei andere kontrollieren, ob sie das auch richtig gemacht hat. Nur der Sicherheit halber. Die Inkontinenzmaterialen müssen verteilt werden, die Kleidung muss weggehängt und der Verbandswagen gereinigt und aufgefüllt werden. Es gibt noch Geschirr einzuräumen und Obst auszupressen. Und so tun die Pflegenden den ganzen Morgen lang nichts als alles in Ordnung bringen.

*Lachen.* Pflegende berichten, dass sie ganz bewusst den ‹Clown› spielen oder Witze machen, die eigentlich ausgesprochen albern sind, über die sie aber trotzdem lachen. Sie erzählen einander auch lustige Begebenheiten, die sie mit den Bewohnern erlebt haben.

*Verdrängen.* Die Pflegende kann beschließen, ihre Gefühle nicht mit den Kolleginnen zu besprechen, sondern sie zu verdrängen. «Glücklicherweise muss ich immer eine halbe Stunde autofahren, und in der Zeit schüttele ich das von mir ab. Wenn ich dann nach Hause komme, beginnt ein anderes Leben, *mein* Leben.» So die Aussagen von Pflegenden, die in ihrem Team keine Möglichkeit haben, über ihre Gefühle zu reden. Das geht oft gut, vorausgesetzt, dass ihr Privatleben ausgeglichen ist. Geht jedoch auch da etwas schief, dann spürt man doch das Bedürfnis zu reden und zu verarbeiten. Letzten Endes ist Verarbeiten der beste Weg, mit schwierigen Situationen umzugehen. Verdrängung dagegen führt oft zu einer Art unbewussten Aufhäufung. Plötzlich wird einem alles zuviel, man ‹packt es nicht mehr›. Dann stellt sich heraus, dass man doch reden muss, um anderen seine Gefühle mitzuteilen.

*Krankmelden.* Pflegende sind sehr pflichtbewusst. Manchmal jedoch kann das Arbeitsklima zu einem erhöhten Ausfall durch Krankheit beitragen. In einem gut eingespielten Team stehen die Pflegenden einander zur Seite. Sie sind froh über alles, was die erkrankte Kollegin doch noch tun kann, statt sie schief anzusehen.

*Freizeit.* Natürlich erzählen sich Pflegende, was sie in ihrer Freizeit machen. Hochzeiten, Geburten, Umzüge, Urlaubsreisen, neue Möbel usw., all das sind dankbare Themengebiete, mit denen sich gut gegensteuern lässt, wenn der Berufsalltag mal wieder besonders schwer ist. Gilt dies jedoch immer?

Wenn man merkt, dass man als Team immer so schnell wie möglich zu Themen wechselt, die nichts mit der Arbeit zu tun haben, und nicht über die emotionalen Aspekte des Berufs spricht, sollte man sich bewusst fragen: «Was machen wir hier eigentlich? Arbeiten wir nur, um Geld zu verdienen, so dass wir uns eine schöne Freizeit machen können? Oder arbeiten wir auch, um als Mensch zu reifen und uns weiterzuentwickeln? Wollen wir nur die schönen Dinge voneinander hören oder sind wir auch füreinander da, wenn es schwer wird?»

*Meckern.* Eine oft eingesetzte Ausweichstrategie ist das Meckern. Nichts taugt! Weder die Geschäftsführung noch der Teamleiter. Die Mitarbeiter der Küche verschließen sich vor jeder guten Idee; für die zählt sowieso nur, dass der Wagen schnell wieder unten ist. Die Fachrichtungen machen ihr eigenes Ding, kommen daher und sagen dir, was sie wollen, und fragen gar nicht danach, ob es überhaupt passt. Gemeckert wird aus Machtlosigkeit. Und egal, wie recht man hat: Meckern ist nie eine Lösung.

Dies alles sind Strategien, auf die individuelle Pflegende oft zurückgreifen. Ihr Team gibt ihnen überdies auch Gelegenheit dazu. Doch es geht auch anders.

### 5.4.2 Emotionsregulierende Strategien

Pflegende können sich auch bewusst dafür entscheiden, zu wachsen und zu lernen. Wer nach dem mäeutischen Pflege- und Betreuungsmodell arbeitet, nimmt sich die Zeit dazu, Erfahrungen und Gefühle zu verarbeiten.

Pflegende, die emotionsregulierende Strategien einsetzen, sprechen offen über ihre Gefühle, unterstützen einander dabei, diese zu verarbeiten, geben einander den Freiraum, Beziehungen zu Bewohnern zu knüpfen, widmen sich gegenseitig Zeit und wissen die Qualitäten der Kollegen zu schätzen. Diese Pflegenden sind schneller bereit, Informationen über ein Krankheitsbild oder den fraglichen Bewohner herauszusuchen oder über verschiedene Wege nachzudenken, wie man auf Verhalten reagieren kann. Es wird allerdings auch akzeptiert, dass man bestimmte Bewohner sympathischer findet als andere, dass ein Bewohner einem auch mal Kummer bereitet oder dass man einen bestimmten Bewohner nicht betreuen kann, weil er einen zu sehr an einen heiklen Bereich im eigenen Privatleben erinnert.

In vielen Abschlussarbeiten kann man nachlesen, dass Pflegende bewusst versuchen, ihre Gefühle in Worte zu fassen und zu verarbeiten. Sie schreiben über Themen wie Abschied, Einsamkeit, Kummer, Kontakt, Hilfebedürftigkeit und Kommunikation. Neben dieser für die Pflegende übrigens sehr wichtigen introspektiven Haltung, ist es für sie auch hilfreich, Gefühle und Gedanken mit Kollegen zu teilen. Aber oft fehlt eine gemeinsame Sprache und eine gemeinsam entwickelte Einstellung, um über Reflexionen dieser Art zu sprechen. Eine solche gemeinsame Sprache kann entstehen, wenn die Pflegenden selbst bewusst die Gelegenheit schaffen, mit den Kollegen oder der Wohnbereichsleitung zu sprechen. Dabei können sie im Prinzip dieselben Gesprächsfertigkeiten einsetzen, die ich in Kapitel 6 für den Umgang mit Bewohnern oder Klienten empfehle. So kann man Kollegen, die schwere Zeiten durchleben, zur Seite stehen und sie nach ihren Gefühlen fragen. Warum finden sie dieses oder jenes Mitglied ihrer Familie so schwierig, und warum berührt es sie so stark, dass es diesem Bewohner schlechter geht oder jene Bewohnerin gestorben ist?

Die Entscheidung für eine Lernstrategie bedeutet, dass die Pflegende dazu bereit ist, mit den eigenen Gefühlen konfrontiert zu werden und sich die Zeit zu nehmen, diese auch zu verarbeiten. Sie ist sich ihrer Verletzbarkeit bewusst und hat den Mut, das auszusprechen, was ihr im Magen liegt. Sie kann anderen Freiraum geben und ist in der Lage, die ‹andere Seite› des Lebens – die Seite von Kummer, Verlust und Gewalt – in ihrer Lebensphilosophie einzuordnen. Eine besonders wichtige Lernstrategie ist es, die Momente echten Kontakts ganz und gar bewusst zu erleben und ernst zu nehmen.

## 5.5 Pflege als sinngebende Arbeit

Am Anfang dieses Kapitels habe ich die Behauptung aufgestellt, dass sich Pflegende manchmal so weit von ihren ursprünglichen Absichten entfernen, dass sie sich selbst fremd werden. Durch das System, in dem sie arbeiten müssen, verlieren sie die Verbindung zu ihrer ursprünglichen Motivation. Und wenn *sie* es schon nicht schaffen, innerhalb eines Systems sie selbst zu bleiben, wie viel schwerer ist es dann für die Bewohner oder Klienten, sich nicht selbst zu verlieren. So schreibt eine Pflegende:

> Ich wundere mich nicht allzu sehr darüber, dass Bewohner sich dem gewünschten Verhalten anpassen. Natürlich gibt es zu Beginn Protest und Widerstand, aber später gibt der Bewoh-

ner nach. Wenn er einsieht, dass es nicht hilft, sich gegen etwas zu wehren, ändert er sich von ganz alleine. Der Mitarbeiterstab und dessen Macht sind schließlich stärker als der neue Bewohner. Je nach seiner Persönlichkeit leistet er kürzer oder länger Widerstand. Danach kommt eine Zeit des Sichabfindens; er wird passiv und gerät in eine immer größere Isoliertheit. Im Bericht steht dann: «Der Bewohner oder die Bewohnerin wird ruhiger und scheint sich anzupassen.» | *Abschlussarbeit*

Wer langfristig erkrankt ist und zunehmend abhängiger von anderen wird, der muss immer wieder ein Stück seiner selbst aufgeben. Er ist der Gnade anderer ausgeliefert. Und selbstständig wird er nie mehr, der Schaden lässt sich nicht rückgängig machen. Bedeutet das jedoch auch, dass er nicht mehr wählen kann? Zum Beispiel, was er essen möchte und um welche Uhrzeit? Mit wem er lachen möchte? Mit wem er wunderbar reden kann? Heißt das, dass er anderen nichts mehr bedeuten kann? Wenn das so wäre, dann hätte sein Leben keinen Sinn mehr. Wir finden den Sinn unseres Lebens in den Dingen, die wir in Wechselwirkung mit anderen erleben, und darin, was wir den anderen in dieser Wechselwirkung bedeuten[61]. Wer jedoch abhängig geworden ist und sich selbst verloren hat, der ist nur noch jemand, der Pflege braucht. Das kann durchaus auch zu zwanghaftem Verhalten führen. Und wer könnte das diesen Menschen eigentlich übelnehmen!

In einem Pflegesystem, das vor allem durch große Routine funktioniert, in dem Produktionszahlen und eine betriebsähnliche Übersichtlichkeit die ganze Atmosphäre prägen, können Pflegende nicht arbeiten und Bewohner nicht leben. Sowohl die Pflegenden als auch die Bewohner verlieren sich, werden sich selber fremd. Sie können nicht mehr sie selbst sein. Die Bewohner werden nach ein paar auffälligen persönlichen Eigenschaften kategorisiert, werden zu Frau X, die immer lacht, weint, oder was auch immer. Sie haben geliebte Menschen verloren und werden nun auf ihr Verhalten und ihre Hilfsbedürftigkeit im Hier und Jetzt reduziert. Niemand kennt ihre Lebensgeschichte, und ihre Welt besteht aus dem Pflegewohnbereich oder der eigenen Wohnung. Die Pflegenden hetzten hin und her, müssen ständig entscheiden, was als nächstes zu tun ist, wem sie nun zur Hand gehen werden und wer warten muss. Wenn sie schließlich nach Hause gehen, dann oft mit einem unzufriedenen Gefühl. Sie sind sich gar nicht dessen bewusst, was sie für die Bewohner bedeuten.

Das mäeutische Pflege- und Betreuungsmodell wurde entwickelt, um den Pflegenden einen Weg zurück zu sich selbst und zu ihren ursprünglichen Intentionen aufzuzeigen. Deswegen nennen wir es in den Niederlanden das «Sinngebungs-

---

61 Viktor E. Frankl (1977). Trotzdem ja zum leben sagen. Ein Psychologe erlebt das Konzentrationslager. dtv, München.

modell» Ruhe, Kontakt, sinngebende Pflege, dem anderen etwas zu bedeuten, darum geht es. Als Pflegende wird man immer seinen Weg durch diese emotionellen Dilemmata finden müssen, die bei dem nicht nachlassenden Pflegebedarf unvermeidbar sind. Es ist jedoch mehr Zuwendung möglich, mehr Kreativität und Flexibilität, Kompetenz und persönliches Wachstum. Pflegende können Lernstrategien einsetzen und mithilfe erlebensorientierter Umgangsfertigkeiten und Einsichten viel mehr Kontakt und positive Wechselwirkung erfahren.

## 5.6 Zusammenfassung

Wer einen Pflegeberuf ergreift, muss im Berufsalltag oft feststellen, dass die eigenen Ideale auf Umstände stoßen, die mit diesen Idealvorstellungen nicht vereinbar sind. Man hat mit zwingenden Regeln zu tun, mit unumstößlichen Routinen, schwierigen Bewohnern und aufwühlenden Situationen. Grund genug, seine Emotionen lieber ‹zu Hause zu lassen›. Hinzu kommt, dass all die kleinen Dinge, die zusammengenommen die Qualität der Arbeit von Pflegenden ausmachen, nahezu unsichtbar sind. Pflegearbeit ist ‹Schattenarbeit› – Arbeit also, die sich ständig wiederholt, ohne dass ein bleibendes Ergebnis vorgewiesen werden könnte. Die Bewohner und Klienten werden schließlich weder jünger noch gesünder, und ihre Wohnumgebung wird immer wieder schmutzig. Von Pflegenden wird erwartet, dass sie eine Art ‹Hausmutter› oder ‹Hausvater› sind, während sie zugleich als verlängerter Arm des Arztes (und anderer behandelnder Fachkräfte) fungieren sollen. Dabei wird auch eine professionelle Einstellung und die entsprechende inhaltliche Kompetenz vorausgesetzt. Zugleich werden sie zuweilen wie ‹Arbeitsroboter› behandelt, als universell einsetzbare Arbeitskräfte. Eine solche Behandlung entspricht im Prinzip der ‹Serialisierung›: Sie besteht aus einer Serie identischer ‹Versorgungseinheiten› ohne Eigenschaften, und diese ‹Einheiten› entbehren jeder Beziehung zu den Bewohnern oder Klienten, durch die eine Pflegende einzigartig und für ihre Bewohner zu etwas ganz Besonderem würde.

Doch nicht nur die *Position* der Pflegenden bringt Spannungsfelder mit sich, sondern auch ihre *Arbeit*. In Untersuchungen haben sich die folgenden allgemeinen Spannungsfelder herauskristallisiert: Nähe oder Distanz, Flexibilität und Kreativität oder Regeln und Routine, Kompetenz oder Machtlosigkeit, Wachstum oder Stagnation. Um mit diesen Spannungsfeldern umzugehen, setzen Pflegende individuell oder als Team Strategien ein, die sich in ‹Vermeidungs- und emotionsregulierende Strategie› gliedern lassen. Wenn die Arbeit gut von der Hand geht, sind die Pflegenden so professionell, dass sie der positiven Seite ihres Berufs mehr Raum geben als der negativen. Dazu müssen sie viel Gelegenheit haben, um mit ihrem Team über all ihre Fundstücke, Erfahrungen und Ideen zu sprechen.

## Praxisbeispiel[*]

### Sagen Sie doch mal was Liebes zu mir

Das nächste Beispiel aus einem somatischen Wohnbereich stammt aus der Abschlussarbeit einer Pflegenden in Ausbildung. Ihr Problem ist, dass ihre Kollegen eine bestimmte Bewohnerin für ‹nervig› halten, da sie immer wieder neue Wünsche hat. Sie finden sie dominant. Die Pflegende schreibt:

^ Durch einen CVA ist Frau H. eine Dauerbewohnerin geworden. Sie verhält sich dominant und stellt unablässig Fragen und Forderungen. Viele Pflegende haben Probleme damit und finden Frau H. eher unangenehm. Leider wird sie auch so behandelt. Oft tut die Bewohnerin so, als ob ihr das nichts ausmache; sie scheint dann wie aus Eis. Die Auszubildende Dorien hat überhaupt nichts gegen die Bewohnerin. Ganz im Gegenteil: Sie sieht es als Herausforderung an, Frau H. kennen zu lernen und ist darum auch bereit, sich im Umgang mit ihr etwas mehr ‹Blößen› zu geben. Sie versucht, auf keinen Fall die Geduld zu verlieren, ganz gleich, wie viele Wünsche die Frau auch haben mag. Schließlich geht es immer um dieselben Fragen und Forderungen, man kann sich also auch drauf einstellen.

Es scheint, als verstehe Frau H. das und wisse es zu schätzen. Und man hat den Eindruck, als bemühe sie sich selbst nach besten Kräften, sich ‹zusammenzureißen›. So entsteht ein angenehmer Kontakt zwischen Frau H. und Dorien.

Es kommt nie zu irgendwelchen körperlichen Intimitäten, doch die Bewohnerin bittet Dorien oft: «Sagen Sie doch mal was Liebes zu mir.» Meistens macht Dorien ihr dann ein Kompliment über ihre Frisur oder ihre neue Bluse oder sie sagt, dass sie die Bewohnerin sehr nett findet und sie gern mag (was auch stimmt!). Die Beziehung ist stark genug, dass Dorien Frau H. auch mal sagen kann, dass sie nun lieber die Arbeit erledigen und nicht so viel schwatzen würde – selbst wenn Dorien es ist, die einen schlechten Tag hat. Beide betrachten die Intimität in ihrer Beziehung als gewünscht, vor allem auch, da sie unverbindlich ist. Die Kollegen reagieren unterschiedlich hierauf. Manche finden es gut, wie Dorien mit Frau H. umgeht, andere finden, dass sie sich unprofessionell verhält, dass sie die Bewohnerin ‹zu viel gewähren lässt und nicht streng genug mit ihr ist›. Außerdem wirft man Dorien vor, sie weiche zu stark von der Herangehensweise ab, die im Wohnbereich für Frau H. vereinbart worden ist: dass nämlich ihre Fragen und Forderungen ignoriert werden sollten.

---

[*] Aus einer Abschlussarbeit.

## Praxisbeispiel

### Eine ganz besondere Bewohnerin*

Die allein stehende, mittlerweile verstorbene Frau G. wurde im Wohnbereich aufgenommen. Sie hatte Bauchspeicheldrüsenkrebs im Endstadium und wusste, dass sie nicht mehr lange leben würde. In der ersten Zeit war sie noch nicht pflegeabhängig, liebte das Leben, war vielseitig interessiert und hatte viel Mitgefühl mit den anderen Bewohnern. Sie half ihnen, wo sie nur konnte, und machte ihnen Mut. Frau G. strahlte etwas Besonders aus, etwas, das sich nur sehr schwer in Worte fassen lässt. Sowohl die Bewohner als auch die Pflegende bewunderten sie sehr. Sie war eine Frau, die immer für alle da war. Die Wochen verstrichen, und ihr Zustand verschlechterte sich. Schließlich musste sie immer öfter im Bett bleiben. Sie war abhängig von den Pflegenden, doch trotz der Schmerzen und der Traurigkeit über den Abschied von diesem Leben, an dem sie so hing, blieb sie munter und war auch weiterhin am Los der anderen interessiert.

Meine Kollegen und ich haben viel mit ihr über ihren bevorstehenden Tod gesprochen, denn das wollte sie gern: darüber reden. Durch ihren Glauben hatte sie Frieden mit der Tatsache geschlossen, dass sie sterben würde, obwohl sie noch gerne etwas mehr Zeit gehabt hätte und noch so viel vorhatte. Dennoch gab es auch Phasen, in denen sie sehr traurig war und viel weinte. Dann konnte es vorkommen, dass man es auch als Pflegende schwer hatte, dass man nicht wusste, was man sagen sollte, und manchmal auch seine Gefühle nicht mehr verstecken konnte. Denn man wusste, dass das definitive Ende nahte, und es keinen Weg zurück gab.

Und die Tatsache, dass man dann für jemanden da ist und zuhört, auch wenn man selbst keine Worte finden kann, die kann dem anderen sehr viel bedeuten.

Wir gingen oft zu dieser Bewohnerin, manchmal um zu reden, manchmal aber auch nur so, um einfach kurz bei ihr zu sein. Dann waren Worte überflüssig. Wir hielten nur ihre Hand oder streichelten ihr über das Gesicht.

Bis zum Schluss zeigte sie jeder einzelnen Pflegenden ihre Bewunderung und ihre Dankbarkeit für all die Unterstützung, die ihr in ihren schweren Stunden zuteil geworden war. Eines Tages (die Bewohnerin wusste, dass ich einige freie Tage haben würde) bedankte sie sich auch bei mir, nahm Abschied von mir, wünschte mir alles Gute für mein weiteres Leben und viel Erfolg beim Abrunden meiner Ausbildung. Sie nahm in diesem Moment Abschied von mir, weil sie sich nicht sicher war, ob wir einander wiedersehen würden. Am nächsten Tag ist sie gestorben.

---

\* Aus einer Abschlussarbeit.

# 6 Abstimmen und Kontakt aufbauen

## 6.1 Die Einzigartigkeit der Pflegenden

Kein anderer Beruf greift so tief in die Privatsphäre ein wie der Beruf der Altenpflegerin, des Altenpflegers, und kein Betreuer kommt anderen Menschen so nahe. Zugleich gibt es auch keinen Beruf, bei dem pflegebedürftige Menschen jeden Tag von neuem mit den nackten Tatsachen konfrontiert werden: dass sie von anderen abhängig sind, und zwar auch für die einfachsten Verrichtungen. Abhängigkeit bedeutet, nicht selbst entscheiden zu können, was man wann tun will, sondern warten zu müssen, bis jemand Zeit für einen hat. Oder sich selbst zwingen zu müssen, da gerade jetzt jemand Zeit für einen hat und gleich nicht mehr. Abhängigkeit von professioneller Pflege bedeutet, einer von vielen zu sein, die morgens warten, bis sie an der Reihe sind. Und die sich fragen, welche Pflegende wohl Dienst hat. Denn die Bewohner und Klienten wissen genau, was sie von der einzelnen Pflegenden halten.

> Ein Klient aus der ambulanten Pflege nach der Verabreichung von Augentropfen zur Pflegenden: «Vielen Dank!» Nachdem die Pflegende ihm noch einen schönen Tag gewünscht hat: «Ich freue mich, dass ich Sie mal wieder kurz gesehen habe. Ich wünsche Ihnen einen schönen Tag, denn wenn Sie einen schönen Tag haben, dann wird meiner auch schön.»
> Später sagte dieser Bewohner zu mir: «Sie kennt mich in- und auswendig. Sie hat auch meine Frau noch gekannt.» | *Aus einem Beobachtungsbericht der IMOZ-Dozentin José Maas*

Jede Pflegende hat eine eigene Persönlichkeit, ist einzigartig in ihrer Art, mit Bewohnern oder Klienten Kontakt zu machen. Doch jede Pflegende setzt auch die Umgangsfertigkeiten ein, die ihrem Beruf zu eigen sind.

**Der Inhalt dieses Kapitels**

Dieses Kapitel widmet sich ganz der suchenden Haltung, mit der Pflegende Kontakte herstellen. In der Fachliteratur wird dies mit dem Begriff ‹empathischer Suchprozess› belegt und in sechs Schritte untergliedert. Anschließend erörtern wir die immer wiederkehrende Frage, ob ein Bewohner oder Klient zur Selbstständigkeit stimuliert werden sollte, oder ob ihm eher damit geholfen ist, wenn die Pflegende allerlei Handgriffe für ihn erledigt. Auch steht die Pflegende immer wieder vor der Wahl, ob sie in der Erlebenswelt des Bewohners oder Klienten mitgehen oder eher gegensteuern sollte. Bei der Erörterung dieses Suchprozesses werden wir sehen, wie viel emotionale Intelligenz die Pflegende benötigt. Als Anschauungsmaterial benutze ich schöne Beispiele, die unter anderem von Auszubildenden an mich herangetragen wurden, die sehr bewusst mit dem Aufbauen eines Kontakts umgegangen sind.

## 6.2 Suchend reagieren

Der Kern der erlebensorientierten Pflege ist das Herstellen von Kontakten. Die Pflegende reagiert suchend, bis sie einen Kontakt spürt – den Klick – und weiß: Das ist es! Beim suchenden Reagieren schöpft sie aus allen ihr zur Verfügung stehenden Umgangsfertigkeiten, verbal und nonverbal. Dazu braucht sie nicht nur intuitives und emotionales Feingefühl, sondern auch Fachkenntnis. So muss sie zum Beispiel wissen, wie Krankheitsbilder das Verhalten beeinflussen können. Um echten Kontakt herzustellen, lässt sich die Pflegende auf einen *empathischen Suchprozess* ein.

Der Begriff *Empathie* bezeichnet den Versuch, sich gefühlsmäßig und gedanklich so auf den anderen einzustimmen, dass man erahnt, wie sich das Gegenüber empfindet. Die Gefühle und Gedanken desjenigen, für den man als Pflegende sorgt, lassen sich in jedem Fall einigermaßen erfassen, wenn man sie mit den eigenen Gedanken und Gefühlen vergleicht. Wie andere Menschen auch kennt man Unsicherheiten, Verlegenheit, Kummer, Ärger oder Versagensangst. Und wie jeder andere auch hat man das Bedürfnis, wertgeschätzt und geliebt zu werden. Naomi Feil spricht hier von *universal feelings*[62]. Um sich in den Bewohner hineinzuversetzen, kann die Pflegende also zunächst einmal in sich selbst einem Gefühl nachspüren, das den Emotionen ähnelt, die sie bei dem Bewohner wahrzunehmen

---

[62] Feil, Naomi; Vicki de Klerk-Rubin (2005): Validation – ein Weg zum Verständnis verwirrter alter Menschen. 8. A. Ernst Reinhardt, München.
Feil, Naomi (1999): Validation in Anwendung und Beispielen. – Der Umgang mit verwirrten alten Menschen. Ernst Reinhardt, München.

glaubt. Ein Beispiel: Eine Bewohnerin scheint Kummer zu haben. Sie sitzt ganz still und in sich gekehrt da. Ihre Schultern sind ein bisschen gebeugt und angespannt, um ihren Mund liegt ein schmerzhafter Zug, vielleicht sind auch ihre Augen ein bisschen feucht. Die Pflegende weiß, was Kummer ist; schließlich hat sie in ihrem Privatleben auch schon so manches erlebt. Kummer, das fühlt sich an wie Schmerzen, Leere, Aussichtslosigkeit, Verlust. Sich einfühlen zu können bedeutet jedoch nicht, völlig mit der Welt des Bewohners zu verschmelzen.

Wenn man mit jemandem verschmilzt, wird man mehr oder weniger diese andere Person; die Grenzen verwischen oder werden aufgelöst. Empathie bedeutet nicht, die andere Person zu *werden*, sondern sich in den anderen hineinzuversetzen, wobei man jedoch durchaus sich selbst bleibt. Man trennt dabei die eigenen Gefühle von denen des anderen, während man dennoch Anteil nimmt, sich in den anderen hineindenkt und versucht, ihn zu verstehen – wie im folgenden Beispiel:

> Die Bewohnerin R. ist 41 Jahre alt und leidet unter einer Sprachstörung. Darum ist sie für andere oft schwer zu verstehen. Es war Donnerstagnachmittag. Ich kam gerade in den Aufenthaltsraum, als mich die Bewohnerin rief, die dort auf einem Stuhl saß. Ich ging zu ihr und fragte sie, was sie mir denn sagen wolle. Sie begann zu erzählen, doch ich begriff nicht, was sie meinte. Ich fragte mehrmals, ob sie den Satz noch einmal wiederholen könne oder ob sie vielleicht dies oder jenes meinte, konnte sie aber immer noch nicht verstehen. Mittlerweile war eine meiner Kolleginnen hinzugekommen, doch auch sie begriff nicht, was die Bewohnerin sagen wollte. Kurz darauf begann die Bewohnerin zu weinen. Ich tröstete sie, indem ich ihre Hand festhielt und ihr versprach, dass wir ganz bestimmt herausfinden würden, was sie sagen wolle. Als die Bewohnerin aufhörte zu weinen, habe ich mit meiner Arbeit weitergemacht.
> Etwas später an diesem Nachmittag konnten wir doch noch in Erfahrung bringen, was sie meinte. Das war wunderbar! Durch dieses Nichtbegreifen der Bewohnerin hatten sich meine Kollegin und ich wirklich ohnmächtig gefühlt. Denn ich wollte die Bewohnerin so gern verstehen! | *Abschlussarbeit*

Der empathische Suchprozess lässt sich in mehrere Schritte untergliedern, die der Linie entsprechen, die auch die pflegewissenschaftliche Literatur über Empathie[63] vertritt. In der Regel ist sich die Pflegende nicht immer jeden Schrittes bewusst, und die Schritte finden auch nicht unbedingt in der hier beschriebenen Reihenfolge statt. Dennoch sind sie, so wie sie hier geschildert werden, durchaus erkennbar.

---

63 Gewoon Lief Zijn? [Einfach nett sein?] Handelsausgabe § 5.3, insbesondere S. 116.

### Schritt 1
### Sich der eigenen Gefühle bewusst sein und Distanz halten

Beim Herstellen von Kontakt mit einem Bewohner oder Klienten spielt die eigene Stimmung eine wichtige Rolle. Wenn man froh und zufrieden ist, können einen traurige Gefühle nicht so schnell berühren. Viel eher zieht man jene Bewohner an, die sich in dieser Stimmung regelrecht sonnen. Ist man müde oder deprimiert, kann man leichter Kontakt mit Bewohnern herstellen, die ebenfalls weniger heiter sind. Und vielleicht weckt der Kummer eines Bewohners dann das Bedürfnis, Trost zu spenden – so dass nicht nur der Bewohner sich wieder besser fühlt, sondern auch man selbst.

Gefühle können verschiedene Ursachen haben. Jeden Tag Menschen zu betreuen, die eher unglücklich sind, die meinen, vom Leben betrogen worden zu sein, das alleine ist schon eine Quelle negativer Emotionen. Zwar haben Pflegende gelernt, sich dagegen zu wappnen, doch man ist nicht jeden Tag gleich stark. Es kommt immer wieder vor, dass man eine Emotion oder Stimmung aus dem Privatleben mit zur Arbeit nimmt. Dass man sich zum Beispiel Sorgen über eines der Kinder macht, Streit mit seinem Mann oder seiner Schwester hat, dass der Vater oder die Mutter krank sind usw. Vielleicht beschäftigt einen auch die Situation am Arbeitsplatz. Die eigenen Gefühle können einem Kontakt durchaus im Wege stehen. Und wie jemand mit seinen Gefühlen umgeht ist sehr persönlich und hängt stark von den Umständen ab, durch die sie hervorgerufen wurden. Der eine braucht ein bisschen Zeit, bis er reagiert, der andere muss sein Herz ausschütten können, und für den Dritten reicht es bereits, wenn er sich selbst seiner Gefühle bewusst ist. Die bewusste Wahrnehmung der eigenen Gefühle und der bewusste Umgang damit, das erfordert in der Regel Übung. Dieser Aspekt gehört in jedem Fall zu der Gefühlsarbeit, die für Pflegende im Beruf unerlässlich ist.

### Schritt 2
### Unvoreingenommenes Wahrnehmen

Zunächst einmal nimmt man als Mensch wahr. Man hat dann noch kein Urteil oder auch nur eine Ahnung, sondern lässt die ganze Situation über seine fünf Sinne auf sich einwirken. Man kann sehen, was der andere gerade tut, welche Bewegungen er macht, kann seine Mimik beobachten, sehen, ob er angespannt oder entspannt ist. Man kann den Klang seiner Stimme zu sich durchdringen lassen, die Intonation ganz bewusst erfahren. Und im Idealfalle wird man dabei nicht durch Eile, Regeln, Vorurteile, die eigenen Ziele usw. behindert. Man hat die Zeit – und sei es auch nur eine halbe Minute – in der Stimmung zu verweilen, die den Bewohner oder Klienten umgibt. Das nächste Beispiel stammt aus der Pflege geistig Behinderter:

> Um die Bewohner im ‹Pinokkio› (einer Wohngruppe) möglichst gründlich beobachten zu können, ging ich jeweils einige Tage bis zu einer ganzen Woche sehr intensiv mit einem von ihnen um. Auf diese Weise hoffte ich einen besseren Einblick in die betreffende Person zu bekommen und sie besser einschätzen zu können. Indem man sich konstant mit jemandem beschäftigt, versucht und lernt man, sich in ihn zu vertiefen. Dabei kann man – wortlos – Fragen an den Bewohner formulieren. Zum Beispiel: Wann hast du Angst? Wie schaust du dann? Wie fühlst du dich, wenn ich dich mal drücke oder dir etwas erzähle? Warum siehst du mich so an? Versuchst du möglicherweise, mich herauszufordern? Vertraust du mir nicht? Was willst du eigentlich? Meistens spürt man dann eine Reaktion. Das merkt man vor allem an der Mimik, einer Berührung und an der Haltung. | *Abschlussarbeit*

**Schritt 3**
## Bedeutung geben

Die Pflegende gibt ihren Wahrnehmungen eine *Bedeutung*. Und natürlich wird diese Bedeutung von der Beziehung bestimmt, die sie zu dem Bewohner hat, sowie durch die jeweilige Situation. Bedeutung zu geben, das hat viel mit *Wertschätzung* zu tun – ein gefühlsmäßig, empathisch beladenes Wort. Nun geht es darum, diese Assoziationen *in Worte zu fassen*. Dies ist jedoch keinesfalls mit Rationalisieren oder Argumentieren gleichzusetzen, sondern bedeutet nicht mehr als eben dies: Wörter zu suchen, um dem, was man fühlt und wahrnimmt, eine Bedeutung zu geben. Indem man sich so in die Situation hineinversetzt, wächst auch das eigene *Verständnis* für das Verhalten und das Erleben des Bewohners oder Klienten. Man bekommt einen Einblick in die Motive, warum jemand auf eine bestimmte Art handelt. Die Tränen einer Bewohnerin erhalten eine Bedeutung, wenn man versteht, wie traurig sie über den Verlust ihres Mannes oder ihrer Kinder ist, und über die Einsamkeit, in der sie nun lebt. Oder nehmen wir den Herrn, der im Aufenthaltsraum immer seine dementen Mitbewohner bekrittelt und über sie herzieht. Sein Verhalten wird begreiflich, wenn man sich dessen bewusst wird, wie wichtig ‹korrektes› Verhalten immer für ihn gewesen ist. Oft hat das Verhalten, das wir sehen, nicht die Bedeutung, die es auf den ersten Blick zu haben scheint. So mag ein Bewohner verärgert sein, doch im Grunde ist er verängstigt, weil sich eine neue Situation ergeben hat, oder verunsichert, da er nicht mehr das kann, was er früher einmal konnte.

Bei der Suche nach der tieferen Bedeutung von Verhalten greift die Pflegende – oft auch unbewusst – auf ihre eigene Lebenserfahrung und ihr eigenes Wissen zurück. Es ist eine Kombination aus dem, was sie darüber weiß, wie eine Erkrankung erlebt wird, aus ihren Kenntnissen über die Phasen der Demenz und das

Durchleben von Krisen, sowie aus einer Mischung aus allen psychologischen Lektionen, die sie das eigene Leben gelehrt hat, aus allem, was sie je mitgemacht hat. All dies zusammengenommen formt ihre *integrierte Arbeits- und Lebenserfahrung*. Das ist die Quelle, aus der sie immer wieder schöpfen kann.

**Schritt 4**
**Reagieren und alle zur Verfügung stehenden Mittel einsetzen**

Bei der Abstimmung auf den Bewohner benutzt die Pflegende eine Reihe von Umgangsfertigkeiten, derer sie sich oft nicht bewusst ist. Wie sie nun reagiert und handelt, das entscheidet sie auf Grund der Bedeutung, die sie dem jeweiligen Verhalten gibt. So kommt es zu einem Zusammenspiel zwischen ihr selbst und dem Bewohner oder Klienten. Die ersten Schritte führen noch nicht zu einer konkreten Handlung. Sie mag sich zwar ihrer Gefühle bewusst sein, diese wahrnehmen und versuchen, die Situation zu erfassen, doch sie sagt oder tut noch nichts. Dann jedoch reagiert sie. Sie beschließt, etwas zu tun, etwas zu sagen. Auch wenn sie nichts tut oder sagt, ist das eine Art Reaktion.

Und bei jeder Reaktion schöpft sie aus dem ganzen Arsenal verbaler und nonverbaler erlebensorientierter Umgangsfertigkeiten, die sie sich zu eigen gemacht hat. Wir nennen das nun die *integrierte erlebensorientierte Pflege*. Diese integrierte Anwendung erlebensorientierter Umgangsfertigkeiten unterscheidet sich von spezifischen Techniken wie Reminiszenz, Validation, Sinnesaktivierung, Basale Stimulation[64] dadurch, dass nicht die Methode maßgeblich ist für das, was die Pflegende tut, sondern ihre eigene Fähigkeit, sich auf ihr Gegenüber abzustimmen und sich mit ihm zu verbinden. Aus diesen Herangehensweisen hat sich mittlerweile das *suchende Reagieren* entwickelt, und ihr Einsatz beschränkt sich keinesfalls nur auf die Psychogeriatrie.

In groben Zügen lassen sich beim suchenden Reagieren zwei ‹Spannungsbögen› unterscheiden. Die Pflegende kann in der Erlebenswelt mitgehen, dem Bewohner oder Klienten darin folgen und ihn bestätigen, aber auch gegensteuern oder ‹mit Autorität› auftreten. Sie kann beschließen, im Kummer oder Ärger des Bewohners oder Klienten ‹mitzugehen›, kann ihn hierin aber auch begrenzen. Wenn sie weiß,

---

64 Die im deutschsprachigen Raum sehr populäre Basale Stimulation wird im Bezug auf die Alten- und Langzeitpflege ausführlich in dem Werk von Thomas Buchholz und Ansgar Schürenberg (2005): «Lebensbegleitung alter Menschen – Basale Stimulation® in der Pflege alter Menschen. Huber, Bern. dargestellt. Die Übertragung der aus der Heilpädagogik kommenden Basalen Stimulation auf die Pflege wurden von Christel Bienstein geleistet und wird in Werk von Christel Bienstein und Andreas Fröhlich (2003): «Basale Stimulation – Einführung in die Basale Stimulation für Pflegende». Kallmeyer, dargestellt.

dass jemand außer sich gerät, wenn sie in seinem Ärger ‹mitgeht›, ist es besser, ihn abzulenken und seine Gedanken auf etwas anderes zu richten. Dabei darf jedoch nicht vergessen werden, dass der Bewohner es in jedem Falle zu schätzen weiß, wenn die Pflegende ihn zu verstehen versucht, wenn sie probiert, sich einzufühlen, dem Bewohner entgegenzukommen, ihm zu helfen. Dabei braucht man sich keine Sorgen darüber zu machen, dass man etwas Falsches sagen könnte. Natürlich ist die Pflegende auch nicht immer gleichermaßen taktvoll. Mal ist der Kontakt ganz einfach optimal, und dann wieder scheint es nicht ohne ständige Reibereien zu gehen. Letztlich lohnt es sich jedoch fast immer, solange man nur ganz authentisch bleibt.

Eine weitere Entscheidung, die es zu treffen gilt, ist: Sollte der Bewohner oder Klient stimuliert werden, möglichst viel selbst zu tun, oder sollte man ihm Verrichtungen abnehmen? Während der Unterstützung der Selbstversorgung ist die Pflegende ständig mit dieser Frage beschäftigt. Doch auch danach noch: Denken wir nur an diejenigen Bewohner, die erst nirgendwohin mitgehen wollen, nach einem kleinen Anstoß aber doch an einer Aktivität teilnehmen und sehr viel Freude daran haben.

Die Entscheidungen zwischen Mitgehen und Gegensteuern oder Autorität bzw. Appell an die Selbstständigkeit oder Prothese (Substitution) ist essenziell für die Arbeit von Pflegenden (s. **Abb. 6.1**). Deutlich geworden ist dies durch Erfahrungs-

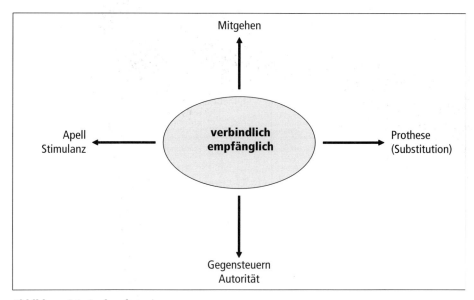

**Abbildung 6.1:** Suchend reagieren

austausch und durch das Zusammentragen von Beispielen in der Psychogeriatrie. Doch auch bei der Pflege von Bewohnern somatischer Pflegeheime oder von Altenheimen sowie von Klienten in der ambulanten Pflege stellen sich diese Fragen. In dieser Hinsicht gibt es noch viel zu entdecken, auszutauschen und zu lernen.

**Schritt 5**
## Kontakt erfahren

Das Hineinversetzen und suchende Reagieren führt – idealerweise – zu Momenten des Kontakts. Was ist Kontakt, und was sind das für Momente? Es handelt sich um alle Momente, in denen die Pflegende das Gefühl hat, dass sich der Bewohner oder Klient verstanden, respektiert, gekannt oder sogar wertgeschätzt und geliebt fühlt. Dann kann sie beobachten, wie sich der Bewohner entspannt, wie sich seine Miene aufhellt. Doch damit nicht genug: Sehr oft gibt der Bewohner ihr auch etwas zurück und lässt tatsächlich merken, wie gut ihm diese Zuwendung tut. Es entsteht eine positive Wechselwirkung, durch die sich beide als Menschen bestätigt fühlen. Und beide schöpfen aus solchen Momenten neue Energie.

> Kim und Marijke bringen eine Demenzpatientin (in der Phase des ‹verborgenen Ich›) von der Tagespflege in ihr Zimmer und ins Bett. Es ist erst 15 Uhr, doch die Bewohnerin ist müde und kann nicht länger aufrecht sitzen. Sie sagt nichts, lässt alles geschehen. Kim kennt sie gut, Marijke ist neu. Kim erzählt Marijke, dass die Bewohnerin eine große Familie gehabt hat, sehr fürsorglich gewesen ist und dass sie nun zwar viele Enkelkinder hat, jedoch kaum noch Besuch bekommt. Marijke sagt: «Dann braucht sie also besonders viel Wärme.» Sie streichelt den Rücken der Bewohnerin und massiert ein wenig deren Nacken. Die Bewohnerin ergreift Marijkes Hand und drückt einen Kuss darauf.
> Sie lässt sich noch ein paar Minuten ein bisschen verhätscheln und legt sich dann ins Bett, während sie weiterhin Marijkes Hand festhält. Anschließend gibt Marijke ihr einen Kuss auf die Wange und sagt: «Und jetzt schlaf schön, Liebes.» | *Eigene Beobachtung*

Wenn auch das Beispiel an sich aufrüttelnd ist und zeigt, wie einsam sich die Bewohner zuweilen fühlen, weist es auch auf eine Verbesserung hin. Die Pflegenden brauchen nur eines zu tun: der Bewohnerin auf eben diese Weise Beachtung zu schenken, ihre Einsamkeit einmal bewusst wahrzunehmen und die Frau als immer noch ‹liebens-werten› Menschen zu bestätigen. Und trotz all ihrer Hilfsbedürftigkeit und Einsamkeit ist auch diese Bewohnerin noch in der Lage zur Gegenseitigkeit.

**Schritt 6**
**Reflektieren**

Wenn man sich dieser Momente bewusst ist, wird man während der Arbeit immer wieder darauf aufmerksam. Leider verpassen Pflegende sie nur allzu oft, weil sie sie für selbstverständlich halten. Trotzdem muss man auf diese Momente achten. Nicht nur weil die Pflegende ihre Arbeit dann als befriedigender erfährt, sondern auch, da sie sich dann bewusst fragen kann, was sie getan, gesagt oder eben auch gelassen hat, um diesen Kontakt zustande zu bringen. Nur wenn sie darüber nachdenkt und versucht zu benennen, was sie getan oder gesagt hat, wie sie geschaut hat, was sie gefühlt hat, kann sie sich mit ihren Kolleginnen darüber austauschen. Nun denken Pflegende oft noch: «Dieser Moment war etwas so Besonderes, das geht wirklich nur mich und den Bewohner etwas an.» Oder: «Ich erzähle das besser nicht, denn sonst denken die Kollegen noch, ich hielte mich für etwas Besseres.»

Als Dozentinnen von IMOZ haben wir gemerkt, dass die Pflege in der Praxis zwar sehr gut vonstatten geht, die Pflegende jedoch häufiger darüber nachdenken, was alles schief gegangen ist, als über all die Momente, die reibungslos verlaufen sind. Und dennoch sollte man bei der Formulierung von Pflegerichtlinien und Herangehensweisen für einzelne Bewohner immer von diesen guten Momenten ausgehen. Daher ermutigen wir die Pflegenden, bewusst bei allen Momenten innezuhalten, in denen sie Kontakt erfahren, ja, immer, wenn eine positive Wechselwirkung zwischen ihnen und den Bewohnern entsteht.

## 6.3 Appell oder Prothese (Substitution)

Ein Thema, das in diesem Buch immer wieder auf die eine oder andere Art auftaucht, ist die Frage, womit Bewohnern und Klienten am meisten gedient ist: Sollte man an das appellieren, was sie selbst noch können, oder ihnen abnehmen, was zu ermüdend oder zu konfrontierend ist? Dieser Frage begegnet man in den Geschichten von Pflegenden häufig. Der dahinter liegende Gedanke ist, dass sich die Bewohner besser fühlen, wenn sie das tun, was sie noch können, da sie dann weniger mit ihrer (drohenden) Abhängigkeit konfrontiert werden.

> Herr O. ist blind. Jeden Morgen wird er von uns gewaschen. Als ich ihn eines Morgens zum Waschbecken begleitete, fragte ich ihn, ob er seine Hände und sein Gesicht selbst waschen wolle (er tut das an den anderen Morgen auch selbst). Herr O. bejahte. Ich ließ Wasser in das Waschbecken einlaufen und gab ihm einen Waschlappen, ein Handtuch und Seife. Nachdem ich ihn gefragt hatte, ob die Wassertemperatur für ihn angenehm sei, und er dies ebenfalls bejaht hatte, wusch er sich. Dabei regte ich ihn an, auch seine Augen und seinen

Mund gut zu waschen. Als er fertig war, sagte ich ihm, er habe das prima gemacht, und erledigte den Rest selbst. | *Abschlussarbeit*

Oft brauchen die Pflegenden jedoch auch eine nicht zu unterschätzende Überredungskraft. So wird zum Beispiel ein Bewohner nicht selten mit Mühe und Not dazu gebracht, dass er sich selbst sein Oberhemd zuknöpft.

Es war an einem Mittwochmorgen. Nachdem ich Herrn B. auf seinem Bett gewaschen und ihn in seinen Rollstuhl geholfen hatte, zog er sich an. Als er sein Oberhemd angezogen hatte, fragte er mich, ob ich es ihm zuknöpfen könne. Da ich von anderen Morgen her wusste, dass er das immer selbst tat und auch selbst konnte, sagte ich ihm, er müsse es doch selbst probieren. Und ich erklärte warum (u. a. weil er es immer selbst tat und es auch gut konnte). Zuerst wollte er nicht. Doch als ich ihm weiter gut zusprach, tat er es dann doch! | *Abschlussarbeit*

Pflegende fühlen nach einem solchen ‹Kampf› nicht immer die Befriedigung, die diese Pflegende beschreibt; nicht immer sind sie stolz auf sich. Sie fragen sich eher, wozu das alles eigentlich gut sein soll.

Eine 82-jährige Dauerbewohnerin im Wohnbereich wird so viel wie möglich stimuliert, mit einem Laufgestell zu laufen. Diese Frau ist alt und müde und hat eigentlich auf das ganze Theater keine Lust mehr. Eines Tages wurde ich angewiesen, die Bewohnerin zur Toilette zu begleiten. Dabei klagte sie, dass sie nicht mehr genug Energie zum Laufen habe. Die Frau war schon den ganzen Tag so schwermütig gewesen. Und ich fragte mich: Warum muss so eine Frau zur Toilette laufen, wenn sie sicher 10 Minuten dazu braucht? | *Abschlussarbeit*

Dies ist eine sehr zentrale, aber auch eine sehr komplexe Frage. Denn natürlich gibt es Menschen, die es sich nur allzu gern bequem machen. Selbstverständlich geht zuweilen alles schneller, wenn die Pflegende Verrichtungen übernimmt, auch wenn der Bewohner oder Klient aus eben diesen Handgriffen noch ein wenig Selbstwertgefühl geschöpft hätte. Noch komplizierter wird es, wenn man bedenkt, dass die Bewohner nicht jeden Tag gleichermaßen fit und ausreichend stark sind. Und dass einige Pflegende für manche Bewohner oder Klienten heimlich mehr tun als eigentlich vereinbart war. Nun wollen Pflegende natürlich gern an einem Strang ziehen und wissen, woran sie sind – schon damit sie keinen Ärger mit Kolleginnen bekommen, die finden, dass sie die Bewohner zu sehr verwöhnen. Dennoch ist es viel professioneller, sich jeden Tag von neuem selbst auf den Bewohner oder Klienten abzustimmen und so zu handeln, wie es die jeweilige Situation erfordert. Hat der Bewohner einen schlechten Tag oder ist dies einer der Tage, an denen nichts schief gehen kann?

Auf dem Pflegeverordnungsblatt eines 85-jährigen Bewohners steht, dass die Pflegende ihn ‹unten herum› wäscht, und er selbst den Rest erledigt. Eines Tages kam noch eine Kollegin hinzu, für die Wundversorgung. Und die sagte: «Erledigen Sie heute mal das komplette ‹Pflegeprogramm› für den Herrn, dann ist er nicht so schnell müde.» Da er an diesem Tag Besuch bekommen sollte, fand ich das eine gute Idee. Das bedeutet: den Hilfebedarf nicht nur auf der körperlichen, sondern auch auf der sozialen und psychischen Ebene zu erkennen. Also bekam der Bewohner von mir das komplette Programm; ich nahm ihm die ganze ‹Arbeit› ab, statt ihn zur Selbstpflege zu stimulieren. Und anschließend war er sehr munter und hatte wirklich etwas von seinem Besuch. | *Abschlussarbeit*

Die Fähigkeit der Bewohner und Klienten, für sich selbst sorgen zu können, kann von Tag zu Tag schwanken. Gleichzeitig haben es Pflegende dabei oft mit Menschen zu tun, die langsam aber sicher immer mehr Hilfe benötigen. Darum müssen Pflegende ihre eigenen Wahrnehmungen unbedingt sehr ernst nehmen. Wenn sie regelmäßig ihre Erfahrungen miteinander besprechen, entsteht eine Richtlinie für den Umgang mit einem Bewohner oder Klienten – auch dort, wo es um dessen ‹Selbstpflegefähigkeiten› geht. Bei dieser Richtlinie handelt es sich dann nicht etwa um eine Vorschrift oder Regel, sondern vielmehr um einen Leitfaden: «So erreichen Sie im Allgemeinen das meiste, aber manchmal müssen Sie sich etwas anderes ausdenken, beispielsweise...» Professionalität bedeutet auch, dass die Pflegende, die sich dann tatsächlich etwas anderes ausdenkt, ihre Vorgehensweise begründen kann und sie im Tagesbericht meldet. Auf diese Weise können Pflegende miteinander ein gutes Gleichgewicht zwischen Stimulanz und Prothese (Substitution) finden.

Selbstverständlich wird es auch weiterhin Situationen geben, in denen ein Bewohner oder Klient wirklich gefördert werden muss, da er sich in einem Reha-Prozess befindet. Auch dann ist eine sorgfältige Berichterstattung und eine intensive und systematische Kommunikation essenziell, wie das folgende Beispiel zeigt:

Herr R. hatte einen CVA erlitten und musste bei seinen ADL gefördert werden. Er war sehr unsicher und verhielt sich zuweilen ziemlich passiv. Nach dem Befinden meiner Kolleginnen war er faul und wollte nicht mitarbeiten. Es hieß, wir sollten ihn morgens wursteln lassen und ihm vor allem nicht beim Anziehen helfen. Diese Vorgehensweise machte ihn allerdings sehr nervös und aufsässig. Meiner Meinung nach wurde dabei ganz einfach seine Unsicherheit außer Acht gelassen.
Als wir in der interdiziplinären Beratung darüber sprachen, bestätigten sowohl der Arzt als auch der Ergotherapeut, dass wir mit etwas Entgegenkommen mehr erreichen würden, als wenn wir gar nichts für ihn taten. Und dieses Entgegenkommen konnte aus dem Zuknöpfen seines Oberhemdes bestehen, wenn er selbst unsicher war. Dadurch konnten wir ihm wieder etwas Vertrauen vermitteln, ihn nicht zuletzt fördern und ihm Zuwendung schenken.
Leider hielten sich nicht alle meine Kolleginnen daran. Nach einer Weile zeigte sich deutlich, dass Herr R. wieder mehr Selbstvertrauen bekam und sich angeregt fühlte, sein Oberhemd selbst zuzuknöpfen, wenn man nur ruhig mit ihm umging, geduldig war und ihm ab und zu ein wenig zur Hand ging – mit diesem einen lästigen Knöpfchen zum Beispiel.

Hier sehen wir sehr schön, wie ein Gleichgewicht zwischen Appell und Prothese geschaffen wird. Prothese bedeutet, dass die Pflegende Handgriffe für den Bewohner erledigt oder im Gespräch mit konkreten Informationen und Worten einspringt. Was es bedeutet, Handgriffe zu erledigen, dürfte deutlich sein. Beim Aushelfen mit Worten oder konkreten Informationen handelt es sich um eine prothetische Umgangsfertigkeit, derer sich Pflegende bewusster sein könnten.

> Die Bewohnerin verschließt sich vor anderen, steckt in der Phase des «bedrohten Ich» und scheint sich noch dessen bewusst, dass ihr Verstand nachlässt. Dadurch fühlt sie sich unsicher. Ich möchte der Bewohnerin ein wenig das Gefühl vermitteln, dass sie noch allerhand weiß, und ihre Aufmerksamkeit auf das lenken, was sie noch verstehen kann. Gemeinsam gehen wir an die frische Luft (nur die Bewohnerin und ich, da sie gern allein ist). Ich gebe Zeichen (nonverbal), auf die die Bewohnerin reagiert. Sie erkennt, worauf ich deute, und geht dann darauf ein. Wenn sie aufhört zu erzählen, fahre ich mit meiner Geschichte fort, mit ein paar kleinen Worten, so dass die Bewohnerin wieder weitererzählen kann.[65]

Ein schönes Beispiel der «prothetischen Präsenz» – Anwesenheit mit einer prothetischen Wirkung – finden wir im folgenden Beispiel:

> Ein Bewohner nimmt seine Mahlzeit ein, doch das bereitet ihm einige Mühe. Er `schlabbert` und `kleckert`, die Hälfte geht daneben. Zwar trägt er eine große Plastikserviette, doch das meiste fällt herunter. Nun meckert er vor sich hin und schiebt seinen Teller weg. Yvonne weiß, dass dieser Bewohner einmal sehr ordentlich gewesen ist, und dass ihm das alles ungeheuer peinlich ist. Er verliert dadurch ganz die Freude am Essen. Und so sagt Yvonne zu ihm: «Es ist viel zu schwierig für Sie, so zu essen, wo Sie doch immer so ordentlich waren. Ein richtiger Herr. Ich werde Ihnen mal ein bisschen helfen.» Und während sie so mit dem Bewohner spricht, behält sie ihn unbemerkt im Auge und führt ab und zu ganz leicht seine Hand. Nur so viel, dass der Löffel im Mund landet und nicht daneben. Währenddessen bleibt sie aufmerksam, vergisst auch die anderen Bewohner nicht und schafft so eine Atmosphäre, die für den Herrn die richtige Mischung aus Hilfe, Respekt und Dazugehörigkeit bietet. Eben alles, was er braucht, damit ihm das Essen doch noch mundet. Hinterher schaut er Yvonne an, und sein Blick zeigt, wie sehr er sie zu schätzen weiß. Yvonne fühlt sich bestätigt, und der Bewohner hat wieder ein bisschen gelernt zu vertrauen. | *Abschlussarbeit*

## 6.4 Mitgehen in der Erlebenswelt

Suchend zu reagieren bedeutet auch, dass die Pflegende immer die Wahl hat, ob sie in der Erlebenswelt mitgeht oder gegensteuert. Geht eine Pflegende in der Erlebenswelt eines Bewohners oder Klienten mit, dann versetzt sie sich in ihn hinein und bewegt sich regelrecht in der inneren Wirklichkeit des anderen. Die Umgangsfertigkeiten, auf die Pflegende dabei zurückgreifen, hat Naomi Feil sehr

---

65 Siehe Fußnote 20.

## 6. Abstimmen und Kontakt aufbauen   **135**

praktisch beschrieben. In Kapitel 7 gehe ich darauf noch genauer ein. Bei näherer Betrachtung zeigt sich, dass es sich bei den Validationstechniken um allgemeine Umgangsfertigkeiten handelt, die man auch bei Menschen einsetzen kann, die nicht demenzkrank sind.

Beim Mitgehen in der Erlebenswelt von Bewohnern oder Klienten gibt es im Falle von Demenzpatienten verschiedene Gradierungen. Oft machen Pflegende mit, indem sie so tun als ob. So sagt zum Beispiel ein Bewohner eines Morgens, dass er schnell frühstücken und dann zur Schule müsse, in der die Kinder auf ihn warten. Worauf die Pflegende erwidert: «Jetzt sind doch Ferien; die Schule ist also geschlossen.» Da der Bewohner sich dann in aller Ruhe hinsetzt und nicht mehr nach der Schule fragt, könnte man sagen, dass das ‹Mitgehen› hier zum gewünschten Resultat geführt hat. In einem anderen Fall bringt eine Pflegende einen Bewohner ins Bett, der Angst vor schwarzen Vögeln oder anderen Tieren hat. Und so fragt sie: «Soll ich sie wegscheuchen?» Sie öffnet das Fenster, jagt die ‹Vögel› hinaus, schließt das Fenster wieder und fragt: «Ist es so gut?» Wenn sich der Bewohner dann tatsächlich beruhigt und nach einem Gute-Nacht-Kuss warm eingekuschelt einschläft, wurde abermals das gewünschte Ergebnis erzielt.

Pflegende, die mit Demenzpatienten arbeiten, können viele solcher Beispiele anführen. Betreuer anderer Fachrichtungen haben zuweilen Einwände dagegen. Sie sind der Meinung, dass der Bewohner eigentlich zum Narren gehalten wird. Es scheint mir jedoch, dass eine solche Vorgehensweise – wenn der Bewohner sich dadurch tatsächlich beruhigt – korrekt ist. Es geht darum, dass man es wagt, die Wirklichkeit loszulassen, um eine andere Wirklichkeit, frei von Zeit und Raum, zu betreten. Dieses Unterfangen wird jedoch ein ganzes Stück komplizierter, wenn der Bewohner nach einigen Minuten wieder dieselbe Frage stellt. Man kann nicht auf Dauer so tun als ob. In einer solchen Situation kann die Pflegende auf eine schwierigere Ebene umschalten und Fragen stellen, mit denen sie die Erlebenswelt ‹erkundet›, um den Bewohner anschließend zu bestätigen. Der Bewohner, der zur Schule will, hört dann Fragen wie: welche Klasse, welches Fach, was für Kinder, ob er gerne Lehrer war (möglichst in der Vergangenheitsform), usw. Anschließend bestätigt sie den Bewohner: «Man merkt richtig, was für ein guter Lehrer Sie gewesen sind. Die Kinder haben Sie sicher sehr gern gehabt.» Dies gelingt mal mehr, mal weniger gut – je nach dem Ton, in dem das Gespräch geführt wird, und den Emotionen des Bewohners. Es kann sein, dass der Bewohner darauf beharrt, zur Schule gehen zu wollen, und dass all die Fragen ihn verärgern. Dann wird es noch schwieriger, denn dann wünschte man sich, der Bewohner würde begreifen, dass er alt und mittlerweile pensioniert ist. Zuweilen ist es möglich, solche verdrängten oder verschwundenen Gefühle anzurühren. Dazu eignet sich insbesondere die Validationsgruppe (oder Erlebensgruppe). In dieser Gruppe kann die Begleiterin das Thema *alt werden und alt sein* zur Sprache bringen und so den Gefühlen, die dieses Thema hervorruft, eine Chance geben, geäußert zu werden. Und um mehr geht es hier tatsächlich nicht: Nur darum, dass die Gefühle eine ‹Chance› bekommen. Sie werden nicht mutwillig hervorgerufen, und schon gar nicht von Pflegenden ohne eine entsprechende Ausbildung. Mitgehen in der Erlebenswelt ist eine Umgangsfertigkeit, die man sich im Umgang mit Demenzerkrankten durchaus zu eigen machen muss. Doch auch bei anderen Bewohnern und Klienten kann auf diese Weise eine Vertrauensbasis geschaffen werden.

> Eine Bewohnerin, die an der Parkinsonschen Krankheit leidet, wird vor allem als nervös und dominant beschrieben. Sie ist perfektionistisch; alles muss exakt nach ihren Vorstellungen ablaufen. Auch an ihre umfangreiche Planung der Pflegeverrichtungen muss man sich ganz genau halten. Wenn sie weiß, dass ihr morgen jemand hilft, den sie nicht kennt, macht sie nachts kein Auge zu vor lauter Spannung. Es stellt sich heraus, dass sie zweimal verheiratet gewesen ist. Ihr zweiter Mann hat sie misshandelt. Vielleicht ist das der Grund, warum sie ihrer direkten Umgebung nur so schwer vertrauen kann und alles gern selbst in der Hand hält. Am liebsten wird die Bewohnerin von Pflegenden versorgt, die sie gut kennt.
> Um Problemen vorzubeugen, geht die Bezugspflegende mit neuen Kolleginnen immer zu der Dame. Sie stellt die neue Pflegende vor, und die Bewohnerin erhält ausreichend Gelegenheit, alles zu erzählen, was sie möchte. Dadurch kann sie dann doch ein wenig schlafen. | *Geschichte, die während des Kurses ‹Erlebensorientierte Pflege› erzählt wurde.*

Mitgehen in der Erlebenswelt ist nicht immer einfach. Pflegende in Altenheimen geben zu, damit einige Mühe zu haben, da sie fürchten, eine Frage könnte die nächste nach sich ziehen. Und was, wenn Bewohner oder Klienten zuweilen sehr emotional werden? Pflegende haben alle Hände voll zu tun, und die Beachtung, die sie dem einen Bewohner oder Klienten schenken, wird dem anderen automatisch entzogen. Auch sind sie es nicht gewohnt, mit solchen heftigen Emotionen umzugehen. Wenn sie es sich andererseits doch mal leisten können, bei einem Bewohner zu bleiben und in dessen Erleben mitzumachen, dann entstehen schöne Momente des Kontakts, die die Beziehung dauerhaft vertiefen.

## 6.5 Gegensteuern und Autorität

Pflegende müssen jedoch auch die Kunst des Gegensteuerns beherrschen, also negatives, destruktives oder zwingendes Verhalten abweisen und positives, konstruktives und kooperatives Verhalten hervorrufen oder verstärken können. Ganz wichtig ist dabei, dass eine verurteilende Haltung vermieden wird. Gegensteuern ist für Pflegende gar nicht so einfach. Diese Art des Reagierens weckt Widerstand, daher braucht man dazu ein hohes Maß an Selbstsicherheit. Pflegende erfahren das schnell als Macht. Der Unterschied zwischen Gegensteuern oder Autorität einerseits und Macht oder Allmacht andererseits ist subtil. Bei Allmacht zwingt der Betreuer dem Bewohner seinen Willen auf, und zwar aus Gründen, die in der eigenen Machtlosigkeit wurzeln, in den eigenen Normen, Wertvorstellungen und Gefühlen oder den Normen und Wertvorstellungen des Teams. Bei Gegensteuern und Autorität geht es um das Begrenzen eines Verhaltens, das für den Bewohner oder Klienten selbst destruktiv ist und in die soziale Isolierung führt.

> In meinem derzeitigen psychogeriatrischen Wohnbereich wohnt ein Herr, der jeden Morgen dasselbe sagt, wenn er gewaschen werden soll: «Ach, Kind, lassen Sie mich doch. Ich bin schon 87, ich habe Kopfweh, lassen Sie mich liegen bleiben.» Die Folge ist, dass er manchmal ganze Tage im Bett bleibt, ohne gewaschen zu werden. Wenn er dann mit ‹sanftem Druck› doch aus dem Bett geholt und gewaschen wird, ist es eine bekannte Tatsache, dass er sich kurz darauf wieder prima fühlt und sich nicht mehr erinnern kann, dass er eigentlich im Bett bleiben wollte. Sein Bett wird dann in den höchsten Stand gestellt, so dass er nach dem Waschen nicht mehr hineinkriechen kann. Das tun wir in dem Moment zwar ungern, aber für ihn ist es letztlich das Beste. | *Abschlussarbeit*

Gegensteuern bedeutet, an einen Teil der Persönlichkeit zu appellieren, zu dem der Bewohner oder Klient aus eigener Kraft keinen Zugang mehr hat. Durch das Gegensteuern fühlt er, dass hier jemand ist, der ihm gewachsen ist und der die Stärke des Bewohners respektiert, ohne vor ihr zurückzuweichen. Je nach der Situation und der Persönlichkeit des Bewohners kann dies ein Gefühl der Sicherheit vermitteln.

> Eine Bewohnerin hatte die Gewohnheit, mit Geschirr zu werfen. Ich sprach sie darauf an, dass sie doch eine sehr intelligente Frau sei und auch auf positive Weise Beachtung bekommen könnte. Dies sei doch für alle angenehmer. Die Bewohnerin wunderte sich, dass da jemand war, der probierte sie zu mögen (ihre eigenen Worte). Sie forderte zwar immer wieder Bestätigung, doch sie wurde ruhiger und das Werfen und Schreien ließ etwas nach.[66]

Manchmal steuern Pflegende gegen, indem sie Konflikte eingehen. Wie ihre Berichte belegen, wirkt sich dies meistens positiv auf das Verhältnis zu dem betreffenden Bewohner aus. Ein Streit bedeutet nicht, dass der Kontakt abgebrochen wird, im Gegenteil: Bei einem Konflikt ist man sehr stark miteinander involviert. Die Frage ist eben, wohin der Konflikt führt: Wird ein besseres Verhältnis aufgebaut oder entfernt man sich dauerhaft voneinander? Geschichten über solche Zusammenstöße zwischen Pflegenden und Bewohnern hört man vor allem aus der somatischen Langzeitpflege des Pflegeheims und aus der ambulanten Pflege.

> Ich hatte Nachtdienst. Um halb zwölf lief ich an den Betten entlang. Ein Bewohner war noch wach. Ich sprach ihn kurz leise an. Dieser Bewohner hatte einen rechtsseitigen CVA erlitten.

---

66 Siehe Fußnote 20.

Er begreift Pflegende recht gut und kann sich zuweilen durch Gesten äußern. Wenn man sich die Zeit nimmt, kann man einigermaßen mit diesem Herrn kommunizieren. Er reagiert jedoch sehr aufbrausend, wenn man ihn nicht direkt begreift.
Um Viertel nach eins läutete er. Er hatte den Stöpsel seines Katheterbeutels abgezogen und verlangte eine Tenaform. Ich kam seinen Wünschen nach. Eine viertel Stunde später läutete er wieder, denn der Verband an seinen Füßen hatte sich gelöst und er wollte einen neuen. Auch diesen Wunsch habe ich ihm erfüllt. Einige Zeit später machte er einen Riesenlärm. Als ich nachschaute, lag sein Deckbett auf dem Boden. Ich deckte ihn wieder zu. Danach wollte er wieder einen Katheterbeutel. Dann wieder hatte sich der Fußverband gelöst. Danach war der Schlauch vom Urinbeutel abgezogen. Und so war ich also die ganze Nacht, bis um halb sieben in der Früh, mit diesem Bewohner zugange, bis er endlich einschlief. Ich war geschlaucht von der Arbeit, vor allem aber von der Geduld, die ich aufgebracht hatte.
«Das schaffe ich nicht», dachte ich auf dem Heimweg. «Da muss sich was ändern, denn das halte ich nicht durch.»
Am nächsten Tag ging es eigentlich wieder von vorne los. Ich tat alles, was der Bewohner wollte, nur den Wundverband legte ich nicht so an, wie er es gefordert hatte. Dies zum großen Missfallen dieses Herrn; er wurde zornig. Erst habe ich mich ganz ruhig zu ihm gesetzt und ihn toben lassen. Danach habe ich Blickkontakt mit ihm gesucht und ihm ruhig und deutlich erklärt, dass ich gern alle seine Wünsche erfüllen wollte, solange sie reell seien. Ich sagte ihm, dass ich keine Lust auf solche Szenen hätte, und dass so etwas nicht nur mich ermüden würde, sondern auch ihn selbst. Er schlug die Augen nieder, lachte ein wenig. Und oh Wunder, den Rest der Nacht habe ich ihn nicht mehr gehört. | *Abschlussarbeit*

In psychogeriatrischen Bereichen sowie in Wohnbereichen für Patienten mit nicht angeborener Hirnschädigung hört man von Pflegenden, dass sie öfter gegensteuern, indem sie Bewohner für kurze Zeit isolieren. Sie lassen sie zuweilen auch Musik hören und geben ihnen so die Möglichkeit, sich wieder zu beruhigen. Auch mit Humor wird gegengesteuert. Und fast in jedem Team gibt es Pflegende, die intuitiv spüren, was ein ‹schwieriger› Bewohner braucht in puncto Gegensteuern oder Autorität. Diese intuitive Herangehensweise führt dann zu einer positiven Pflegebeziehung zwischen der Pflegenden und dem schwierigen Bewohner.

Man ist wohl vor allem dann geneigt gegenzusteuern, wenn das Verhalten des Bewohners Ärger, Mitleid oder Machtlosigkeit hervorruft, oder wenn man sich nicht in das betreffende Verhalten hineinversetzen kann. Letzteres wird vor allem der Fall sein, wenn das Verhalten psychiatrische Anteile hat (wobei es keine Rolle spielt, ob diese Anteile erst unlängst entwickelt wurde oder bereits seit längerer Zeit existiert). Frans Meulmeester[67] und Rien Verdult[68] weisen darauf hin, dass

---

67 Frans Meulemeester (1995): Omgaan met complex gedrag. Oog voor het gekwetste kind [Umgang mit komplexem Verhalten. Einen Blick für das verletzte Kind]. Tijdschrift voor Verzorgenden 24 Nr. 10, 24–28. Frans Meulmeester (1995). Omgaan met complex gedrag. Acceptatie is het sleutelwoord [Umgang mit komplexem Verhalten. Akzeptanz ist das Schlüsselwort]. *Tijdschrift voor Verzorgenden* 24 Nr. 11, 36–39.

schwieriges Verhalten – also ein Verhalten, bei dem sich Pflegende machtlos fühlen – oft mit dem *verletzten Kind* in dem erwachsenen Menschen zu tun haben, und dass dies auch bei dem betreffenden Bewohner oder Klienten der Fall sein kann. Daher führte Meulmeester den Begriff *liebevolle Begrenzung* ein. Gegensteuern und liebevolles Begrenzen gehören zur erlebensorientierten Pflege, da sie dem Bedürfnis nach Halt, Verbundenheit, Wertschätzung und Bestätigung entgegengesetzt werden können.

Entscheidend dabei ist, dass der Kontakt erhalten bleibt und dass die Gefühle, die freigesetzt werden, nicht isolieren. Der Bewohner oder Klient muss sich so weit wie möglich gefühlsmäßig mit dem gegensteuernden Gegenüber verbunden wissen. Die Erfahrung lehrt, dass sich Menschen nach einer solchen Konfrontation beruhigen. Dennoch lässt sich an Situationen dieser Art auch der Schwierigkeitsgrad der Arbeit von Pflegenden erkennen. Sie werden in jedem Falle versuchen, den Kontakt positiv abzurunden. Eine positive Wechselwirkung vermittelt dem Bewohner oder Klienten ein gutes Gefühl, denn der Kontakt zur Pflegenden macht einen wichtigen Teil seines Tages aus. Und die Pflegende schöpft aus solchen Momenten wieder neue Energie.

## 6.6 Zusammenfassung

Pflegende müssen stets aufs Neue Kontakt mit Bewohnern oder Klienten herstellen und sich immer wieder von der eigenen Einschätzung der Situation leiten lassen. Letzteres bezeichnet die Fachliteratur auch als *empathischen Suchprozess*. In diesem Prozess werden sechs Schritte unterschieden: sich der eigenen Gefühle bewusst sein und sich im gleichen Augenblick davon distanzieren, unvoreingenommen wahrnehmen, Bedeutung geben, reagieren und all seine Umgangsfertigkeiten einsetzen, Kontakt erfahren und reflektieren. Der empathische Suchprozess wird im mäeutischen Pflege- und Betreuungsmodell *suchend reagieren* genannt.

Bei dieser Suche gilt es nun, zwei wichtige Entscheidungen zu treffen. Erstens die Entscheidung, ob man an das appelliert, was der Bewohner selbst zu tun in der Lage ist, oder ob man das übernimmt oder ergänzt, was für den Bewohner zu schwierig oder ermüdend ist. Für Pflegende steht während der alltäglichen Pflege diese Frage wahrscheinlich im Mittelpunkt. Außerdem müssen sie entscheiden, ob sie im Erleben des Bewohners oder Klienten mitgehen oder ob sie gegensteuern. Pflegende gehen Konflikten zwar lieber aus dem Weg, dennoch ist es zuweilen

---

68  Rien Verdult (1993): Dement worden: een kindertijd in beeld. Belevingsgerichte begeleiding van dementerende ouderen [Dement werden: eine Kinderzeit im Blickpunkt. Erlebensorientierte Begleitung dementer alter Menschen]. Nijkerk: Intro.

klug, sich darauf einzulassen. Konflikte können letztendlich eine starke positive Wechselwirkung zur Folge haben, und manchmal braucht man Zusammenstöße, um einander schätzen zu lernen.

## Praxisbeispiel

### Der Herr kann das selbst[*]

Gemeinsam mit Marga gehe ich zum nächsten Klienten. Viel kann Marga nicht über Herrn S. berichten, außer dass er Hilfe beim Waschen und Ankleiden benötigt, an der Parkinsonschen Krankheit leidet und einen hohen Posten im Verteidigungsministerium innehatte.

Als wir das Zimmer betreten, liegt Herr S. im Bett. Der Raum gleicht einem kleinen Museum voller Reliquien von seinen vielen Reisen. Marga bereitet alles vor, während ich mit dem Herrn Bekanntschaft mache. Marga will Herrn S. auf dem Bettrand obenherum waschen, doch er sagt, er wolle lieber erst untenherum und im Bett gewaschen werden. Sie kann ihn davon überzeugen, dass es anders herum besser ist, hygienischer. Herr S. ist einverstanden. Während er gewaschen wird, erzählt der Herr von seinen vielen Reisen, und von den Ländern, in denen er gearbeitet hat.

Als ich ihn frage, ob er auch einmal verheiratet gewesen ist, verneint Herr S. Er habe eine Ehe nicht gut mit seiner Arbeit kombinieren können. Kurz darauf erzählt er, dass er schon mal verlobt gewesen sei, seine Verlobte jedoch ums Leben gekommen war. Sie war auf eine Landmine getreten (Indonesien?). Danach habe er sich nicht mehr binden wollen. Als er nach dem Waschen auf dem Stuhl am Fenster sitzt, kommt es zu einer kurzen Meinungsverschiedenheit zwischen ihm und Marga. Vereinbart war, dass er selbst sein Frühstück macht, doch er möchte, dass Marga das für ihn tut. Schließlich bereitet sie ihm das Tablett mit Teller und Besteck vor und sagt ihm, er müsse dann eben läuten, wenn es doch nicht klappte. Herr S. reagiert kurz angebunden. So wie ich ihn einschätze, wird er wegen des Frühstücks keinesfalls läuten; dafür ist er meines Erachtens zu stolz.

In der Nachbesprechung kommt dieser Vorfall zur Sprache. Marga argumentiert, dass es so mit Herrn S. vereinbart gewesen war, und dass sie findet, sie müsse sich auch daran halten. Ich frage sie, was sie denn selbst dabei fühlt und es zeigt sich, dass sie selbst ihm durchaus das Frühstück bereitstellen wollte. Ich werfe ein, dass Absprachen dieser Art manchmal auch der eigenen Intuition und Kreativität im Wege stehen. Vielmehr sollten sie Richtlinien darstellen, die es zulassen, dass mal der Bewohner sein Frühstück selbst macht und mal Marga. Wenn er nach dem Waschen zu müde ist oder gern ein bisschen länger Kontakt hätte. Dann könnte man vielleicht sogar gemeinsam das Frühstück machen.

Herr S. hatte immer viele Kontakte gehabt und fühlt sich nun vielleicht manchmal auch sehr einsam in seinem Zimmer. Wir sprechen auch über das Waschen, und ich frage Marga, warum sie den Bewohner nicht erst untenherum gewaschen habe, als er darum bat. Marga führt dieselben Argumente an wie beim Frühstückmachen. Ich erwidere, dass man sich manchmal besser der Tagesform des Bewohners anpasst und tut, was er in diesem Moment wünscht. Er fühlt sich schneller verstanden, wenn seine Würde nicht angetastet wird. Herr S. hatte immer eine Führungsposition innegehabt und ist daran gewöhnt, selbst zu entscheiden. Ich denke, dass der Kontakt zwischen Marga und Herrn S. noch besser wird, wenn sie ihn nicht mehr korrigiert, sondern sich dem anpasst, was er als angenehm empfindet, auch wenn dies auf den ersten Blick nicht logisch erscheint.

---

[*] Dieses Praxisbeispiel stammt vom Baudine Hiemstra, IMOZ-Dozentin.

# 7 Umgangsfertigkeiten

## 7.1 Funktioneller oder zwischenmenschlicher Kontakt

Es kann durchaus mal vorkommen, dass sich Pflegende ‹einfach so› zu einem Bewohner setzen; dies sehen wir – wenn überhaupt – eher in der stationären Pflege. In der Regel jedoch machen sie mit den Bewohnern oder Klienten vor allem dann Kontakt, wenn sie etwas von ihnen wollen. Bewohner ‹müssen› aufstehen oder zumindest darüber nachdenken, ob sie schon aufstehen wollen. Sie müssen zur Toilette, zur Sozialarbeiterin, zum Mittagessen, sich ausruhen, ihre Medikamente schlucken. Bei Situationen solcher Art sind Pflegende geneigt, gezielt einen Kontakt herzustellen. Schließlich soll etwas geschehen und zwar sofort. Das prägt dann die Art, wie sie die Bewohner ansprechen.

> Eine Pflegende betritt ein Einbettzimmer und begrüßt die Bewohnerin, die bereits wach ist und auf sie wartet. Die Pflegende sagt: «Guten Morgen. Möchten Sie aufstehen und duschen?» Sie nimmt eine Unterhose aus dem Schrank und fragt: «Die hübsche rosafarbene?» Die Bewohnerin entgegnet: «Warum?» Daraufhin erwidert die Pflegende, dass die so schön zu diesem Frühlingstag passe. Die Bewohnerin lacht, versteht aber die Bemerkung nicht sofort. Die Pflegende geht nicht weiter darauf ein, sondern erklärt der Frau, was diese nun tun soll. «Wir gehen jetzt zur Dusche, kommen Sie bitte.» Und als die Bewohnerin zu erzählen beginnt: «Mein Vater sagte immer…», unterbricht die Pflegende: «Ja, ich weiß. Tut mir Leid, ich muss noch mehr Bewohnern helfen.» Die Bewohnerin erwidert: «Ja, ist gut», und steht auf. Gemeinsam gehen sie zum Duschraum. Die Pflegende dreht den Kran auf und sagt zu mir: «Sie duscht sich selbst.» Und zur Bewohnerin gewandt: «Ich bringe Ihnen auch noch Ihre Kleider.» Worauf die Bewohnerin antwortet: «Ja, Mädchen, ist gut.» | *Aus einem Beobachtungsbericht der IMOZ-Dozentin José Maas*

Die Art der Arbeit von Pflegenden verlangt oft einen ganz gezielten Umgang mit den Bewohnern und Klienten. Dennoch ist gerade auch während der alltäglichen Pflege ein bewusster Kontakt möglich. Auch hier kann so reagiert werden, dass der Bewohner sich als Mensch wahrgenommen und bestätigt fühlt. In dem soeben angeführten Beispiel hätte die Pflegende auch sagen können: «Ja, Ihr Vater, der wusste immer einen flotten Spruch!», oder: «Ihr Vater, das war ein lieber Mann, das haben Sie mir erzählt.» Das kostet keine zusätzliche Zeit, erfordert jedoch eine andere Art der Zuwendung.

**Der Inhalt des Kapitels**

Erlebensorientierte Pflege ist kein ‹Extra› oder etwas, mit dem Pflegende beginnen, wenn die andere Arbeit getan ist. In den folgenden Abschnitten beschreibe ich Umgangsfertigkeiten, die immer und in jeder Situation eingesetzt werden können. Dabei gehe ich auch auf verbale Fertigkeiten ein und illustriere sie mit Beispielen (siehe ‹einladend zuhören›). Pflegende können diese Umgangsfertigkeiten trainieren, müssen jedoch mit Fallstricken rechnen. Auch arbeiten sie – bewusst oder unbewusst – mit Körpersprache, einer nicht zu unterschätzenden Quelle des Kontakts. Gemeinsam mit ihren Fachkenntnissen über u. a. Krankheitsbilder und Verarbeitungsprozesse gehören auch kommunikative Fertigkeiten zur fachlichen Kompetenz der Pflegenden. Sie selbst sprechen von einem ‹Rucksack› voller Methoden und Herangehensweisen oder von ihrem ‹Werkzeugkasten›. Am Ende des Kapitels wird die Verbindung zwischen Denken, Fühlen und Handeln bzw. zwischen Haupt, Herz und Händen beleuchtet.

## 7.2 Einladend zuhören

Einladend zuhören, das bedeutet: So zuhören, dass sich derjenige, der gerade spricht, tatsächlich ermuntert fühlt weiterzuerzählen. Die Pflegende wendet ihren Körper dem Bewohner oder Klienten zu, beugt sich ein wenig vor, öffnet sich ihrem Gegenüber. Sie achtet darauf, dass sie nicht die Arme übereinanderlegt oder verschränkt. Ihre Körperhaltung, das Interesse in ihren Augen und der Klang ihrer Stimme signalisieren, dass der Bewohner in diesem Augenblick ihre ungeteilte Aufmerksamkeit hat.

Situationen mit verärgerten oder verwirrten dementen Bewohnern haben Ende der Achtzigerjahre dazu geführt, dass Validation und validierende Gesprächsfertigkeiten besonders großen Anklang fanden. Danach jedoch reifte langsam aber sicher das Bewusstsein heran, dass die Fähigkeit, sich in den Bewohner oder Klienten hineinzuversetzen, nicht nur in der Pflege von Demenzerkrankten nützlich ist. Pflegeabhängige Menschen fühlen sich besonders verletzbar und haben ein großes Bedürfnis an Verständnis, Respekt und Bestätigung. Im Folgenden gehe ich auf einige besondere Umgangsfertigkeiten ein. Dabei versuche ich, sie so zu beschreiben, dass nicht nur ihr Einsatz in der (Geronto-)Psychogeriatrie plausibel wird, sondern auch der in anderen Situationen[69].

**Explorierende Fragen stellen**

Im Gespräch mit dem Bewohner oder Klienten kann die Pflegende u. a. Gesprächstechniken einsetzen, die auch in der Validation eine wichtige Rolle spielen: explorierende Fragen stellen, wiederholen oder zusammenfassen, was der andere sagt, Gefühle benennen[70]. Ich stelle mir bei solchen Gesprächen vor, ich sähe einen Film mit vielen leeren Flecken, einem undeutlichen Hintergrund und einigen noch unsichtbaren Protagonisten. Explorierende Fragen schaffen hier Deutlichkeit. Details können zugeordnet, die Stimmung kann besser erspürt werden. Das folgende Beispiel illustriert, welche Wirkung explorierende Fragen haben können.

> Die Bewohnerin hatte einen Anruf erhalten. Während des Gesprächs war sie weit weg in der Vergangenheit, was sie ziemlich mitnahm und sehr traurig machte. Trösten half nicht, also habe ich sie in ihre Gedankenwelt hineinbegleitet und Fragen gestellt. «Was ist passiert, wer hat das gemacht?», und so weiter. Und die Bewohnerin berichtete ganz ausführlich, machte ihrem Herzen Luft und beruhigte sich dann etwas. Ich fragte sie noch, was sie zu tun gedenke, und ließ sie selbst eine Lösung finden. Das gab ihr ein Gefühl der Zufriedenheit.[71]

**Wiederholen**

Vor allem für demente Menschen ist es wichtig, dass man wiederholt oder zusammenfasst, so dass sie ganz in ihrem eigenen Tempo weitererzählen können[72]. Pflegende tun das in der Regel, ohne dabei nachzudenken – es ist so selbstverständlich. Für Angehörige jedoch kann es ein echter Augenöffner sein, dies zu wissen, denn in einer ‹normalen› Konversation wirkt ein Wiederholen eher verzögernd als einladend. Andere ‹Gesprächstechniken›, mit denen der Zuhörer den anderen einlädt, mehr zu erzählen, sind Fragen nach Extremen und nach dem Entgegengesetzten, sowie Fragen mit ‹immer› oder ‹nie›. «Was finden Sie am schlimmsten?» oder «Was mögen Sie am liebsten?» sind Beispiele für Fragen nach Extre-

---

69 Ich bin immer interessiert an schönen Praxisbeispielen, die ich in zukünftigen Auflagen oder Büchern verwenden kann. Mailen Sie Ihr Praxisbeispiel an coravanderkooij@imoz.nl, zu Händen von Frau Dr. Cora van der Kooij, und lassen Sie uns gleichzeitig wissen, ob wir Ihren Namen erwähnen dürfen. Oder schreiben Sie an IMOZ, Anklaarseweg 91, 7316 MC Apeldoorn, Niederlande
70 Feil, Naomi; Klerk-Rubin, Vicki de (2005): Validation – Ein Weg zum Verständnis verwirrter alter Menschen, 8. A. Ernst Reinhardt Verlag, München.
71 Siehe Fußnote 20.
72 vgl. Feil, Naomi; Klerk-Rubin, Vicki de (2005): Validation – Ein Weg zum Verständnis verwirrter alter Menschen, 8. A. Ernst Reinhardt Verlag, München.

men: «Ist das manchmal auch anders?», «Sind Sie auch manchmal fröhlich?» sind Fragen nach dem Entgegengesetzten. Eine besondere Variante sind Fragen mit ‹immer› und ‹nie›. «Haben Sie immer solche Schmerzen?», «Kommt Sie Ihr Sohn wirklich nie besuchen?», «Sehen Sie nirgendwo einen Lichtblick?».

Fragen dieser Art setzen eine Art inneren Suchprozess in Gang, der die Situation verdeutlichen oder auch relativieren kann. Die Folge sind – ganz automatisch – weitere ‹Erkundungen›.

### Bestätigend zuhören

Einladend zuhören bedeutet oft explorierend zuhören – jedoch nicht immer. Es gibt auch Gesprächsfertigkeiten, die nicht wirklich explorierend sind, während der Erzählende durchaus das Gefühl hat, verstanden zu werden. Dabei wird in erster Linie mit einfachen Einwürfen gearbeitet, die zeigen, dass der Zuhörer bei der Sache bleibt und sich in den Erzählenden hineinversetzt. Beispielsweise: «Also, so was!», «Unglaublich!», «Oh, das ist ja wirklich schlimm!», «Das ist ja nicht zu fassen!» usw. Man kann auch etwas spezifischer werden und nach Gefühlen fragen: «Da waren Sie sicher ärgerlich!», «Das ist ja ganz logisch, dass Sie erschrocken sind!» usw. Mit solchen Bemerkungen zeigt der Zuhörer sein Interesse. Er signalisiert damit, dass er versteht oder fühlt, was der andere meint, und dass der andere weitererzählen kann. In der Regel erfährt der Erzählende eine solche Bestätigung als positiv, doch man sollte sie nicht wahllos einsetzen, um es sich einfach zu machen. Es kann auch bremsend wirken, wenn immer gleich begriffen wird, was man sagen will. Warum sollte man dann überhaupt noch etwas erzählen? Und könnte es nicht durchaus sein, dass der andere lediglich *glaubt*, dass er versteht, obwohl dem lange nicht immer so ist? Der Erzählende erhält einen tieferen Zugang zu seinen eigenen Emotionen, wenn ab und zu auch Fragen gestellt werden.

### Mehrdeutigkeit

Mit Mehrdeutigkeit zu reagieren ist besonders empfehlenswert, wenn unklar ist, was gemeint wird – und das kann bei Demenz oder auch Aphasie zuweilen vorkommen[73]. Bei dieser Technik macht die Pflegende also eine Bemerkung, die alles und noch was bedeuten kann. Hier einige Beispiele: Ein Bewohner ist verärgert, und es ist völlig unklar worüber. Und die Pflegende reagiert mit: «Ja, so geht das auch wirklich nicht.» Eine Bewohnerin ist sehr geschäftig, läuft hin und her, verschiebt alle möglichen Gegenstände, und die Pflegende weiß nicht, was die Frau eigentlich tut. Macht sie nun eine Bemerkung wie: «Sie haben aber viel zu tun!»,

---

73 vgl. Feil, Naomi; Klerk-Rubin, Vicki de (2005): Validation – Ein Weg zum Verständnis verwirrter alter Menschen, 8. A. Ernst Reinhardt Verlag, München.

dann spürt die Bewohnerin, dass sie wahrgenommen wird. Die Pflegende kann auch noch hinzufügen: «Sie sind wirklich immer beschäftigt!» oder «Klappt es?» Sie beobachtet dann noch, wie darauf reagiert wird, und kann das kleine Gespräch gegebenenfalls noch fortsetzen. Auch wenn sie jemanden gut kennt und über dessen Lebensgeschichte Bescheid weiß, kann sie spezifischer werden.

Ein typisches Beispiel von Mehrdeutigkeit im Umgang mit demenzkranken Bewohnern ist die Puppe. Für einige der Bewohner ist eine Puppe ganz einfach eine Puppe, für andere ist sie ein Kind und für wieder andere ist sie mal eine Puppe und im nächsten Augenblick ein Kind. Wenn die Pflegende sich nicht sicher ist, wie die Puppe gerade wahrgenommen wird, könnte sie zunächst sagen: «Ist sie nicht goldig?», «So ein kleiner Schatz!», «Wie heißt sie denn?» Manchmal hat die Puppe einen Namen und wird zum Beispiel von allen ‹Susi› genannt. Dies wäre dann im eigentlichen Sinne ebenfalls eine mehrdeutige Lösung.

### Universelle Weisheiten/allgemeine Wahrheiten einsetzen

Auch mit dem Einsatz universeller Lebensweisheiten als Reaktion auf den Bewohner kann man kaum etwas falsch machen. Man hört zu und versucht, etwas zu sagen, womit man die Intensität des Gehörten auf ein höheres, allgemeineres Niveau hebt. Nehmen wir zum Beispiel die Bewohnerin, deren Sohn im Krieg gefallen ist. Diese Geschichte wiederholt sie immer wieder. Wie sie früh morgens gerade dabei war, die Kühe zu melken, und ihr Mann hereinkam und sie rief. Wie sie entgegnet hatte: «Warum? Ich habe zu tun.» Worauf ihr Mann gesagt hatte: «Nun komm doch mal.» Und dann: «Unser Sohn ist gefallen.» Immer und immer wieder erzählt sie diese Geschichte, und jedesmal antwortet die Pflegende: «Das eigene Kind zu verlieren ist das Schlimmste, was einer Mutter passieren kann.»

Eine andere Frau erzählt, ihr Vater sei seinerzeit gestorben, als sie gerade im Ausland war. Eine ‹universelle› (allgemeingültige) Wahrheit in einer solchen Situation ist: «Wenn man jemanden nicht mehr gesehen hat, nachdem er gestorben ist, dann bleibt der Tod so unwirklich. Abschied nehmen, und notfalls immer wieder aufs Neue, das ist ein Teil des Trauerprozesses.» Man könnte auch noch hinzufügen: «Hätten Sie doch nur Abschied nehmen können.» Das sind Einsichten, die mitten aus dem Leben stammen. Es sind allgemeine Weisheiten, und manchmal kann man sie als Pflegende wunderbar verwenden. Der andere fühlt sich dadurch verstanden, ohne dass man noch tiefer auf das Thema eingehen muss. Und zuweilen kommt dann noch eine ganze Geschichte an die Oberfläche!

### Die Lebensgeschichte

Manchmal findet man ganz leicht einen Zugang zur Erlebenswelt eines Bewohners, indem man sich nach Einzelheiten aus dessen Lebensgeschichte erkundigt.

Dazu braucht man Phantasie. Auch kann es hilfreich sein, die betreffende Lebensgeschichte zu kennen, und zu wissen, wie man sie einsetzen kann.

> Die Bewohnerin kommt aus einer besser gestellten Familie. Als Arztgattin hatte sie ein schönes Leben gehabt, war immer verwöhnt worden. Ihr Mann hatte sie geliebt, und über mangelnde Beachtung konnte sie sich nie beklagen. Nach dem relativ frühen Tod ihres Gatten reiste sie viel und war ausgesprochen lebenslustig. Sie ergriff oft die Initiative, hatte ein ausgeprägtes Sozialempfinden und tat viel für andere Menschen.
> Die Pflegenden berichten, dass sie sich nicht zu der Bewohnerin setzen, wenn sie ruhig ist. Sie sind dann einfach froh, mal nichts von ihr zu hören. Nur eine einzige Pflegende erzählt davon, wie sie sich einmal zu ihr setzte. Bei diesem Gespräch berührte die Bewohnerin den Ohrring der Pflegenden und sagte etwas wie: «Sie haben aber schöne Ohrringe.» «Ja», erwiderte die Pflegende, «die sind hübsch, aber Sie hatten sicher noch viel schönere! Hat Ihr Mann Ihnen schöne Ohrringe geschenkt? Von dem haben Sie sicher echte Perlen bekommen.» Man sprach dann über edlen Schmuck und den Gatten der Bewohnerin. Und so war es der Pflegenden gelungen, auf die Liebe des Mannes zu dieser Frau zu sprechen zu kommen und eben diese Liebe kurz wieder für die Bewohnerin aufleben lassen. Der Bewohnerin tat das sichtbar gut. | *Beispiel aus dem Kurs für erlebensorientierte Pflege in der Psychogeriatrie*

In den letzten Jahren sind mehrere praktische Bücher über die Arbeit mit Informationen aus der Lebensgeschichte erschienen. Es ist jedoch noch lange nicht allgemein üblich, diese Informationen auch heranziehen, um das Verhalten von Bewohnern und Klienten besser zu verstehen oder vielleicht einfach akzeptieren zu können. Nach der Lebensgeschichte zu fragen und diese lesen zu lernen sind wichtige pflegerische Fertigkeiten. Hier kann die Sozialarbeiterin sinnvolle Anstöße geben, indem sie vor dem Heimeinzug oder direkt danach eine Übersicht über den Lebenslauf erstellt. Es sind jedoch vor allem die Pflegenden, die im Laufe der Monate die Zusammenhänge zwischen der Vergangenheit und der Gegenwart entdecken. Beim mäeutischen Pflege- und Betreuungsmodell wird daher vorausgesetzt, dass den Pflegenden die Zeit gegönnt wird, sich diese Fertigkeiten zu eigen zu machen.

## 7.3 Einüben und Fallstricke

Einladend zuzuhören bedeutet, selbst eine Weile in den Hintergrund zu treten und ein offenes Ohr für die Geschichte des anderen zu haben. Man stellt Fragen, wiederholt, bestätigt, was der andere sagt, erkundigt sich nach Besonderheiten, nach Gefühlen. Dabei schöpft man aus allen Erfahrungen und Einsichten, die man im Laufe seines Lebens gesammelt hat, und zwar sowohl im Beruf als auch im Privatleben. Man braucht keine Angst zu haben, etwas Falsches zu sagen. Wenn man ‹nicht richtig liegt›, wird der andere das schon sagen, und wahrscheinlich auch gern erzählen, wie es sich denn tatsächlich verhalten hat. So steigert er sich immer mehr in seine Geschichte hinein, kann sich alles von der Seele reden und zuweilen auch seine eigenen Schlüsse ziehen.

Wer sich in dieser Fragetechnik zu üben beginnt, findet sich anfangs oft etwas gekünstelt. Das Einüben neuer Gesprächsfertigkeiten appelliert stark an das Denkvermögen. Dabei kann es sogar passieren, dass der Kontakt mühsamer zustande kommt als zuvor. Wer jedoch bewusst damit umgeht, der wird feststellen, dass diese Anlaufschwierigkeiten sich nach einer Weile legen, und der Kontakt an Intensität und Tiefe gewinnt. Auch im Privatbereich können validierende Gesprächsfertigkeiten trainiert werden. Natürlich sind Privatkontakte emotional anders besetzt als Kontakte im beruflichen Umfeld, doch auch sie können an Tiefe gewinnen, wenn bewusst gut zugehört wird. In den Kursen üben wir oft die so genannte *Nachbarinnen-Empathie*, bei der der Zuhörende eine Geschichte ‹übernehmen› muss. Ein schönes Beispiel ist das vom Besuch am Wochenbett. Die frisch gebackene Mutter brennt darauf zu berichten, wird jedoch immer von ihrem Besuch unterbrochen. Der hat nämlich genau dasselbe mitgemacht – nur noch schlimmer. Du hast Streit mit deinem Mann oder deinem pubertierenden Sohn? Das ist ja gar nichts, da müsstest du mal hören, was deine Freundin mitgemacht hat.

**Fallstricke**

Beim einladenden Zuhören gibt es allerdings ein paar Fallstricke. Man kann es zum Beispiel auch übertreiben mit den explorierenden Fragen. Der Bewohner oder Klient fühlt sich dann, als stünde er unter Beschuss und kann den Eindruck bekommen, die Pflegende sei neugierig, grabe etwas zu tief und wolle zu viel wissen. Er ‹macht zu›, wird ärgerlich, wendet sich ab.

Ein weiterer Fallstrick ist es, Bewohnern oder Klienten mit Gedächtnis- oder Sprachproblemen so genannte *offene Fragen* zu stellen. Besser geeignet sind hier Fragen, die der Bewohner schlicht bejahen oder verneinen kann, oder das ‹prothetische› Aushelfen mit Worten oder konkreten Informationen, wie in Kapitel 6.3 beschrieben.

Ein Beispiel einer Auszubildenden:

> Frau J. war gerade erst in das Altenheim gezogen. Obwohl sie manchmal mit in den Saal ging, fühlte sie sich sehr einsam. Das hatte einen besonderen Grund: Sie begann, sehr vergesslich zu werden, und wagte darum nicht, Kontakte zu knüpfen. Wenn Mitbewohner sie etwas fragten, wusste sie oft keine Antwort. Die Folge war, dass die Bewohner auch nicht mehr zu ihr hingingen. Ich plauderte einige Male mit der Bewohnerin, und wenn ich Zeit hatte, drehte ich auch mal eine kleine Runde mit ihr. Ich probierte, möglichst in Sätzen zu

> sprechen, auf die die Bewohnerin nur mit ‹Ja› oder ‹Nein› zu antworten brauchte. Sie freute sich immer, wenn ich zu einem Schwätzchen vorbeikam und erzählte dann manchmal von sich aus ganze Geschichten von früher. Sie genoss es auch immer, wenn ich etwas über mich selbst erzählte, und das habe ich dann auch schon mal gemacht. Erst musste ich ganz schön aufpassen, welche Fragen ich stellte, da ich die Bewohnerin nicht so gut kannte. Später wusste ich, dass ich immer erst selbst was erzählen musste und nicht gleich zu Beginn mit Fragen kommen durfte. Denn sonst wurde sie so unsicher, dass sie oft keine Antwort wusste.
> | *Abschlussarbeit*

Ein weiterer Fallstrick für Pflegende kann auch das ‹problemlösende Zuhören› sein. Nach nur zwei Sätzen schlagen sie vor, wie die Schwierigkeiten angegangen werden können. Ein Beispiel: Jemand hat Kummer und möchte sich vom Herzen reden, was ihn bedrückt. Die Pflegende will jedoch vor allem, dass sich der Bewohner oder Klient wieder besser fühlt. Sie geht nicht auf den Kummer ein, sondern fragt den Bewohner, ob er Lust hat, kurz mit ihr an die frische Luft zu gehen und eine Runde zu drehen. Oder: Eine Bewohnerin, die mit der eigenen zunehmenden Invalidität zu kämpfen hat und darüber reden will, wird plötzlich von der Pflegenden wegen ihrer Tapferkeit gelobt. Einfach nur zuzuhören, ein paar kleine Fragen zu stellen und die aufsteigenden Gefühle zu bestätigen, das ist eine Fertigkeit, die viele Pflegende noch üben müssten. Zum Beispiel so wie die Mitarbeiterin im nächsten Beispiel.

> Ich merkte, dass eine Bewohnerin beim Waschen ängstlich und verschämt reagierte. Also wollte ich eine Herangehensweise ausprobieren, die ihr diese Angst und Scham etwas nehmen sollte. Ich erklärte ihr genau, was ich tun würde, redete ruhig auf sie ein, tat alles ganz ruhig, benannte alles und schloss die Bettvorhänge. Erst wiederholte die Bewohnerin immer wieder, dass sie sich so schäme. Doch durch die ruhige Herangehensweise verlor sie etwas ihre Angst und sagte: «Ach, wir sind als Frauen unter uns. Wir wissen voneinander, wie wir nackt aussehen.» Als sie wieder angekleidet war, gab sie mir einen Kuss.[74]

Und dann ist da noch die Kunst zu wissen, wann man Fragen stellt und zuhört, wann man Gefühle benennt und wann man eher allgemein bestätigt, was man hört. Nach heftigen Gefühlsausbrüchen von Bewohnern tut man gut daran, erst das betreffende Gefühl zu benennen: «Sie sind verärgert», «Sie fühlen sich machtlos», «Sie sind traurig» oder, etwas spezifischer «Sie fühlen sich von uns nicht ernst genommen», «Sie finden, dass wir Ihre Mutter immer zu lange warten lassen». Wenn dies bestätigt wird, und die Pflegende offen ist für die Gefühle, die dann an die Oberfläche kommen, verlieren die Emotionen oft allein schon durch diese Offenheit an Heftigkeit.

---

74 Beispiel von Baudine Hiemstra, IMOZ-Dozentin.

Die Pflegende fungiert regelrecht als ‹Blitzableiter›, sie ‹leitet› die Gefühle ab. Oft ist es schon genug, Gefühle zu benennen und mitzufühlen. Gerade dadurch ergibt sich häufig die Gelegenheit, noch etwas tiefer auf die Situation einzugehen, wenn die ersten Wogen abklingen. Hier ein treffendes Beispiel:

> Ein Teamleiter berichtet von Problemen mit dem Sohn einer Bewohnerin. Der `meckert' ständig, scheint sich unentwegt zu ärgern und überfällt die Pflegenden immer wieder mit seinen Forderungen. Eines Morgens betritt er den Wohnbereich, zutiefst verärgert. Der Teamleiter kommt ihm entgegen, geht ein paar Schritte neben ihm her, benennt die Gefühle dieses Mannes und lässt ihn sich so austoben. Er macht keine Anstalten, sich oder seine Mitarbeiter zu entschuldigen.
> Nach einer Weile beruhigt sich der Sohn, und der Teamleiter lädt ihn auf einen Kaffee ein. Als sie sich in aller Ruhe hingesetzt haben, fragt der Teamleiter: «Erzählen Sie doch mal: Was für eine Frau war Ihre Mutter denn?» Und der Sohn beginnt zu erzählen. | *Beispiel aus dem Kurs für erlebensorientierte Pflege*

Bei Demenzpatienten gestaltet sich dies etwas schwieriger, da ihre Gefühle verstorbene Angehörige betreffen oder Situationen aus längst vergangenen Tagen. Dennoch kommt es auch gerade dann darauf an, zunächst das vorherrschende Gefühl zu benennen und erst danach – wenn es noch nötig ist – fortzufahren und explorierende Fragen zu stellen.

> Eine (demente) Bewohnerin sagt, dass ihr Mann vor vier Monaten gestorben sei, und schaut mit einer Mischung aus Groll und Kummer zu Boden. Also sage ich: «Darüber sind Sie noch sehr traurig, nicht wahr? Er war ein lieber Mann.» Plötzlich beginnt die Bewohnerin zu erzählen, wie schwer sie es gehabt habe und wie glücklich sie mit ihm gewesen sei. Am Ende unseres Gesprächs sagt sie, dass es ihr gut getan habe, mal wieder kurz darüber zu sprechen.[75]

## 7.4 Nonverbaler Kontakt

Pflegende stellen sehr viel Kontakt mit dem Körper des Bewohners und Klienten her, und kennen sich – oft unbewusst – bestens mit Körpersprache aus. An der Körpersprache lässt sich viel mehr ablesen, als die Pflegende ahnt oder will. Bewohner und Klienten sind hier sehr sensibel. Sie spüren ganz genau, ob die Pflegende mit ihren Gedanken bei der Sache ist.

> Ich half gerade Frau W. beim Anziehen und dachte dabei darüber nach, zu wem ich danach gehen würde, was dort erledigt werden musste, und wie ich das machen würde. Als ich Frau W. bat, sie möge ihr Bein heben, so dass ich ihr den Strumpf anziehen könne, wurde sie traurig. Sie sagte, dass ich böse auf sie sei. Das war natürlich nicht so, doch durch den Ton in

---

[75] Siehe Fußnote 20.

meiner Stimme, die etwas gehetzte Haltung und meinen Blick dachte sie wahrscheinlich, ich sei böse auf sie. | *Abschlussarbeit*

Genauso deutlich ist auch die Körpersprache der Pflegenden, die am Bett des Bewohners steht, während sie ihn füttert: «Nun essen Sie schon, ich muss weiter.» Setzt man sich indessen bei den Mahlzeiten ans Bett und hält vielleicht auch die Hand des dementen oder schwerkranken Bewohners fest, so wird eine ganz andere Botschaft vermittelt: «Ich bin jetzt für Sie da, essen Sie mal in aller Ruhe und lassen Sie es sich schmecken.» Auf diese Weise entsteht Vertrautheit, wie auch das nächste Beispiel zeigt.

> Mit Herrn W. habe ich die folgenden Erfahrungen gemacht: Er sagte nur «Ja, ja, ja, ja» und «He, he, he». Das rief er immer und immer wieder, wenn er etwas mitteilen wollte. Im Laufe der Zeit merkte ich, dass ich auf seine Gestik achten musste. Und wenn ich Ja- und Nein-Fragen stellte, konnte ich dahinterkommen, was er meinte. Normalerweise sagte er sein «Ja, ja, ja» nämlich schnell und lautstark. Wenn er aber eine Frage tatsächlich bejahte, dann tat er das ganz ruhig und leise, wie mit einem Seufzer: «Jaah!»
> Wenn das Mittagessen kam, lag er meistens im Bett, wo ich ihm auch zu essen gab. Dazu setzte ich mich immer auf den Bettrand. Erst fragte ich ihn, ob es ihm recht sei, und er antwortete mit diesem ruhigen, leisen «Jaaah».
> Eines Tages betrat ich wieder mal sein Zimmer. Es war mein erster Spätdienst. Ich wollte ihn kurz begrüßen und schauen, wie es ihm ging. Er gestikulierte mit seiner Hand. Als ich aufmerksam hinschaute, verstand ich, dass ich mich auf den Bettrand setzen sollte. Das war so eine schöne Begrüßung. Für mich bedeutete diese Geste mehr als viele Worte. Diese Handbewegung und sein Gesichtsausdruck sagten mir: «Schön, dass Sie wieder da sind, ich freue mich. Kommen Sie, setzen Sie sich mal eben zu mir.» | *Abschlussarbeit*

Wenn Pflegende Körperkontakt zu einem Bewohner oder Klienten haben, so ist das meist funktionell, geschieht im Rahmen der alltäglichen pflegerischen Versorgung. Anschließend legen sie auch schon mal die Hand auf die Schulter eines Bewohners, berühren ihn kurz liebevoll oder streicheln über seine Wange. Auch kommt es schon mal vor, dass Bewohner die Hand der Pflegenden ergreifen und ein Küsschen darauf drücken. In ihren Abschlussarbeiten schreiben Pflegende, die hinsichtlich dieses Punktes einmal nachgefragt haben, dass Bewohner einen Kontakt dieser Art durchaus zu schätzen wissen. Zu berühren oder berührt zu werden mit dem einzigen Zweck, Zuneigung auszutauschen – viele Bewohner oder Klienten kennen das ansonsten nicht mehr. Die Pflegende kann also ganz bewusst zwischen *funktionellen* und *zwischenmenschlichen* Berührungen unterscheiden. Es gibt Arten des Anfassens, die im Rahmen der Pflege in nahezu jedem Kontakt vorkommen. Demenzkranke haben ein feines Gespür für Ausstrahlung und Körpersprache. Es scheint zuweilen, als schauten sie durch Menschen hindurch und reagierten direkt auf das, was sie intuitiv erfassen. Dadurch ist es nahezu unmöglich, eine bestimmte Stimmung vorzutäuschen. Auch wer als Fremder einen Wohnbereich besucht, kann manchmal überraschend schnell ein Band mit einem Bewohner knüpfen. Menschen im somatischen Wohnbereich sind distanzierter, reagieren jedoch offen auf Zeichen der Zuneigung, wenn sie die Pflegende gut kennen. Die Pflegenden können hier schöne Beispiele anführen, finden es jedoch auch sehr wichtig, dass jeder dabei auf seine eigenen Grenzen achtet. Auch ist es unerlässlich, dass man einander akzeptiert. Es gibt Pflegende, die sehr ‹körperlich› sind, andere dagegen sind verbal stark. All diese Qualitäten kommen den Bewohnern und Klienten zugute.

**Caring touch**

Neben diesen berufseigenen Arten des Berührens können Pflegende sich auch anderer Herangehensweisen bedienen, die teils von anderen Fachrichtungen entwickelt wurden. Am bekanntesten ist hier die Massage, das Spiegeln, das Snoezelbad und *therapeutic touch*[76]. [Im deutschsprachigen Raum kommen noch die aus der anthroposophischen Pflege stammenden «Rhythmischen Einreibungen»[77] und die von Andreas Fröhlich und Christel Bienstein entwickelte Basale Stimulation[78] hinzu. Anm. d. Lek.] Als Sammelbegriff möchte ich gern den Fachausdruck *caring touch* einführen. Der *caring touch* wird nicht etwa bei der Behandlung von Bewohnern und Klienten eingesetzt, sondern soll ihnen vielmehr zu angenehmen, wohltuenden körperlichen Erfahrungen verhelfen. Wenn Pflegende massieren oder einreiben, dann tun sie das nicht aus therapeutischen Gründen wie etwa ein Physiotherapeut, sondern zur Entspannung oder um Kontakt herzustellen. Pflegende können beispielsweise sehr gut Hände massieren. Wenn ein Bewohner völlig verspannt im Bett liegt, die Arme und Schultern mehr oder weniger von Kontrakturen belastet und die Hände geballt sind, lässt sich ganz einfach mit einer Handmassage Kontakt herstellen, indem man sie mithilfe einer Körperlotion oder eines Massageöls langsam öffnet. Es ist sehr schön zu sehen, wie sich der Bewohner während der Handmassage entspannt. Dasselbe gilt für das Snoezelbad. Auch die weniger kranken Bewohner bekommen von den Pflegenden zuweilen

---

76 Martine Busch (1994): Zorg verlenen met je handen: iets kunnen doen voor de ander én voor jezelf. Therapeutic Touch als verpleegkundige interventie [Pflegen mit den Händen: So kann man für andere und sich selbst etwas tun. *Therapeutic touch* als pflegerische Intervention]. Aus der Monatszeitschrift *Maandblad Geestelijke volksgezondheid* 12, 12–15.
77 Layer, M. (2003): Praxishandbuch Rhythmische Einreibungen nach Wegman Hauschka. Huber, Bern.
78 Buchholz, T.; Schürenberg, A. (2005): Lebensbegleitung alter Menschen –Basale Stimulation® in der Pflege alter Menschen. Huber, Bern.

eine Handmassage in einem Behälter mit warmem Wasser, wonach die Nägel der weiblichen Bewohner schön lackiert und die Hände sorgfältig gepflegt werden.

Die Bewohner genießen das sehr, vor allem, wenn man einen geselligen Nachmittag daraus macht, und alle Bewohner desselben Aufenthaltraums mitmachen. Das spricht nicht nur die Bewohner des psychogeriatrischen Wohnbereichs an, sondern auch die geistig fitten Bewohner. Oft finden sie es auch herrlich, wenn man sich die Zeit nimmt, um ihnen den Rücken oder die Hände zu massieren. Diese Massage dient dann keinem weiteren ‹Zweck›, als der betreffenden Person das Gefühl zu vermitteln, wertvoll zu sein, und sie die körperliche Nähe genießen zu lassen.

Spiegeln ist Kommunikation durch Körpersprache. Die Pflegende spiegelt die Haltung und die Gesten eines Bewohners (zumeist ein Demenzpatient). Das hat einen doppelten Effekt. Der Bewohner merkt, dass da jemand ist, der sich wirklich für ihn interessiert, der versucht, ihn zu verstehen. Und die Pflegende erhält über das Spiegeln von Körperhaltung und Gesten einen Zugang zur Gefühlswelt des Bewohners oder Klienten. Sie gewinnt einen Eindruck dessen, was er fühlt, und kann das auch mit Worten benennen. Wenn der Bewohner zustimmend darauf reagiert, entsteht die Möglichkeit zu einem Kontakt.

*Therapeutic touch* (therapeutische Berührung) ist eine Art des Kontakts, die für Pflegende weniger nahe liegend ist, und dennoch gibt es Pflegende, die einen entsprechenden Kurs belegen und diese Umgangsfertigkeit gern einsetzen[79]. Mit dem *therapeutic touch* schenkt man dem Bewohner Aufmerksamkeit, ohne ihn dabei mit den Händen zu berühren. Stattdessen wird ihm das Gefühl der sehr beschützten, liebevollen Zuwendung vermittelt, was ausgesprochen beruhigend wirkt. *Therapeutic touch* wird in allen Bereichen des Gesundheitswesens von entsprechend geschulten Pflegenden (und anderen Mitarbeitern) eingesetzt.

### Blickkontakt

Bei all diesen Verrichtungen kann der Betreuer sich für oder gegen einen Blickkontakt entscheiden, je nachdem, ob der Bewohner das Bedürfnis hat, jemandem zu ‹begegnen›. Blickkontakt manifestiert eine sehr nachdrückliche Anwesenheit, eine dringende Einladung zum Kontakt. Demente Menschen möchten sich manchmal lieber in ihrer eigenen, inneren Welt verlieren. Die Nähe eines anderen mag dabei wohl geschätzt werden, doch es besteht nicht immer die Notwendigkeit

---

[79] Im deutschsprachigen Raum liegt dazu die folgende Publikation vor: Sayre-Adams, J; Wright, S. G. (1997): Therapeutische Berührung in Theorie und Praxis. Elsevier, München [Anm. d. Lek.].

seiner Anwesenheit als ‹er selbst›. Vielmehr symbolisiert er die Liebe und Wärme einer Person, die der Demenzpatient einmal geliebt hat. Wer das genau ist, tut nicht zur Sache.

**Holding**

Als letzten Punkt möchte ich hier *holding* anführen. *Holding* bedeutet, jemanden festzuhalten, der gefühlsmäßig vollkommen feststeckt, und ihn so lange zu halten, bis das Gefühl verebbt oder ‹bricht› (dass also das Gefühl dem Willen dessen, der den anderen festhält, tatsächlich nicht mehr gewachsen ist). Hierbei handelt es sich um eine therapeutische Fertigkeit[80], die jedoch in ähnlicher Form auch von Pflegenden eingesetzt wird[81]. Die folgende Geschichte einer Pflegenden hat mich sehr beeindruckt. Sie beschreibt jedoch keinen Einzelfall; in den Kursen werden Beispiele dieser Art häufiger erzählt.

> Es war während der Bewohnerferien. An einem gemütlichen Abend nahm ich besonders bewusst die Stimmung in mich auf, die dort herrschte. Ich bemerkte, wie eine Bewohnerin unruhig wurde und sich ihr Blick veränderte. Um herauszufinden, wodurch das kam, ging ich zu ihr. Sie sah mich wild an, unglaublich verängstigt, und sagte, wenn ihr Vater das wüsste, dann würde er darauf losschlagen und das täte ihr dann so furchtbar Leid für ihre Mutter. Das habe sie nicht verdient. Ich versuchte, dieses Umschlagen in ihrem Verhalten zu verstehen, und dachte: «Oh Himmel, was soll ich denn damit nur anfangen?» Ich sagte, dass die Tür abgeschlossen sei, und ihr Vater nicht hereinkommen könne. Sie sah mich an, als wolle sie sagen: «Ganz bestimmt?»
> Reden war sinnlos. Panik über Panik. Und so lief ich mit der stolpernden und schreienden Frau über den Gang zu ihrem Schlafzimmer. Ich drückte sie mehr oder weniger auf ihr Bett, «verriegelte» die Tür, nahm sie in die Arme und sagte: «Ganz ruhig, ganz ruhig, alles ist in Ordnung.» Ich spürte, dass sie ruhiger wurde. Ab und zu spannten sich ihre Muskeln an, doch ich wiederholte immer wieder: «Weinen Sie nur, weinen Sie sich einfach mal aus», mit diesem zerbrechlichen Körper in meinen Armen. Sie seufzte tief, ich auch, und sie lachte mich an, bebend. «Sie können bei mir schlafen», sagte ich. «Hier sind sie sicher.» Sie ließ sich ruhig auskleiden, den Schlafanzug anziehen und ins Bett stecken. Ich gab ihr einen Kuss. «Sie sind lieb», sagte sie.[82]

---

80 Wurde von Joke de Vries sehr eindrucksvoll in ihrem Buch (1998) Ontwikkeling van autonomie als basis voor heling [Entwicklung der Autonomie als Grundlage für die Heilung] beschrieben. Baarn: Agora.
81 Im deutschsprachigen Raum stammt die bekannteste Publikation zur «Festhaltetherapie» von Jirina Prekop (1999): «Hättest Du mich festgehalten – Grundlagen und Anwendungen der Festhalte-Therapie». Goldmann, München.
82 Siehe Fußnote 20.

## 7.5 Haupt, Herz und Hände

Bei der Wahl der verbalen und nonverbalen Fertigkeiten, die in der jeweiligen Situation eingesetzt werden, lässt sich die Pflegende auch von ihrer Lebenserfahrung und ihren eigenen mühevoll erworbenen Einsichten leiten. Sie bringt sich regelrecht mit ihrer ganzen Person in die Situation ein – und nicht etwa, um sich in den Vordergrund zu drängen, sondern um mit allem Fachwissen und aller Weisheit, die ihr zur Verfügung stehen, Kontakt zum Bewohner machen zu können. Sie will ihm das Gefühl vermitteln, dass sie sich für ihn interessiert, dass sie offen ist für das, was ihn beschäftigt, dass sie sich in seine Gefühle und Probleme hineinversetzen kann oder in jedem Falle *will*. Dabei setzt sie erworbene Einsichten, Umgangsfertigkeiten, Kenntnisse ein. Ob sie den anderen erreicht, und ob tatsächlich ein Kontakt entsteht, das sagt ihr das Gefühl. Doch obgleich der Kontakt an sich auf dieser gefühlsmäßigen Ebene abläuft, wird er erst mithilfe der verstandesmäßigen Fähigkeiten bewusst registriert. So ruht das Herstellen von Kontakt letztendlich auf drei Pfeilern der Persönlichkeit: Gefühl, Verstand und Fertigkeiten, oder auch Herz, Haupt und Hände (s. **Abb. 7.1**).

Eine wichtige Bemerkung muss ich an dieser Stelle noch einbringen. Die Art und Weise, mit der Pflegende Kontakt aufbauen, ist einzigartig – nicht nur durch ihre Intimität, sondern auch durch ihre kontinuierliche Wiederholung. Fremde, die den Wohnbereich besuchen – wie IMOZ-Dozentinnen, Freiwillige oder Psychologen – finden oft schnell Kontakt. Sie erkundigen sich, was bestimmte Gegenstände in der Umgebung des Bewohners oder Klienten für sie bedeuten, plaudern über die Vergangenheit und die Gegenwart und knüpfen ein kleines Gespräch an. Wer jedoch immer wiederkommt, kann nicht stets dieselben Fragen stellen. Aufrichtiges Interesse entwickelt sich dann zu einem Zusammenspiel; oft reicht bereits ein einziges Wort aus. Und auch das ist einzigartig für das Erfahrungsgebiet von Pflegenden.

Ein Beispiel aus einem Beobachtungsbericht der IMOZ-Dozentin José Maas:

> Eine Bewohnerin wird mit dem aktiven Steh-/Hebelift aus dem Stuhl gehoben. Anschließend hilft ihr die Pflegende, sich auf den Toilettenstuhl zu setzen. Sie hält sich nicht fest. Die Pflegende berichtet, dass die Bewohnerin sich immer mit einer Hand festhält, während die andere auf ihrem Oberschenkel liegt. Die Pflegende ergreift die Hand der Bewohnerin und legt sie auf die Lehne. Die Bewohnerin hält sich gut fest. Nun legt die Pflegende die andere Hand der Bewohnerin auf deren Oberschenkel. Die Bewohnerin ist ruhig, und die Pflegende fährt den Lift hoch, was die Bewohnerin problemlos geschehen lässt. Die ganze Zeit sagen sie nichts, sind jedoch völlig aufeinander abgestimmt. Mittlerweile scheint die Sonne durch die vorderen Fenster in den Aufenthaltsraum hinein.

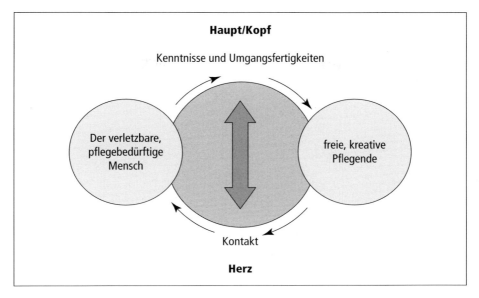

**Abbildung 7.1:** Die Verbindung zwischen Herz, Haupt und Händen (‹Herzdenken›)

## 7.6 Zusammenfassung

Die Art der Arbeit von Pflegenden bringt es mit sich, dass sie meistens einen Bewohner kontaktieren, wenn etwas erledigt werden muss. Oft geht es darum einen Bewohner bei körperlichen Pflegebedürfnissen zu unterstützen. Dadurch achten Pflegende nicht immer gleichermaßen bewusst darauf, wie sie wirklich auf den Bewohner und das, was er sagt, eingehen können. Dennoch liegt in ihrer Art des Handelns eine große Selbstverständlichkeit, die für den Bewohner oder Klienten Vertrautheit bedeutet. Seit der Einführung von Validation für Demenzkranke im Jahr 1988 hat sich gezeigt, dass die Fertigkeiten, die bei dieser Herangehensweise eine Rolle spielen, viel umfassender eingesetzt werden können. In diesem Kapitel habe ich die verbalen und nonverbalen Fertigkeiten beschrieben, die im Umgang mit Bewohnern und Klienten eingesetzt werden können, und sie mit Praxisbeispielen illustriert.

Pflegenden bietet sich eine Vielzahl von Möglichkeiten, diese Umgangsfertigkeiten einzuüben, und zwar nicht nur im Berufs-, sondern auch im Privatleben. Doch es gibt auch Fallstricke: So kann es passieren, dass man zu viel und zu schnell fragt, oder offene Fragen stellt, obwohl der Befragte diese nicht beantworten kann. Der wohl größte Fallstrick für Pflegende ist, Probleme lösen zu wollen statt ganz einfach zuzuhören. Ob bewusst oder unbewusst: Pflegende setzen häufig Körpersprache ein. Wie keine andere Berufsgruppe haben sie die Möglichkeit, Bewohner und Klienten auch nonverbal, über körperlichen Kontakt zu erreichen. Letztlich ist das Betreuen ein Beruf, bei dem es auf Herz, Haupt und Hände ankommt, und der diejenigen, die ihn ausüben, auf sehr vielseitige Weise fordert.

## Praxisbeispiel

### Mit dem Einsatz aller Mittel*

Einmal lief ich über den Gang, auf dem Weg zu den Toiletten, wo ich meinen Kollegen helfen wollte. Weit kam ich nicht, denn Jan hielt mich auf. Er sagte etwas zu mir, wobei er nach oben blickte. Ich verstand nicht, was er sagte, und versuchte herauszufinden, was er meinte. Und das aus gutem Grund, denn wenn Jan etwas sagen wollte, war ihm wirklich etwas wichtig. Jan fing nur selten ‹einfach ein Schwätzchen› an. Was ihn beschäftigte, konnte ein Problem sein oder werden. Ich wusste, dass Jan nur schwer zu verstehen war. Er hatte allerdings sein Hilfsmittel bei sich, das er nötigenfalls immer benutzen konnte. Und nun war es eben Zeit für ein Gespräch. Meine Kollegen bei den Toiletten würden es auch ohne mich schaffen. Was ich tun wollte, um Jan zu verstehen, war: Fragen stellen, aufmerksam zuhören, auf das nonverbale Verhalten achten, dies interpretieren und gegebenenfalls den Lichtpunktzeiger und das Buchstabenbrett verwenden. Mit Fragen wollte ich dahinterkommen, worum es bei dem Gespräch gehen sollte. Indem ich aufmerksam zuhörte, konnte ich das Gesprochene besser verstehen und durch die Interpretation der Artikulation, Mimik und Kopfbewegungen ergänzen. Dies tat ich sofort, da das Problem in diesem Moment aktuell war und gelöst werden musste, und ich hatte auch gerade Zeit dazu. Um aufmerksam zuhören zu können, beugte ich mich zuallererst vor, so dass Jans und mein Gesicht auf gleicher Höhe waren. Nun konnte ich besser die Artikulation und die Mimik wahrnehmen und Blickkontakt machen.

Ich sah Jan an, womit ich ihm zeigte, dass ich ihm wirklich zuhören wollte. Meine Arme legte ich auf die Platte des Rollstuhls. Ich wollte diesen Kontakt in aller Ruhe herstellen. Also begann ich mit der Frage, ob ich ihm mit irgendetwas helfen konnte. Ich sprach ruhig, so dass er sich nicht durch schnelles Sprechen gehetzt fühlte. Und das wollte ich verhindern, da Jan dann nur noch schwerer zu verstehen war. Jan reagierte auf meine Frage, indem er leicht nickte und seine Augen ganz öffnete. Ich wusste, dass diese Reaktion ‹Ja› bedeutete. Danach fragte ich: «Sitzen Sie vielleicht nicht bequem?» Auch diese Frage wurde bejaht. Nun wusste ich allerdings nicht, ob das bedeutet, dass er tatsächlich bequem saß, oder eben nicht, da ich die Frage verkehrt gestellt hatte. Jan erzählte wieder dasselbe wie am Anfang und blickte dabei wieder nach oben. Ich folgte seinem Blick, verstand aber nicht, was über ihm sein könnte.

Ich bat ihn, das noch einmal zu wiederholen und achtete dabei genau auf seine Artikulation. Dabei stellte ich fest, dass es sich um ein zweisilbiges Wort handelte, und fragte, ob das stimmte. Er nickte und blickte wieder nach oben. «Ich habe gefragt: Sitzen Sie bequem?» Er verneinte, indem er den Kopf schüttelte und die Augen von links nach rechts bewegte. Da Jans Arme mehrmals täglich in eine andere Haltung gebracht werden mussten, fragte ich, ob denn seine Arme in einer bequemen Lage seien. Jan nickte. Sein Gesicht nahm einen verärgerten Ausdruck an, und er wiederholte das Wort in immer schnellerer Abfolge, wobei er ständig nach oben blickte. Ich verstand, dass er ungeduldig wurde, und fragte ihn, ob er damit einverstanden sei, wenn ich den Lichtpunktzeiger anschloss. Er war einverstanden und begann wieder zu erzählen, nachdem ich das Hilfsmittel funktionsbereit gemacht hatte. Der Lichtpunkt lag beim k, und ich sagte: ‹k›. Danach kamen o, p, f und s, bis ich glaubte, das Wort erkannt zu

---
* Aus einer Abschlussarbeit.

haben: Kopfstütze. Ich nannte ihm das Wort, und er nickte froh. Ich fragte: «Muss die Kopfstütze etwas nach vorne?» Das war es. Ich verstellte die Kopfstütze etwas nach vorn, wobei ich mit Jan Blickkontakt behielt. So konnte ich sehen, wann die Stütze im richtigen Stand war. Als alles gut eingestellt war, nickte Jan, schenkte mir ein Lächeln und fuhr weiter.

Ich war mit dem Ergebnis zufrieden. Erst hatte ich es mit Sprache versucht, danach erst das Hilfsmittel herangezogen. Die Fragen hatte ich nicht alle gleichermaßen deutlich gestellt. Ich musste zukünftig besser darauf achten, dass die Fragen, die mit Ja und Nein beantwortet werden konnten, einander nicht widersprachen. Da ich auf das nonverbale Verhalten geachtet hatte, wusste ich, wann ich mit meinen Fragen richtig lag, konnte die Artikulation ablesen und die Augenbewegungen beobachten. Die Bewegung der Augen nach oben hatte ich nicht verstanden. Es hatte also bedeutet, dass es um etwas ging, was sich hinter ihm befand.

Mit dem Hilfsmittel verlief die Kommunikation flott. Da ich die Buchstaben kontinuierlich mit las und ergänzte, hatte ich nicht den ersten Buchstaben bereits vergessen, bevor das Wort fertig buchstabiert war. Das war für Jan zugleich auch eine Kontrollmöglichkeit. Dieses Gespräch hatte ungefähr 10 Minuten gedauert. Ich hatte also noch Zeit, meinen Kollegen bei den Toiletten zu helfen.

# 8 Der Manager als Schatzgräber

## 8.1 Hilfestellung zur Einführung

Das mäeutische Pflege- und Betreuungsmodell mutet sehr idealistisch an. Ist es überhaupt lebensfähig? All die zusätzlich benötigte Zeit; wer soll das finanzieren? Tatsächlich müssen Manager, die dem Modell grundsätzlich positiv gegenüberstehen, zunächst ein paar kleine Hürden nehmen. Eine stärkere Position der Pflegenden kann dazu führen, dass andere Fachrichtungen hier Fragezeichen setzen. Ärzte könnten Bedenken anmelden. Hinzu kommt, dass das Gesundheitswesen gerade in diesen Jahren großen Veränderungen unterworfen ist. Außerdem legt man einen immer stärkeren Nachdruck auf die Wohnatmosphäre, die Aufteilung größerer Gruppen in kleine und auf ambulante, sowie auch informelle Pflege, also auf ‹Normalisierung›. Ist die Professionalisierung von Pflegenden dann überhaupt die am nächsten liegende Maßnahme? Qualität, die nicht benannt wird, kann nicht garantiert werden.

Vor einigen Jahren haben wir als IMOZ-Mitarbeiter eine Untersuchung in einem ‹Pflegekontinuum›[83] durchgeführt. Zu unserer Überraschung stellte sich heraus, dass die Qualität in der ambulanten Pflege auf denselben Pfeilern ruhte wie die im stationären Bereich: eng zusammenarbeitende Teams, engagierte inhaltliche Leitung, Zeit für Beratungen, Eigenverantwortlichkeit der Pflegende und Aufteilung größerer Gruppen von Bewohnern oder Klienten in kleine. Das mäeutische Pflege- und Betreuungsmodell kombiniert eben diese organisatorischen Qualitätsfaktoren mit erlebensorientierter Pflege. Bei der erlebensorientierten Pflege han-

---

83 Eine Form der gesundheitlichen Versorgung, die einzelne Versorgungsbereiche und Schnittstellen durch Entlassungsplanung vernetzt und Versorgungsbrüche zwischen ambulanter und stationärer wie auch zwischen kurativer, rehabilitativer, langzeitorientierter und palliativer Versorgung verhindert. Eine Darstellung dazu findet sich im Expertenstandard «Entlassungsmanagement in der Pflege – Entwicklung – Konsentierung – Implementierung» (www.dnqp.de) [Anm. d. Lek.].

delt es sich um eine neue, inhaltliche Entwicklung, die innerhalb des Gesundheitswesens eine breite Tragfläche hat. Des Weiteren bietet das mäeutische Pflege- und Betreuungsmodell eine Methodik, mit der die Qualität der Pflegenden sichtbar und übertragbar gemacht wird. Welche neuen Strukturen auch entwickelt werden: Es sind die Pflegenden, die die Neuerung unterstützen müssen. Fehlt es an dieser Einsicht, ist jede Neuerung im Pflegewesen wie ein Haus, das auf Sand gebaut ist.

Die Einführung des mäeutischen Pflege- und Betreuungsmodells kostet Zeit und Mühe und ist ohne Investitionen und bewusste Steuerung auch nicht machbar, das stimmt. Hier muss eine wohl überlegte Entscheidung getroffen werden. Um diese zu erleichtern, erläutere ich in diesem Kapitel die entsprechenden fördernden und behindernden Faktoren. Doch die Einführung des mäeutischen Pflege- und Betreuungsmodells bringt auch positive Veränderungen mit sich. Die Klienten und Bewohner fühlen sich sicher und zufrieden, die Pflegenden wertgeschätzt und verantwortlich. Die Mitarbeiter anderer Fachrichtungen haben mehr Zeit für ausführende Arbeiten und merken, dass stärker an ihre spezifische Kompetenz appelliert wird. Hier haben wir es nun mit einer *lernenden Organisation* zu tun. Wurde das Modell erst einmal eingeführt, fallen zusätzliche Kosten nur noch an, wenn es gilt, die erreichte Qualität zu wahren und zu sichern.

**Der Inhalt dieses Kapitels**

Die Implementierung der erlebensorientierten Pflege und der mäeutischen Methodik hat für eine Einrichtung einen tiefgreifenden Erneuerungsprozess zur Folge. In diesem Kapitel wird auf alle Schichten der Organisation eingegangen. Der Schwerpunkt liegt dabei auf der stationären Pflege. Wie sieht der Vorgehensplan aus, woran muss dabei gedacht werden? Ich berichte kurz von Erfahrungen, die bei Implementierungen gemacht wurden und gehe dann auf die fördernden und behindernden Faktoren ein. In einem separaten Abschnitt beleuchte ich die Mitarbeit der psychosozialen Fachrichtung und der Fachrichtung der medizinischen (Hilfs-)Berufe. Das Gelingen der Implementierung hängt zum Teil von deren Bereitschaft ab, zu Beginn zunächst einen Schritt zur Seite zu tun. Abschließend wird auch den Kosten des Implementierungsprozesses ein paar Worte gewidmet, sowie der Frage, wie die Ergebnisse gewährleistet werden können.

## 8.2 Implementierungseffektivität

Wodurch wird eine Implementierung erfolgreich? Im Prinzip hängt die Wirksamkeit der Einführung von zwei Faktoren ab: vom Implementierungsklima einerseits und dem Werte-Fit[84] andererseits[85]. Als Implementierungsklima bezeichnet man das Maß, in dem die Organisation die Voraussetzungen für eine Implementierung schafft, und die Art, wie sie das tut. Dabei geht es um Voraussetzungen wie beispielsweise ausreichend Ruhe und Raum für eine Kursteilnahme. Hier stellt sich dann sofort die Frage nach der Finanzierung der Vertretungs- oder Friktionskosten. Für die Mitarbeiter ist es sehr wichtig, dass Geschäftsführer und Wohnbereichsleitung Interesse zeigen, ihre Anstrengungen zu schätzen wissen und voll hinter den Ergebnissen stehen.

Wenn ein Geschäftsführer oder Pflegedienstleiter den Wohnbereich betritt und sich bei den Mitarbeitern nach deren Erfahrungen erkundigt, dann ‹punktet› er auf zweierlei Weise: Die Mitarbeiter wissen es zu schätzen, dass ihnen Beachtung zuteil wird, und der Direktor erhält einen Einblick in die Faktoren, die – zu Recht oder zu Unrecht – als hinderlich erfahren werden. Wenn eine Gruppe von Mitarbeitern an einem Kurs teilnimmt, wissen sie es sehr zu schätzen, wenn für sie ein festlicher Tisch gedeckt wird. Fehlt so ein gedeckter Tisch jedoch, ist das Murren nicht zu überhören: «Die spendieren uns nicht einmal eine Currywurst und dann erwarten sie von uns...»

**Der Werte-Fit**

Am meisten wird das Implementierungsklima dadurch beeinflusst, wie weit sich die Mitarbeiter mit der Veränderung identifizieren können und sich durch die Vision, die ihr zu Grunde liegt, inspiriert fühlen. Dieser Neuerungsdrang ist der Dynamo, der die Bewegung in Gang setzt und auch bei Rückschlägen immer wieder für neue Energie sorgt. Somit wird die Effektivität der Implementierung auch stark durch den Werte-Fit beeinflusst. Der Werte-Fit bezeichnet die Übereinstimmung der betreffenden Neuerung mit den Ideen der Mitarbeiter. Bei der erlebensorientierten Pflege liegt fast immer eine hohe Übereinstimmung vor. Die Pflegenden müssen allerdings bereit sein, wieder an ihre ursprünglichen Pflegeideale zu glauben, vor allem, wenn diese im Arbeitsalltag untergegangen sind. Die Implementierung misslingt öfter durch ein unzureichendes Implementierungsklima als durch eine mangelnde Übereinstimmung mit den Intentionen der Mitarbeiter. Zugleich brauchen Teams, die aufgabenorientiert arbeiten und eine Veränderung anstreben, auch eine fördernde und zugleich kompetente Begleitung. In den letzten zehn Jahren wurde viel in problemgesteuerte Pflegeplanungen und umfassende Pflegedokumentation investiert. Beim mäeutischen Pflege- und Betreuungsmodell müssen sowohl die Geschäftsführungen als auch die Mitarbeiter die

---

84 Gewoon Lief Zijn? [Einfach nett sein?] Doktorarbeit, Einleitung zu Teil II und den Kapiteln 7 und 8.
85 K.J. Klein, J.S. Sorra (1996). The challenge of innovation implementation. *Academy of managing review,* 21 (4) 1055–1080.

Vorteile einer Methodik abwägen, die so ganz anders an die Professionalität von Pflegenden appelliert. Hier sind bewusste Entscheidungen und eine gründliche Vorbereitung gefragt. Die einzelnen Fachrichtungen müssen sich nicht nur an eine Verschiebung der interprofessionellen Verhältnisse gewöhnen, sondern werden auch aufgefordert, selbst einen Beitrag an deren Zustandekommen zu leisten. Auch das geht nicht gänzlich reibungslos. Ein positiver Werte-Fit mag wohl eine Voraussetzung sein, bietet jedoch keine Garantien.

## 8.3 Implementieren, wie geht das?

Das mäeutische Pflege- und Betreuungsmodell appelliert so selbstverständlich an die ganz normale Mitmenschlichkeit, dass man meinen könnte, eine Einführung dürfte keinerlei Problem darstellen. Wir haben es hier jedoch mit einer völlig neuen Sicht auf die Pflege zu tun, und somit ist eine sorgfältige Vorbereitung unabdingbar. Erfahrungen mit Einführungsprojekten haben uns gelehrt, dass es keine Vorgehensweise gibt, die in *allen* Fällen geeignet ist. Darum haben wir verschiedene Stufenpläne entwickelt, deren gemeinschaftliche Linie ich hier aufzeigen werde.

**Analyse und Projektplan**

Um eine Analyse erstellen zu können, braucht man Informationen – zunächst einmal über die Organisation der Pflege und über die Arbeitskultur in den verschiedenen Teams. Bei einer aufgabenorientierten Arbeitskultur beurteilen die Mitarbeiter sich selbst und die Kollegen danach, inwiefern im Wohnbereich alles ‹läuft›. Sie suchen Aufgaben, verschnaufen auch mal miteinander, halten sich jedoch nicht für legitimiert, Kontakten mit Bewohnern Priorität zu geben. In einer bewohnerorientierten Pflegekultur passen sich die Pflegenden den Wünschen der Bewohner an. Nicht das System steht im Mittelpunkt, sondern der Bewohner und dessen Wunsch nach einem Leben mit möglichst hoher Regelmäßigkeit. Und damit weist bewohnerorientierte Pflege eine große Übereinstimmung mit Qualitätsmanagement auf, wo die ‹Kundenorientiertheit› ebenfalls eine wichtige Rolle spielt. Bewohnerorientierte Pflege stellt zwar im Vergleich zur aufgabenorientierten Pflege eine Verbesserung dar, kann aber immer noch sehr geschäftsmäßig ablaufen. Es geht viel mehr um die Wünsche der Bewohner als um deren Gefühle. Eine erlebensorientierte Pflegekultur bedeutet, dass die Pflegenden nicht nur die Wünsche des Bewohners berücksichtigen, sondern auch seine Gefühle. Pflegende bemühen sich, das Verhalten eines Bewohners als die Folge seiner Wahrnehmung der Wirklichkeit zu verstehen. Dabei sind sie sich zugleich ihrer eigenen Gefühle bewusst und können sich miteinander darüber austauschen[86]. Pflegende werden nur ungern zugeben, dass sie miteinander eine aufgabenorientierte Arbeitskultur in Stand halten. Wer bereits wirklich bewohnerorientiert arbeitet, dem erschließt sich nicht unmittelbar, was erlebensorientierte Pflege noch an zusätzlichen Qualitäten bieten könnte. Tatsächlich findet in solchen Situationen ein ‹Aufbrechen› von Auffassungen und Überzeugungen statt, und das kann Widerstand wecken. Der Vorgehensplan sollte dem vorgreifen, beispielsweise mit einem *training on the job* und der Begleitung der Teams im Wohnbereich.

Ein zweiter Schwerpunkt ist die Organisation der Pflege. Hat man es mit Bezugspersonenpflege oder primary nursing zu tun, und wie konsequent halten sich die Mitarbeiter daran? Handelt es sich um Bewohnerzuweisung, und wie funktioniert die im Arbeitsalltag? Wie sieht die Pflegedokumentation aus, wie wird damit gearbeitet, wie wird über die Pflege kommuniziert, wie ist die interdisziplinäre Beratung organisiert? Zuweilen wird die Analyse mit einer partizipierenden Beobachtung kombiniert – vor allem als Mittel, um das Interesse der Mitarbeiter zu wecken. Die Analysephase stellt dann auch zugleich den Startpunkt der Phase des *unfreezing* («Auftauens») dar.

Aus dieser Analyse wird ein Vorgehensplan erstellt, in dem verschiedene Entscheidungen getroffen werden. Beispielsweise, ob die Einführung im großen oder kleinen Maßstab erfolgen soll, das heißt: in allen Wohnbereichen oder in einem *Pilot*-Wohnbereich. Welche Mitarbeiter werden zu der Schulung eingeladen: Pflegende, Ernährungsberaterinnen, Präsenzkräfte, Sozialarbeiter? Wie werden die Gruppen zusammengestellt? Je nach Team oder als Mischung aus Mitarbeitern verschiedener Wohnbereiche? Auch wird im Vorgehensplan festgelegt, wie und wann die Mitarbeiter der psychosozialen Fachrichtungen und der Fachrichtungen der medizinischen (Hilfs-)Berufe bei der Einführung einbezogen werden. Dasselbe gilt für die Mitarbeiter der Dienste, vor allem für die hauswirtschaftlichen Mitarbeiter, die Rezeptionisten und das Küchenpersonal.

**Projektstruktur**

Bei einer organisationsweiten Einführung empfiehlt sich eine Projektstruktur. Hier gilt es dann, eine Steuerungsgruppe, eine Projektgruppe und gegebenenfalls Arbeitsgruppen einzurichten. Die Steuerungsgruppe trägt die Verantwortung für das Gelingen des Projekts und schafft Voraussetzungen, indem er dem Projektleiter einen gewissen zeitlichen Rahmen zur Verfügung stellt. Auch muss er die kurz- und langfristigen Auswirkungen auf die Pflegestrategie antizipieren können.

---

86 Gewoon Lief Zijn? [Einfach nett sein?] Doktorarbeit, S. 228–229.

Dabei sollte eine deutliche Verbindung zwischen der Steuerungsgruppe und der Geschäftsführung bestehen. Will die Geschäftsführung selbst als Steuerungsgruppe fungieren, muss darauf geachtet werden, dass die Implementierung nicht zu sehr in den Hintergrund rückt, weil es andere Prioriäten gibt. Es ist die Aufgabe der Projektgruppe, die Einführung entsprechend vorzubereiten, den Einführungsprozess zu überwachen und nötigenfalls zu korrigieren. Die Steuerungsgruppe ist in der Projektgruppe vertreten. Dort wiederum wird zum Beispiel erörtert, wie die Methodik und die Akten angepasst werden. Für verschiedene kleinere Initiativen kann man Arbeitsgruppen ins Leben rufen, die dann beispielsweise den Auftrag erhalten, Evaluierungsgespräche vorzubereiten und Bewohner und Angehörige dazu einzuladen.

### Einführung

Schulungen, Trainings, Ausbildungen, ganz gleich, wie wir es auch nennen: Die Mitarbeiter müssen einen Bewusstwerdungs- und Lernprozess durchlaufen. Dazu bieten sich verschiedene Wege an. Bei IMOZ haben wir einen 3-tägigen, sehr dialogorientierten Basiskurs entwickelt, bei dem sich der Lernprozess über ca. sechs Wochen erstreckt, mit Vorbereitung, Kursustag, Hausaufgaben, Praxisaufträgen und einem zweiten Kursustag. Während dieses Basiskurses lernen die Mitarbeiter die mäeutische Methodik kennen. Anschließend nehmen sie an einem «Methodiktag» im Wohnbereich teil, um die Methodik weiter einzuüben. Die Dozentin leitet zwei Bewohner- oder Klientenbesprechungen, die die Pflegenden anhand des Beobachtungsbogens und einer Lebensgeschichte des betreffenden Bewohners oder Klienten vorbereitet haben. Die Wohnbereichsleitung ist bei den Besprechungen anwesend, damit sie sie anschließend selbst leiten kann. Danach liegen dem Team drei oder vier Charakteristiken und Umgangsempfehlungen vor, mit denen sich die Pflegenden an die Arbeit machen können. Das Team kann nun zu den Bewohnerbesprechungen übergehen. Hier spielt die Wohnbereichsleitung eine maßgebliche Rolle, da Zeit freigemacht und die Besprechung sorgfältig geleitet werden muss. Die Erfahrung hat gezeigt, dass die Wohnbereichsleitung einen so hohen Stellenwert hat, dass wir ein gesondertes Schulungsprogramm empfehlen.

### Zweigleisige Vorgehensweise

In der Vergangenheit gab es gelegentlich massive Probleme mit Führungskräften, die wenig Kontrolle über den Veränderungsprozess hatten. Wenn Pflegenden nach ihren Eindrücken von einem Kurs gefragt wurden und sie dann nicht gleich Feuer und Flamme waren, hieß es schnell: «Siehst du. Ist auch alles nichts Neues.» Um anschließend wieder zur Tagesordnung überzugehen. Die Wohnbereichsleitung hat jedoch die Aufgabe, die Charakteristiken und Umgangsempfehlungen, die während des Kurses erstellt worden sind, im Team zu besprechen und die entsprechenden Konsequenzen für die Pflege zu ziehen.

Um die Wohnbereichsleiter mit ihrer spezifischen Rolle im Einführungsprozess vertraut zu machen, haben wir bei IMOZ eine durchaus erfolgreiche ‹zweigleisige Strategie› entwickelt. Dabei können die Wohnbereichsleiter parallel zur Schulung der ausführenden Mitarbeiter selbst an eigenen Schulungstagen teilnehmen. Es geht dann explizit um den Einführungsprozess, den Inhalt der erlebensorientierten Pflege und die Leitung der Bewohnerbesprechung durch die Pflegenden selbst. Zu dieser Bewohnerbesprechung werden auch die Ernährungsberaterin, die Präsenzkraft und andere direkt beim Wohngruppenkonzept beteiligte Mitarbeiter gebeten. Die Wohnbereichsleiter finden sich hier in einer für sie ungewohnten Position. Sie sollen moderieren, führen und coachen, auch noch nach der Bewohnerbesprechung, bei der Durchführung der vereinbarten Herangehensweise. Das funktioniert nur, wenn sie die Dynamik der Bewohnerbesprechung selbst miterleben. Anschließend tauschen die Wohnbereichsleiter Erfahrungen aus und werden auch individuell gecoacht.

**Aufbaukurs**

Die Mitarbeiter, die durch den Basiskurs besonders motiviert worden sind und in der Praxis die Vorreiterrolle übernehmen, werden zu einem achttägigen Aufbaukurs (auch: ‹Multiplikatorenkurs›) eingeladen. Im Kurs für Multiplikatoren werden in kombinierter Form Inhalte vertieft, mäeutische Methoden geübt und Bewohnerbesprechungen vorbereitet, wobei bei letzterem der Nachdruck auf den inhaltlichen Beiträgen zu dieser Bewohnerbesprechung liegt.

Oft handelt es sich bei den Multiplikatorinnen um Bezugspflegende, die sich dann um die Kommunikation innerhalb ihres Teams kümmern. Multiplikatorinnen lernen außerdem, wie man eine Präsentation über das mäeutische Pflege- und Betreuungsmodell hält – vor anderen Teams, Bewohnern oder Klienten und deren Angehörigen oder Mitarbeitern der Dienste und Fachrichtungen.

Die Multiplikatorin bildet gemeinsam mit drei oder vier anderen eine Gruppe, die das Gelingen der Einführung im eigenen Wohnbereich oder Team ‹überwacht› und dabei von ihrer Wohnbereichsleitung unterstützt wird. Multiplikatorinnen brauchen nicht unbedingt Altenpfleger zu sein. Alle Mitarbeiter mit ausreichend Talent für Pflege und Betreuung und Motivation können Multiplikatorin werden, auch nicht diplomierte Pflegende, Ernährungsberaterinnen und Sozialarbeiterinnen, solange sie sich durch eine besondere Begabung im Umgang mit den Bewohnern auszeichnen.

### Beraterinnen für erlebensorientierte Pflege

Wer sich als Multiplikatorin wirklich auf erlebensorientierte Pflege spezialisieren will, der nimmt an einer zehntägigen Ausbildung zur Beraterin teil. Beraterinnen vertiefen ihre inhaltliche Expertise und erweitern sie mit soziotherapeutischen Fertigkeiten. Sie lernen, wie man eine «Erlebensgruppe» organisiert und leitet und dazu Fertigkeiten aus der Validations-, der Realitätsorientierungs- und der Reminiszenzgruppe einsetzt. Dabei schalten sie Kollegen ein, die ihrerseits die Beraterinnen unterstützen und den teilnehmenden Bewohnern oder Besuchern nötigenfalls besondere Aufmerksamkeit widmen. Die Erfahrungen in der Erlebensgruppe sollen eine Inspirationsquelle für den Einsatz soziotherapeutischer Fertigkeiten in anderen Situationen sein, beispielsweise im Aufenthaltsraum. Die Beraterinnen kümmern sich auch fortwährend um den Einführungsprozess im Wohnbereich und arbeiten mit den Multiplikatorinnen zusammen. Für ihren Wohnbereich werden sie zur Anlaufstelle für inhaltliche Fragen. Auf Wunsch beraten sie die Geschäftsführung über den Einführungsprozess in der Einrichtung.

### Die Erlebensgruppe und der Aufenthaltsraum

Als ‹Schulung-nach-Maß› bieten wir bei IMOZ auch ein Fertigkeitentraining für die Erlebensgruppe als solche an. Die Fertigkeit, eine Gruppe zu gründen und zu leiten, ist derzeit noch oft den Sozialarbeiterinnen und Psychologen vorbehalten. Mehr als jede andere Fachrichtung sollten jedoch vor allem die Pflegende in der ambulanten oder spitalexternen und der Tagespflege über diese Fertigkeit verfügen. Sie haben den ganzen Tag oder Abend mit Menschen zu tun, die sich miteinander in einem einzigen Raum aufhalten. Die Pflegende hat hier eine Art Achsen- oder Vermittlerfunktion als ‹Hausmutter› oder ‹Hausvater›. Sie ist die «lebendige Mitte» dieser Gruppe.[87] In der Erlebensgruppe werden Fertigkeiten eingeübt, die die Pflegende später auch im Aufenthaltsraum einsetzen kann. Ideal, um in soziotherapeutischer Hinsicht weiter zu kommen, vor allem jetzt, da die Aufgliederung in kleinere Gruppen und das Wohngruppenkonzept im Vormarsch sind.

### Dienste

Es ist allgemein bekannt, dass die Reinigungsmitarbeiter oft eine ganz eigene Beziehung zu Bewohnern oder Klienten aufbauen. Es sind Menschen mit Lebenserfahrung und Interesse für andere. Daher liegt es auf der Hand, sie ebenfalls bei

---

87 Diesen Ausdruck entlehne ich von Bettina Rath. Literaturreferenz: Bedarf von dementiell erkrankten Menschen und deren Angehörigen. In: Verband katholischer Heime und Einrichtungen der Altenhilfe in Deutschland e. V. Kompetenz für Verwirrte. Erfurt: Dokumentation 12. Bundestagung.

der Einführung des mäeutischen Pflege- und Betreuungsmodells einzubeziehen. Und sie wissen es besonders zu schätzen, wenn sie einige Nachmittage an einer Schulung teilnehmen können. Besprochen werden dann die erlebensorientierten Umgangsfertigkeiten, der Demenzprozess, und wie man chronische Krankheiten erlebt. Die Erfahrung hat gezeigt, dass auch die Mitarbeiter der Dienste die Kursusmappen mit den Artikeln mit Interesse lesen. Solche Anstrengungen sind allerdings kaum sinnvoll, wenn sich ansonsten niemand dafür interessiert, wie die Mitarbeiter dieser Berufsgruppen die Bewohner sehen, oder wenn sie nach Abschluss des Kurses doch wieder auf sich selbst gestellt sind. Pflegende, vor allem aber die Bezugspflegenden, sollten somit regelmäßig mit diesen Mitarbeitern sprechen und sie gegebenenfalls zur Bewohnerbesprechung einladen.

Auch das Empfangspersonal nimmt gern an einer Schulung erlebensorientierter Umgangsfertigkeiten teil. Sie haben häufig mit dementen Bewohnern zu tun, die herumirren oder verärgert an der Tür stehen. Auch haben sie immer wieder Kontakt mit Angehörigen, die regelmäßig zu Besuch kommen. Sie kennen die Demenzerkrankten und wissen, wo sie hingehören, sind aber zuweilen auch verunsichert, weil es ihnen an Umgangsfertigkeiten mangelt.

Die Mitarbeiter des technischen und des hauswirtschaftlichen Dienstes gehen ebenfalls immer wieder mit den Bewohnern und Besuchern um. Und das ist nicht der einzige Grund, warum auch sie bei der Einführung des mäeutischen Pflege- und Betreuungsmodells einbezogen werden sollten. Denn die Konsequenz dieses Modells ist, dass Bewohner oder Klienten und deren Angehörige sie möglicherweise wesentlich direkter ansprechen. Die Aufteilung in kleinere Gruppen sowie die ‹Normalisierung› haben zur Folge, dass Bewohner und Klienten – genau wie zu Hause – selbst anrufen können, wenn sie Hilfe mit einer Lampe, einem Nagel, einem Stecker benötigen. Schon in meinen früheren Veröffentlichungen über Qualitätsmanagement habe ich den Begriff der ‹weißen Wand› aus Pflegenden benutzt, die es den Bewohnern unmöglich gemacht hat, selbst mit anderen in Kontakt zu treten, wie mit dem Friseur, den hauswirtschaftlichen Mitarbeitern, der Küche oder dem technischen Dienst. In Nieuw Unicum, einem Pflegeheim für jüngere Menschen, gehen die Bewohner morgens selbst in ihren Rollstühlen im Heim ‹einkaufen›. Dabei schauen sie auch kurz mal bei der Ergotherapie vorbei (manchmal nur, um ‹hallo› zu sagen), holen ihre Post ab oder suchen Hilfe für ein PC-Problem. Im Pflegezentrum der Zukunft wird die ‹weiße Wand› sicher niedergerissen, denn die Senioren werden dann dieselben Wünsche haben wie die jüngeren Pflegeheimbewohner von heute. Eine solch offene Haltung bedeutet allerdings, dass über all die Scheine und Zettel nachgedacht werden muss, die derzeit noch nötig sind, um den technischen Dienst einzuschalten. Umgekehrt müssen alle Mitarbeiter, Bewohner und Klienten auch einsehen, dass der technische Dienst nicht umgehend vor der Tür stehen kann – genauso wie der Klempner zu

Hause. Die Einführung des mäeutischen Pflege- und Betreuungsmodells entlehnt viel Know-how vom Qualitätsmanagement, soweit der Fokus dabei auf dem Durchbrechen von Polarisierung und Inselkultur liegt.

## 8.4 Zusammenarbeit zwischen Diensten

Wie bereits angeführt bietet das mäeutische Pflege- und Betreuungsmodell nicht nur den Pflegenden neue Perspektiven. Es kann durchaus auch von den anderen Mitarbeitern herangezogen werden, um ihre Fertigkeiten zu vervollkommnen und vielleicht sogar häufiger gelungene Momente mit Bewohnern zu erleben. Die Implementierung des mäeutischen Pflege- und Betreuungsmodells eignet sich sowohl für die allgemeine Entwicklung einer eher medikalisierten Altersfürsorge als auch zum Einsatz in Wohngruppen oder Hausgemeinschaften. Derzeit ‹kämpfen› in vielen deutschen Seniorenheimen zwei Betreuungsmodelle um den Vorrang: das medikalisierte Modell und das Wohngruppenmodell. An Engagement, qualitativ hochwertiger Arbeit und Einsatz mangelt es dem Pflegedienst, dem sozialen Dienst und der Hauswirtschaft keinesfalls. Die besondere Herausforderung liegt jedoch in der Frage, wie diese drei Dienste besser zusammenarbeiten können, wie sie das medikalisierte und das Wohngruppenmodell angleichen können, so dass sich alle Mitarbeiter gemeinsam in dieselbe Richtung bewegen.

Beim Pflegedienst dominiert oft noch das medikalisierte Modell, während sich innerhalb des sozialen Dienstes und der Hauswirtschaft das Wohngruppenmodell entwickelt. Beim medikalisierten Modell sind es die Ärzte und ihre Verordnungen, die die Richtung vorgeben und die Aufgaben festlegen. Die Bedürfnisse der Bewohner wurden in den Pflegestufen vor allem somatisch definiert und umschrieben, und die Pflege unterliegt einer starken Kontrolle. Innerhalb des Pflegedienstes sind diplomierte Fachkräfte für die Einhaltung der ärztlichen Anweisungen und verordneten Verrichtungen zuständig. Auch die problemorientierte Pflegedokumentation fällt in ihr Ressort. Der tägliche Umgang und die psychosoziale Betreuung wurden auf eine niedrigere Ebene verschoben, wo nicht diplomierte Hilfskräfte, Reinigungskräfte und Zivildienstleistende eingesetzt werden.

Der soziale und der hauswirtschaftliche Dienst arbeiten eher nach dem Wohngruppenmodell. Hier wird versucht, den Bewohnern ein möglichst geschütztes und dennoch ihrer Persönlichkeit entsprechendes Altern zu ermöglichen. Man bemüht sich, geistig gesunden wie auch psychisch beeinträchtigten Bewohnern ganz individuell in ihren persönlichen Wünschen und ihrem Lebensstil entgegenzukommen – eine Vorgehensweise, die sich bei den Mahlzeiten, den Aktivitäten und den persönlichen Gesprächen sowie im Gruppenangebot fortsetzen sollte. Das medikalisierte Modell – jedenfalls das, was sich während des 20. Jahrhunderts entwickelt hat – betrachtet dahingegen eher den Körper des Menschen, und weniger dessen Seele und Empfindungen.

Oft existieren das medikalisierte und das Sinngebungsmodell noch nebeneinander. Das führt zu einem Spannungsfeld zwischen Kreativität und häuslichem ‹Chaos› einerseits und Überblick, Regeln und Kontrolle andererseits. Die Pflegenden lassen sich weniger von den Bedürfnissen der Bewohner leiten als vielmehr von den scheinbar unumgänglichen Regeln. Es fehlt ihnen die Ruhe, als Präsenzkraft im Aufenthaltsraum anwesend zu sein. Zwar bringen sie die Bewohner treu und brav immer wieder dorthin und holen sie später wieder ab, doch gemütlich wird es dort nur selten und Zusammengehörigkeit gibt es kaum. Die Bewohner mögen dann wohl dort sitzen, doch es gibt keine Kraft, die sie miteinander verbindet. Und doch ist Zusammengehörigkeit ein tiefes menschliches Bedürfnis.

Dies hat eine Vielzahl von Konsequenzen. Oft fällt eine schnelle Aufeinanderfolge der Mahlzeiten und Zwischenmahlzeiten auf. Die Pflegende hat keine Zeit, bei den Mahlzeiten für eine gesellige und häusliche Stimmung zu sorgen, und die Bewohner sind nahezu gezwungen, ‹auf Vorrat› zu essen. Wenn das Essen auf den Tisch gestellt wird, gibt es kaum noch Wahlmöglichkeit: Alles ist geschnitten und vorbereitet. Wer nachmittags noch Kaffee und Kuchen bekommen hat, sitzt um halb sechs schon wieder vor belegten Broten. Auf den Einwand der Bewohner, sie hätten noch keinen Appetit, entgegnen die Pflegenden: «Der Appetit kommt beim Essen.»

Die Mitarbeiter des sozialen Dienstes fühlen sich alleine gelassen; es bietet sich kaum die Gelegenheit, gemeinsam mit dem Pflegedienst über mögliche Aktivitäten für die Bewohner nachzudenken. Auch fühlen sie sich eher unbehaglich, wenn sie im Aufenthaltsraum Gruppenarbeit machen – als ob sie sich ungefragt in die Pflegedomäne hineinbegeben würden. Die Hauswirtschaft bemüht sich, den individuellen Wünschen weitestgehend entgegenzukommen, sofern es das Essen, Trinken und die Reinigungsarbeiten betrifft. Man tut sein bestes, um Mahlzeiten zu servieren, die die Bewohner gerne essen, und zu Zeiten, die ihnen passen. Für die Information und Umsetzung ist der hauswirtschaftliche Dienst jedoch meistens auf den Pflegedienst angewiesen. Und da gibt es Engpässe.

Die Einführung des mäeutischen Pflege- und Betreuungsmodells bedeutet also eine andersartige Zusammenarbeit zwischen Pflegedienst, Hauswirtschaft und sozialem Dienst. Nicht alles kann gleichzeitig umgesetzt werden, und jedes Heim weist andere Gegebenheiten auf. An dieser Stelle möchte ich nun einige Vorschläge einbringen, die für die Geschäftsführungen und Heimleitungen erwägenswert sein könnten.

**Bezugspersonenpflege**

Die Basisebene für eine mögliche Integration des medikalisierten Modells und des mäeutischen Pflege- und Betreuungsmodells ist die Betreuung der individuellen Bewohner. Bislang liefen die Kommunikationsfäden zwischen den drei Diensten oft in der Wohnbereichs- oder eben der Pflegedienstleitung zusammen, die eigentlich als ‹Pförtner› in der Zusammenarbeit fungieren. Diese Knotenpunktfunktion kann jedoch auch auf die Ebene der Pflegenden verschoben werden.

Schon jetzt haben alle diplomierten Fachkräfte Dokumentationsverantwortung. Diese Verantwortung lässt sich noch erweitern, so dass die betreffende Fachkraft als ‹Bezugspflegende› eingesetzt wird. Sie ist diejenige, die sich regelmäßig mit einem ‹Küchenpartner› über die Mahlzeiten und Getränke für ihre Bewohnern bespricht, wobei auch möglichst die Bewohner selbst oder deren Angehörige einbezogen werden. Außerdem ist die Bezugspflegende innerhalb des Teams für die Einhaltung von Absprachen zuständig. Auf dieselbe Weise wird mit dem sozialen Dienst verfahren.

Diese gemeinsame Abstimmung beginnt bereits kurz nach dem Heimeinzug des Bewohners. Die Bezugspflegende nimmt Kontakt zum sozialen Dienst und zum ‹Küchenpartner› auf und vereinbart einen Termin, bei dem auch der Bewohner oder dessen Angehörige anwesend sind. Gemeinsam mit dem Bewohner und der Bezugspflegenden erstellt die Mitarbeiterin des sozialen Dienstes einen Aktivitätenplan. Beide – Bezugspflegende und sozialer Dienst – wissen, was dabei die Aufgaben des sozialen Dienstes sind, und was der Pflegedienst in dieser Hinsicht beitragen kann. Die Bezugspflegende fungiert dann als Ansprechpartner für den sozialen Dienst, und beide fühlen sich besser verstanden. Der Bewohner wiederum erfährt mehr Geborgenheit, weil die verschiedenen Mitarbeiter besser aufeinander eingespielt sind.

Die Einführung von Bezugspersonenpflege greift auch in den Zuständigkeitsbereich der Wohnbereichsleiter ein: Der Nachdruck verschiebt sich von der eigenen Verantwortung in Richtung Begleitung und Coaching der Mitarbeiter. Auch nicht diplomierte, fest angestellte Kräfte können Bezugspflegende werden. Ihnen werden die medizinisch unproblematischen Bewohner zugewiesen. Für medizinische Besonderheiten wendet man sich dann an einen ‹Pflegepartner›, eine entsprechend geschulte Fachkraft. Obwohl man als Pflegende in diesem Fall für fünf, sechs, vielleicht sogar für acht Bewohner zuständig ist, vermindert sich durch eine solche Zuweisung die Arbeitsbelastung, weil man nur für die eigenen Bewohner zuständig ist und weil man weiß, dass allen Bewohnern eine eigene Bezugspflegende zugeteilt worden ist. Als Konsequenz nimmt die Zufriedenheit am Arbeitsplatz zu. Dabei darf jedoch nicht unerwähnt bleiben, dass dafür nicht nur neue

Kommunikationsstrukturen notwendig sind, sondern auch eine wirklich interessierte, erlebensorientierte Kommunikation und ein entsprechendes persönliches Engagement.

**Einmal wöchentlich: Bewohnerbesprechung**

Eine weitere Veränderung, die in diesem Rahmen ansteht, ist die wöchentliche erlebensorientierte Bewohnerbesprechung. Zeit dafür ließe sich schaffen, indem die Übergabe einmal pro Woche schriftlich eingetragen wird. Wenn man sich für die Übergabe dann 45 Minuten Zeit nimmt, kann die Bezugspflegende mit dem Früh- und Spätdienst die Pflege *und* Betreuung eines Bewohners durchsprechen. Diese erlebensorientierte Bewohnerbesprechung ist eins der wichtigsten Veränderungsmittel für eine Entwicklung des medikalisierten Modells in Richtung Wohngruppenmodell. Wie eine solche Bewohnerbesprechung durchgeführt werden kann, wird in Kapitel 3 erläutert. Dazu wird eine Methode empfohlen, die mithilfe der Mäeutik gelernt und angewendet werden kann.

**Leben und Treiben in den Aufenthaltsräumen**

Aufenthaltsräume brauchen eine lebendige Mitte: eine Präsenzkraft. Die jedoch sollte sich nicht wie eine Wärterin benehmen, sondern – soweit sie es vermag – wie eine professionelle und doch zugängliche ‹Hausmutter›. Sie hat die Aufgabe, mit ihrer Energie und Ausstrahlung die Bewohner an sich und aneinander zu binden und so ein Gefühl der Zusammengehörigkeit zu schaffen. Diese Präsenzkraft kann auch vieles zur Anpassung der Mahlzeitenfolge beitragen. Die Bewohner brauchen beim Frühstück und Abendessen mehr Wahlfreiheit, das Essen sollte nicht vorher schon vorbereitet und portioniert worden sein. Und was ist appetitanregender als Brot, das direkt am Tisch geschnitten wird? Schließlich sollten Mahlzeiten nicht nur den Magen füllen, sondern auch genossen und bewusst erlebt werden.

Sowohl die Geschäftsführung als auch die Pflegedienstleiter und die Projektgruppe bemühen sich nach besten Kräften, dass immer jemand als Präsenzkraft eingesetzt werden kann, und Mitarbeiter entsprechend geschult werden. Nachmittags haben die Pflegende Zeit, wenigstens eine halbe Stunde lang für ein wenig häusliche Stimmung zu sorgen. Dazu brauchen sie natürlich Unterstützung, zum Beispiel vom sozialen Dienst. Da Gruppenarbeit in der Mäeutik ein wichtiges Thema ist, können zudem Mitarbeiter in *soziotherapeutischen* Fertigkeiten geschult werden.

**Tagespflege für demente Bewohner**

Für demenzkranke Bewohner kann ein breit gefächertes Angebot erarbeitet werden. Dabei ist es unerlässlich, dass im Aufenthaltsraum jemand anwesend ist, der für die richtige Atmosphäre sorgt. Wenn es nicht möglich ist, für alle Aufenthaltsräume das entsprechende Personal zu finden, – und sicher wird es nicht den ganzen Tag möglich sein – könnte man gegebenenfalls auch einen der Aufenthaltsräume für die Tagespflege dieser Bewohner reservieren. Als Anlaufstelle und Verantwortliche ließe sich dann eine Sozialarbeiterin einsetzen. Um zu klären, welche Bewohner an dieser Tagespflege teilnehmen, müssten natürlich entsprechende Kriterien ermittelt werden. Dabei sollte eine Demenzerkrankung keinesfalls das einzige Teilnahmekriterium sein, sondern zum Beispiel auch Unruhe, Langeweile, Persönlichkeit oder Depressionsgefährdung. Mit einer Tagespflege könnte man in ganz kleinem Rahmen anfangen (zum Beispiel dreimal in der Woche am Vormittag), die Situation anschließend auswerten und die Zusammenkünfte dann gegebenenfalls erweitern.

Es empfiehlt sich sowieso, mit demenzkranken Bewohnern ein- oder zweimal wöchentlich zur Gruppenarbeit außerhalb des Aufenthaltsraums zusammenzukommen. Hier bietet sich die Gründung von *Erlebensgruppen* an (eine Aufgabe für die Sozialarbeiter), wobei sich die Begleitung an die Gruppenarbeit der Validation anlehnt. Die teilnehmenden Bewohner können aus mehreren Wohnbereichen stammen. Dabei muss allerdings gewährleistet sein, dass nicht ständig Mitarbeiter hereinkommen und wieder hinausgehen. Eine solche Erlebensgruppe eignet sich übrigens auch für geistig gesunde Bewohner. Und es gibt noch weitere Möglichkeiten: Teegruppen, Bibelgruppen – immer jedoch sollten die Teilnehmer selber Rollen und Aufgaben übernehmen und somit in hohem Maße einbezogen werden. Ebenfalls unabdingbar sind möglichst viel Ruhe und Konzentration.

**Dienstzeiten verändern**

Nun komme ich zu einem heiklen Thema: Dienstzeiten. Ich wundere mich immer wieder über die Dienstzeiten in Deutschland. Dort fängt man um 6:30 Uhr an, und das erscheint mir außerordentlich früh. Es ist körperlich sehr schwer, um fünf Uhr morgens aufzustehen! In den Niederlanden fangen die Mitarbeiter in Pflege- und Altenheimen manchmal um 7:00 Uhr an, meistens jedoch erst um 7:30 Uhr. Bislang dachte ich, dass die deutschen Mitarbeiter selbst gern so früh beginnen, um dann nachmittags rechtzeitig zu Hause zu sein und sich entweder um die Kinder zu kümmern oder noch etwas vom Feierabend zu haben.

Als ich mich jedoch einmal umhörte, musste ich zu meinem Erstaunen feststellen, dass diese Uhrzeit auch den deutschen Kollegen einige Mühe bereitet. Würde man nun um 7:00 Uhr anfangen und nachmittags eine halbe Stunde später aufhören, hätte man mehr Zeit für die Übergabe und damit für die erlebensorientierte Bewohnerbesprechung. Auch stünde mehr Zeit für die Abstimmung mit dem ‹Küchenpartner› und der Mitarbeiterin des sozialen Dienstes zur Verfügung. Eine solche Veränderung müsste gut durchdacht werden, weil sich auch die Spätdienst- und Nachtschichtzeiten entsprechend verändern würden. Hinzu kommt noch die Frage, wie man es den Bewohnern schmackhaft machen kann, sich abends etwas später zurückzuziehen, so dass auch die Zeit zwischen dem Nachmittagskaffee und dem Abendbrot verlängert werden kann.

In diesem Sinne kann eine Einführung der Mäeutik einerseits positive Impulse für die Demenzpflege bieten, zugleich jedoch einen Wandel hin zu einem Konzept bewirken, bei dem Wohnen und Leben im Mittelpunkt stehen. Alle Bewohner profitieren davon.

## 8.5 Erfahrungen bei der Einführung

Erfahrungen mit Implementierung gibt es inzwischen reichlich. Die hier genannten Faktoren, die die Einführung fördern oder behindern habe ich in meiner Doktorarbeit entwickelt. Diese Arbeit hatte zum Thema wie wirkungsvoll sich die mäeutische Pflege einführen lässt und beschrieb und entwickelte daneben das mäeutische Pflege- und Betreuungsmodell. Die in der Doktorarbeit entdeckten fördernden oder behindernden Faktoren, haben sich im Laufe der Zeit als realistische Hinweise und Indikatoren erwiesen, sowohl in den Niederlanden wie auch in Deutschland und Österreich.

### 8.5.1 Faktoren, die Erfolg begünstigen

Die erste Frage, die es zu beantworten gilt, ist die nach dem ‹Werte-Fit›. Entspricht die Einführung des mäeutischen Pflege- und Betreuungsmodells den Absichten, Wertvorstellungen und Ideen der Mitarbeiter? Meistens kann diese Frage ohne Weiteres bejaht werden. Allerdings fragen sich die Mitarbeiter schon, wie diese hehren Ideale verwirklicht werden können, und was das für ihre eigene Arbeit bedeutet. Mitarbeiter anderer Fachrichtungen stellen sich die Frage, wie die Neuerungen sich auf die Pflege und Behandlung der Bewohner auswirken.

**Timing und human resources**

Wichtig für das Gelingen eines Implementierungsprojekts ist auch, ob die Vorsicht und die Energie, mit der man es durchführt, im Gleichgewicht stehen. Es hat keinen Sinn, motivierende Inspirationstage zu organisieren, wenn man das Projekt danach erst noch konzipieren muss. Oder den Pflegenden eine Methodik vorzustellen, über die in der Geschäftsführung geteilte Meinung herrscht. Steuerungsgruppe und Projektgruppe müssen die Vorbereitungen abgerundet haben, bevor man die Pläne großflächig verkündet und die Einführung einleitet. Nun sind bei Implementierungsprozessen nahezu unvermeidlich Widerstände zu erwarten. Darum ist es so besonders wichtig, dass Geschäftsführung und Wohnbereichsleitung ihrer eigenen Sicht der Dinge treu bleiben, die von der Sache begeisterten Mitarbeiter unterstützen, bei Problemen mit nach Lösungen suchen und die Widerspenstigen nötigenfalls zur Ordnung rufen. Auch sollten eher diejenigen angeregt werden, die sich für die Sache ins Zeug legen, als dass man Energie auf jene verwendet, die quer liegen.

**Steuerung**

Ein zweiter Erfolgsfaktor ist die Art und Weise, wie die Implementierung gesteuert wird. So empfiehlt es sich dringend, einen Projektleiter zu berufen, der innerhalb eines bestimmten Zeitrahmens für die Abwicklung zuständig ist. Dies ist nicht nur deshalb ratsam, weil das Projekt dann ein ‹Gesicht› bekommt, sondern auch, weil Mitarbeiter und Mittel effizienter eingesetzt werden können. Steuerungsgruppe und Projektgruppe kommen regelmäßig zusammen und besprechen sich mit dem Projektleiter und gegebenenfalls mit dem externen Berater, der das Projekt begleitet. Implementieren ist ein Prozess des Scheiterns und des Neubeginns, mit Fehlern und Fundstücken, Ergebnissen und Frustrationen. Probleme müssen analysiert werden, und oft sind Anpassungen erforderlich, da man beim Einschätzen des Tempos der Veränderung bei aller Vorsicht vielleicht doch optimistisch war.

**Wohnbereichsleitung**

Dreh- und Angelpunkt für das Gelingen ist und bleibt – mehr als alle anderen Mitarbeiter – die Wohnbereichsleitung. Wie die Implementierungsuntersuchung aus dem Jahr 1997 gezeigt hat, hängt ein Erfolg in hohem Maße von einer stabilen, auch inhaltlich beteiligten Wohnbereichsleitung ab. Dieses inhaltliche Engagement muss dann mit instrumenteller Führung und begleitenden und begleitend/beratenden Kapazitäten kombiniert werden. Teilnehmer des Basiskurses kommen mit Charakteristiken und Umgangsempfehlungen von der Schulung zurück, die unmittelbar in die Praxis umgesetzt werden können – wenn die Wohnbereichsleitung dies angemessen begleitet. Auch muss sie mitdenken und unterstützen, wenn die Multiplikatorinnen mit Widerständen konfrontiert werden. Zudem muss regelmäßig, am besten wöchentlich, eine Bewohnerbesprechung stattfinden, und es ist die Wohnbereichsleitung, die die Voraussetzungen schafft. Sie berät sich mit ihren Teams über die Reihenfolge, in der die Pflege für Bewohner oder Klienten besprochen wird. Im Hintergrund denkt sie darüber nach, wer die Besprechung vorbereitet und ob gegebenenfalls eine Lebensgeschichte erstellt werden muss. Wenn dem so ist, hält sie zu Beginn des Implementierungsprozesses auch die Qualität im Auge, mit dem eine solche Lebensgeschichte zusammengetragen wird und will wissen, wer mit dem Bewohner, Klienten und/oder dessen Familie ein Gespräch führt. Später kann sie dies alles loslassen, doch zunächst muss sie sich auf die Fertigkeiten der Pflegenden bzw. ihres Teams verlassen können. Wohnbereichsleiter sagen oft: «Das müssen die Pflegenden selbst regeln, schließlich sind das doch Profis!» Pflegende jedoch müssen ein ganzes Stück dieser Professionalität neu erobern oder sogar zum ersten Mal entwickeln. Daher ist es weitaus klüger, sie gleich zu Anfang zu fragen, welche Unterstützung sie brauchen, als zu warten, bis sie irgendwo ‹festfahren›. Eine professionelle Wohnbereichsleitung übernimmt die Leitung, verhält sich offen und kooperativ und geht den Mitarbeitern des Wohnbereichs mit gutem Beispiel voran.

Außerdem sollte die Wohnbereichsleitung zwischen der inhaltlichen Steuerung der Pflege einerseits und den Problemen mit der Zusammenarbeit innerhalb des Teams andererseits unterscheiden. Zum Teil können auch die Probleme in der Zusammenarbeit in der inhaltlichen Bewohnerbesprechung angegangen werden. Da die Pflegenden dabei angeregt werden, ihre Erfahrungen mit Bewohnern und ihre eigenen Gefühle dabei zur Sprache zu bringen, entsteht mit der Zeit eine offenere Atmosphäre. Dies schafft mehr Freiraum für individuelle Ideen; Pflegende trauen sich, mehr auf die eigene Intuition zu hören. Dennoch bleibt die Zusammenarbeit ein wesentliches Thema. Es gibt Pflegende, die sich quer stellen und keine Lust haben, sich sonderlich anzustrengen, wobei als Argument oft ‹Zeitmangel› herhalten muss. Für die Hochmotivierten ist es nicht leicht, sich davon nicht anstecken zu lassen; eine solche Einstellung in ihrer Umgebung wirkt lähmend. Und auch jetzt nimmt die Wohnbereichsleitung das Ruder in die Hand, indem sie hinterfragt, ob es hier um Widerstand geht oder um Unwillen. Widerstand weist auf Engagement hin: Der betreffende Mitarbeiter sieht noch zu viele mögliche Probleme und hält lieber an der sicheren Routine fest. Widerstand kann nach einer Weile in eine konstruktive Haltung umschlagen. Wer Veränderungen jedoch konstant entgegenarbeitet und diese unterminiert, passt nicht mehr in das Team.

## Training on the job

Mitarbeiter, von denen eine Veränderung gefordert wird, brauchen besondere Beachtung. Sie wollen hören, was nun von ihnen erwartet wird, denn ihrer Meinung nach haben sie alles schon so gut wie möglich gemacht. Trainer und Begleiter, die in der Praxis mitarbeiten, werden erst argwöhnisch unter die Lupe genommen. Ist das Eis jedoch erst einmal gebrochen, wird dieses *Face-to-face*-Training sehr zu geschätzt. Die Trainerin fasst in Worte, was ihrer Ansicht nach gut funktioniert, und fragt sich gemeinsam mit der Pflegenden, was dieser Bewohner oder Klient braucht. Auch für Multiplikatorinnen und Beraterinnen hat sich *training on the job* und Begleitung in der Praxis als ein Erfolgsfaktor erwiesen[88]. In den letzten Jahren hat sich auch gezeigt, dass die mäeutische Methodik besser im Wohnbereich eingeübt werden kann als bei ‹Trockenübungen› in einem Kursusraum.

## Change agents

Multiplikatorinnen und Beraterinnen fungieren als *change agents* – ‹Veränderer›[89]. Und wie der Implementierungsliteratur zu entnehmen ist, sind Mitarbeiter, die sich als *change agents* einsetzen wollen, maßgeblich für die Erfolgschance. Bei der Vorbereitung und Durchführung von Bewohnerbesprechungen bezieht die Multiplikatorin ihre Kollegen aktiv mit ein. Sie hat eine Vorbildfunktion innerhalb des Teams. Indem sie sich selbst die Zeit nimmt für Bewohner, für die Arbeitseinteilung, um über die Stimmung während der Mahlzeiten zu sprechen und über den Gang der Dinge während des Abenddienstes, bricht sie Routinen auf und schafft Freiraum für positive Ideen.

Neben der Funktion als *change agent* fungieren Beraterinnen auch als inhaltliche Expertinnen. Die Wohnbereichsleitung kann die Beraterin zu einer Bewohnerbesprechung dazubitten. Beraterinnen müssen die Möglichkeit erhalten, Erlebensgruppen zu gründen und dabei andere Mitarbeiter einzubeziehen – besonders wichtig für die Einübung erlebensorientierter und soziotherapeutischer Fertigkeiten! In dieser Hinsicht sind Beraterinnen auf die Wohnbereichsleitung angewiesen, die den Dienstplan entsprechend anpasst und Zeit freimachen muss. Daneben ist man als Beraterin selbst dafür verantwortlich, Initiativen in der Organisation zu entwickeln, Chancen zu schaffen, Argumente einzubringen und mit der Steuerungsgruppe zu kommunizieren.

---

88 Gewoon Lief Zijn? [Einfach nett sein?] Doktorarbeit, Kapitel 8.
89 A. Broome (2000): Change Management in der Pflege – Veränderungen planen – gestalten – bewerten. Huber, Bern.

### Kleine Initiativen in der Wohnatmosphäre

Eine Erneuerung in der Pflege wird erst greifbar, wenn sich tatsächlich etwas verändert. Und diese Veränderung muss nicht nur konkret sein, sondern zudem alle Beteiligten ansprechen. Wenn auch die Bewohnerbesprechungen für die Pflegenden eine echte Quelle der Inspiration darstellen: Wird erst einmal das wahre Potenzial dieser Mitarbeiter angesprochen, dann stellt sich heraus, dass noch viel mehr möglich ist. Viele Teams beginnen spontan mit konkreten Initiativen im Rahmen der erlebensorientierten Pflege. Vor allem die Mahlzeiten sind ein dankbares Thema. Morgens ein ‹Frühstücksprojekt›, am Nachmittag schön gedeckte Tafeln mit echtem Service, einmal in der Woche ein englisches Frühstück, ein- oder zweimal wöchentlich Kaffeetrinken mit den Bewohnern. Oder die Teams beginnen mit einem Snoezelprojekt, bei dem das Badezimmer in einen echten Snoezelraum verwandelt wird, mit Lebensbücher und mit Verwöhnereien. Solche Aktivitäten unterbrechen die Routine im Wohnbereich und fördern die Kommunikation zwischen den Pflegenden. Das verstärkt das gegenseitige Vertrauen und die gegenseitige Wertschätzung.

Die Wohnbereichsleitung muss nun dafür sorgen, dass die Begeisterung für diese Neuerungen in die richtigen Bahnen gelenkt und die Kontinuität der einmal etablierten Aktivität gewährleistet wird. Durch die vielen Teilzeitkräfte geraten gute Initiativen zuweilen einfach wieder in Vergessenheit. Daher sollten die Wohnbereichsleitung und die Multiplikatorinnen mit den Teams besprechen, was möglich ist, und welche Voraussetzungen dazu gegeben sein müssen.

Geschäftsführung und Steuerungsgruppe tun gut daran, solche Initiativen zu begrüßen und zu unterstützen. Oft besteht die Reaktion ‹von oben› aus wieder neuen Plänen und Anforderungen, so dass sich die Pflegenden schlicht und einfach überfragt fühlen. Steuerungsgruppe und Projektgruppe sind dafür verantwortlich, den Zusammenhang zu überwachen und Prioritäten zu setzen. Während ihrer Schulungstage tauschen die Wohnbereichsleiter Erfahrungen aus und in einem späteren Stadium des Implementierungsprozesses können sie sich über die anderen Vorgehensweisen informieren und Ideen übernehmen.

### Sicherheit

Eine wichtige Voraussetzung für die Arbeit nach dem mäeutischen Pflege- und Betreuungsmodell ist Sicherheit im Wohnbereich und im Team. Was meinen Pflegende damit? Hier folgen einige Umschreibungen: Was besprochen wurde, verlässt den Wohnbereich nicht. Man braucht Menschen um sich herum, die einem vertraut sind. Kollegen müssen für die Ideen des anderen offen sein und dessen Gefühle berücksichtigen. Für Pflegende ist es wichtig, dass man ihnen aufrichtig interessiert zuhört und ehrlich reagiert. Es darf jedoch kein ‹Zwang› werden, über

Gefühle zu reden. Jedem steht frei, hier selbst zu entscheiden. Manche Menschen machen auch ‹zu›, wenn zu schnell zu viele Fragen gestellt werden. Pflegende wollen wahrgenommen und gekannt werden. Darum ist es durchaus wichtig, miteinander über Normen und Wertvorstellungen zu sprechen, vor allem im Hinblick auf die vielen verschiedenen Kulturen, aus denen die Mitarbeiter stammen. Eine weitere Voraussetzung für eine sichere Arbeitskultur ist auch, dass die Leitung deutlich eine einheitliche Richtung vorgibt, innerhalb derer sich die Pflegenden auf ihre ganz individuelle Art und Weise bewegen können. Wohnbereichsleiter, die häufig in ihrem Büro sitzen – den Blick auf den Bildschirm fixiert und mit dem Rücken zur Tür – sehen all die kleinen Dinge nicht. Dadurch entsteht bei den Mitarbeitern ein Gefühl der Machtlosigkeit, auch im Kontakt miteinander. Baut die Wohnbereichsleitung jedoch selbst ebenfalls Beziehungen zu Bewohnern oder Klienten auf, kann sie die Pflegenden besser anleiten und kennt sie auch besser als Wohnbereichsleiter, die vor allem instrumentell und technisch vorgehen.

**Externe Beratung**

Die Begleitung eines externen Beraters ist zuweilen ausgesprochen nützlich für eine Organisation. Ein solcher Berater kann einfacher auf Engpässe hinweisen, die aufgrund von Mängeln in der Organisation oder zäh verlaufender Zusammenarbeit entstehen. Hat er zudem Erfahrung mit Implementierungsprojekten dieser Art, so kann er die Einrichtung vor Leichtfertigkeit behüten und über den effizienten Einsatz von Mitteln mitdenken.

### 8.5.2 Faktoren, die Misslingen fördern

**Desinteresse der Geschäftsführungen**

Erlebensorientierte Pflege ist eine Veränderung, deren Auswirkung oft noch unterschätzt wird. Bei den Geschäftsführungen herrscht vielfach noch die Meinung, dass ‹die Sache› sich mit ein paar Kursen erledigt haben wird. Außerdem investieren Einrichtungen viel Zeit und Geld in integrale Pflegedokumentation, methodisches Arbeiten und interdiziplinäre Zusammenarbeit. Ihnen ist unklar, was eine weitere Innovation in der Pflege nun wieder für Vorteile bringen soll. Sie fürchten heftige Diskussionen mit Ärzten und anderen Fachrichtungen, schauen besorgt auf die Finanzen und fühlen sich an anderen Fronten oft stärker herausgefordert: Ambulantisierung, Konkurrenz, Träger. Damit hat sich hier bereits ein wesentlicher behindernder Faktor herauskristallisiert: Die Geschäftsführung unterschätzt die dynamisierende Kraft der erlebensorientierten Pflege, hat kein Interesse, sich in so etwas vages wie eine *mäeutische Methodik* zu vertiefen und ist mehr nach außen gerichtet als nach innen. Ohne eine interessierte, tragende Geschäftsführung ist das mäeutische Pflege- und Betreuungsmodell nicht lebensfähig.

**Positiver Werte-Fit als Fallstrick**

Pflegende sind meistens durchaus angetan von der erlebensorientierten Pflege; der Werte-Fit ist positiv. Doch auch ein positiver Werte-Fit kann von aufgabenorientierten Mechanismen in der Arbeitskultur überwuchert sein. Wenn die Mitarbeiter sich an Regeln und Routinehandlungen festklammern, wird der Implementierungsprozess mit einer Phase des ‹Auftauens› oder ‹Aufmachens› beginnen müssen. Auch wenn die Personalbesetzung zu knapp ist, führt ein Werte-Fit ins Leere. Und was nun genau ‹zu knapp› bedeutet, muss dann erst genauer geprüft werden. Untersuchungen haben ergeben, dass Mitarbeiter auch bei einer großzügigen Personalbesetzung über den Arbeitsdruck klagen. Mehr Personal bedeutet nicht automatisch, dass den Bewohnern auch mehr individuelle Beachtung zuteil wird[90]. Und nicht zuletzt kann ein positiver Werte-Fit auch ein Fallstrick sein: Mitarbeiter denken fast ausnahmslos positiv über sich selbst und sagen, dass sie bereits auf diese Weise arbeiten.

**Mängel in der Koordination der Pflege**

Ein anderer Faktor, der ein Misslingen fördert, ist die allzu leichtfertige Weise, mit der in der Vergangenheit Bezugspersonenpflege und Bewohnerzuweisung eingeführt wurden. Bei der Analyse zur Erstellung des Vorgehensplans werden dem Prozessentwickler tolle Geschichten aufgetischt, wie die Pflege so organisiert ist. In der Praxis jedoch wird die Einführung der Bewohnerzuweisung nicht immer gleichermaßen sorgfältig begleitet, und die Bezugspersonenpflege nur zu sehr kleinen Teilen ausgeführt. Bei der Einführung des mäeutischen Pflege- und Betreuungsmodells würde dann die Art und Weise, wie Pflegende zusammenarbeiten und die Arbeit verteilen, erneut in den Blickpunkt geraten. Zuweilen bedeutet dies, dass die Einführung erlebensorientierter Pflege noch etwas verzögert wird, da die Bezugspersonenpflege oder die Bewohnerzuweisung zu diesem Zeitpunkt noch Priorität haben.

Zudem tendieren bürokratische Organisationen dazu, Pflegenden keine Zeit mehr für die interne Abstimmung zu gönnen. Wenn Pflegende jedoch als Team für Bewohner oder Klienten sorgen, muss unbedingt Zeit für Bewohnerbespre-

---

90 Dinnus Frijters und Cora van der Kooij (1993): Secundaire analyses van het zorgzwaarteonderzoek [Sekundäre Analyse einer Untersuchung zum Schweregrad der Pflegebedürftigkeit]. Utrecht: NZi. Nicht veröffentlicht.

chungen reserviert werden, da durch die gegenseitige Inspiration und den Austausch von Erfahrungen und Fundstücken ein Gefühl der Sicherheit vermittelt wird. Ohne solche Bewohnerbesprechungen sind weder die Qualität noch die Kontinuität gewährleistet. Auch Qualitätsmängel in der ambulanten Pflege lassen sich darauf zurückführen.

**Instabile Teamleitung und Teams**

Die Wohnbereichsleitung arbeitet eng mit den Pflegekoordinatoren und Bezugspflegenden zusammen – eine Gruppe, in der so mancher Wechsel stattfindet. Und das kann den Einführungsprozess empfindlich stören. Schließlich wird die Stimmung und die Zusammenarbeit innerhalb des Teams maßgeblich vom Teamleiter und den Pflegekoordinatoren beeinflusst. Bei jedem Wechsel müssen die Mitarbeiter erneut dieses Gefühl der Sicherheit aufbauen. Viele Mitarbeiterwechsel im Team haben denselben Effekt. Andererseits kann natürlich eine stabile Wohnbereichsleitung bei aller Instabilität von Teamleitern und Mitarbeitern viel Unruhe neutralisieren.

Und somit sind wir bei einem weiteren behindernden Faktor angelangt: der Vernachlässigung des Lernprozesses bei der Wohnbereichsleitung. Als könne man voraussetzen, dass diese – mit ihren Betriebswirtschaftsdiplomen in der Tasche – einen solchen Einführungsprozess ganz selbstverständlich meistert. In der Praxis bedeutet die Arbeit nach dem mäeutischen Pflege- und Betreuungsmodell jedoch eine fundamental andere Sicht auf Pflege, bei der die Wohnbereichsleitung vor ganz neue Herausforderungen gestellt wird.

### 8.5.3 Kosten und Konsolidierung

Der Einführungsprozess erstreckt sich im Durchschnitt über einen Zeitraum von drei Jahren. Dies scheint eine lange Zeit zu sein, doch die Einführung ist erst abgeschlossen, wenn die Organisation selbst dazu in der Lage ist, das Erreichte festzuhalten. Keine Frage: Eine solche Einführung kostet natürlich Geld, erfordert eine Investition. Nach der erfolgreichen Abrundung dieser Implementierung ist die Pflege jedoch nicht kostspieliger als in der Zeit davor.

Auch scheint ein zusätzlicher Zeitaufwand nötig, um den Bewohnern mehr Aufmerksamkeit zu widmen und systematischer im Team zu kommunizieren. Dieser zeitliche Extraaufwand amortisiert sich jedoch. Zunächst einmal weisen die Bewohner weniger häufig ein für die Pflegenden problematisches Verhalten auf. Außerdem wird weniger Zeit für Gespräche verwendet, die in erster Linie dazu dienen, ‹Dampf abzulassen› und vor der Arbeit zu flüchten. Die Pflegenden fühlen sich freier, ihre Arbeit über den Tag zu verteilen, und den Bewohnern in den ‹leeren› Stunden am Nachmittag mehr Aufmerksamkeit zu widmen. Und letztendlich findet auch eine eingehende Abstimmung mit anderen Fachrichtungen statt. Die Fachrichtungen erzielen dann auch mehr Ergebnisse bei ihrer Arbeit.

Um die Kosten auf einem für die heutigen Zeiten akzeptablen Niveau zu halten, empfiehlt es sich, zumindest den Basiskurs und die Einführung der Bewohnerbesprechung einer Mitarbeiterin der Einrichtung selbst anzuvertrauen, die an einer entsprechenden Ausbildung teilnehmen kann[91], und diese Kollegin als *interne Trainerin* in ein Netzwerk einzugliedern. Für den Aufbau- und den Coachingkurs können dann externe Dozentinnen eingesetzt werden. Die Projektleitung fällt in den Zuständigkeitsbereich der Einrichtung selbst. Um Betriebsblindheit in der eigenen Organisation aufzuspüren, kann externe Beratung nützlich sein. Auch tut man gut daran, die Erfahrungen anderer Einrichtungen zu nutzen. Netzwerke und Arbeitsbesuche bieten hier Möglichkeiten zur Inspiration und zum gegenseitigen Vergleich – für eine effiziente Implementierung kann dies nur förderlich sein.

Mit der Konsolidierung der erreichten Verbesserungen wurden bislang nur hier und da Erfahrungen gesammelt. Sie beginnt mit der Beschreibung der Ergebnisse, um sie anschließend festzuhalten. Jenseits der niederländischen Landesgrenzen stehen zwar Instrumente zur Beschreibung und sogar Überprüfung von Qualität zur Verfügung, doch um diese Instrumente auch in den Niederlanden einsetzen zu können, ist eine Investition der beteiligten Einrichtungen oder eine Subvention erforderlich. Außerdem ist Konsolidierung eine Frage der Begleitung von Wohnbereichen und Teams, der weiterführenden Schulung besonders motivierter Mitarbeiter, der Fortbildung neuer Mitarbeiter, der Teilnahme interner Trainer am Netzwerk und des bleibenden Interesses seitens der Geschäftsführung.

## 8.6 Zusammenfassung

Eine erfolgreiche Implementierung hängt einerseits vom Implementierungsklima ab, und andererseits vom so genannten Werte-Fit. Das Implementierungsklima bezeichnet das Maß, in dem die Organisation die Voraussetzungen schafft, um die angekündigten Neuerungen tatsächlich durchzuführen. Und diesen Neuerun-

---

91 Ausbildung zum internen Trainer für die erlebensorientierte Pflege. Siehe www.imoz.de oder www.imoz.nl.

gen müssen die Mitarbeiter aller Ebenen zustimmen können. Eine positive Einstellung zur erlebensorientierten Pflege und zum mäeutischen Pflege- und Betreuungsmodell resultiert jedoch nicht automatisch in einer unkomplizierten Einführung. Es ist durchaus möglich, dass Pflegende noch in einer aufgabenorientierten Arbeitskultur feststecken oder der Meinung sind, dass sie bereits erlebensorientiert arbeiten, und Änderungen somit überflüssig sind. Mitarbeiter anderer Gesundheitsberufe fragen sich, was die Neuerung für ihren Beitrag am Pflegeprozess bedeuten wird.

Es gibt keine Standardmethode für die Einführung des mäeutischen Pflege- und Betreuungsmodells; aus den bisherigen Einführungsprozessen lassen sich jedoch durchaus Lehren ziehen. Dabei empfiehlt es sich, zunächst einmal einen Projektplan aufzustellen und sich dabei extern beraten zu lassen. Für die Steuerung eines die gesamte Organisation umfassenden Implementierungsprozesses sollten eine Steuerungsgruppe, ein Projektleiter und eine Projektgruppe eingesetzt werden. Die Verbindung dieser Projektorganisation mit der Geschäftsführung muss deutlich sein. Neben der Schulung von Mitarbeitern auf verschiedenen Niveaus sollte eine separate Begleitung der Wohnbereichsleitungen erfolgen.

Ein wichtiger Erfolgsfaktor liegt in der Kombination guter Steuerung und klugen Timings. Stabile Wohnbereichsleitungen sind sehr wichtig. Mitarbeiter, die selbst als *change agent* fungieren möchten und hierzu auch die Gelegenheit erhalten, sind für die Neuerung von vitalem Belang. Dasselbe gilt für das *training on the job* und für individuelles Coaching. Auch kleinere Initiativen, die je Team oder Wohnbereich ausgeführt werden, tragen dazu bei, dass die Begeisterung nicht allzu schnell abebbt. Faktoren, die die Implementierung zum Misserfolg führen können sind eine distanzierte Haltung der Geschäftsführung und Mängel in der Koordination der Pflege. Instabile Teams oder Wechsel in der Teamleitung haben oft einen Rückschlag zur Folge, da die Mitarbeiter eine sichere Arbeitsumgebung brauchen, um Veränderungen zulassen zu können.

Die Implementierung des mäeutischen Pflege- und Betreuungsmodells wird auf diese Weise eine bewusste Investition, die sich jedoch auf längere Sicht amortisiert, da die Mitarbeiter mit denselben Mitteln mehr Qualität gewährleisten können. Der Arbeitsalltag gestaltet sich ruhiger, während gleichzeitig ein größerer Freiraum für Flexibilität und Kreativität geboten wird.

# Praxisbeispiel

## Implementierung des mäeutischen Pflege- und Betreuungsmodelles in Freiburg

> Wenn wir eines Weges gehen und einem Menschen begegnen,
> der uns entgegenkam und auch eines Weges ging,
> kennen wir nur unser Stück, nicht das seine,
> das seine nämlich erleben wir nur in der Begegnung.
> *Martin Buber, Ich und Du, Stuttgart 1995, S. 72*

Wie können wir Pflegende und Betreuende in Pflegeheimen qualifizieren im Kontakt mit Menschen, die in ihrer eigenen, uns häufig fremden Welt leben? Gespräche mit sechzig Mitarbeitern im Jahr 2000 führten mich in meiner damaligen Funktion der Stabstelle «Qualitätsentwicklung und -sicherung» auf eine Spurensuche. Pflege- und Betreuungspersonen erlebten in den letzten Jahren, dass zunehmend die Menschen, die in den Heimen einzogen wesentlich pflegebedürftiger waren und dies nicht nur in körperlicher Hinsicht. Viele alte Menschen, deren Angehörige nach einem Platz fragen, sind mit der Diagnose «Demenz» und den Symptomen «Desorientiertheit» und «Zunehmende Hilfsbedürftigkeit» behaftet. Dies hilft jedoch nicht im alltäglichen Umgang mit seinen vielen Herausforderungen. Hier einen eigenen Weg zu finden jenseits der Diagnosen und Alltagskontakte stressfreier für Pflegende und Bewohner gestalten zu können, war und ist nach wie vor der Wunsch der Mitarbeiter. Verstehen, Einfühlen und Wertschätzen sind die zentralen Schlüssel, die uns Zugang schenken können zu jedem Menschen, unabhängig davon, ob dieser Bewohner ist, körperlich oder seelisch erkrankt ist, oder ob dieser Kollege ist.

In unseren Grundbedürfnissen und Empfindungen wie Freude, Trauer, Wut, Angst sind wir Menschen uns nahe. Das Aufspüren der Gefühle bei allen Bewohnern gibt uns eine Ebene zur Begegnung unabhängig davon, ob wir deren Verhalten in allen Situationen nachvollziehen können. Nach Hause zu wollen an einen Ort, der uns vertraut ist und an dem wir geliebt werden, ist für uns alle nachvollziehbar. Wie sich Bewohner aus diesem Gefühl heraus verhalten, kann sehr anstrengend sein und ist manchmal diesem Gefühl nicht schnell und eindeutig zuzuordnen.

### Auf der Suche

Die Spurensuche ließ uns Validationsworkshops, Filme und Berichte aus Einrichtungen in ganz Europa und Fortbildungen über Biografiearbeit und 10 Minuten-Aktivierung entdecken. Sie lenkte meinen Weg auf konzeptionelle Ansätze. Ich hörte das Wort Mäeutik, das ich bisher nur aus pädagogischen und didaktischen Fragestellungen kannte. Fündig wurde ich in der Zentralbibliothek in Köln: In einer Pflegezeitschrift hatte Uli Schindler vom Altenzentrum St. Josef in Sassenberg einen Artikel über die Umsetzung des mäeutischen Pflege- und Betreuungsmodells veröffentlicht. Ich nahm sofort Kontakt auf und ließ mir persönlich erzählen, wie das Modell seit zwei Jahren umgesetzt wird.

Überzeugt davon, dass dieses Modell zu unserer prozess- und entwicklungsorientierten Kultur in den drei Pflegeheimen St. Marienhaus, St. Antoniushaus und Wohnheim St. Johann passt, ging ich in die Diskussion mit dem Geschäftsführer, den Wohnbereichsleitungen und Mitarbeitern. Ihnen gefiel der Ansatz, dass sie selbst ebenfalls mit ihrer Welt und ihren

Gefühlen im Blick sind und dass es nicht darum ging, eine neue Theorie zu lernen.

**Was lange währt...**

In zwei Basiskursen erwarben 2001 vierzig Mitarbeiter der Pflege, Betreuung und des Empfangs Kenntnisse über Inhalte und Wirkung des Modells. Sie konnten gemeinsam in ganz neuer Weise über Bewohner sprechen. Es wurde ihnen bewusst, wie gut sie die ihnen anvertrauten Menschen kennen und wie sehr sie ihnen am Herzen liegen. Der Funke sprang aber erst durch den Kontakt zu Cora van der Kooij über. Sie kam 2002 für zwei Tage, um in allen Pflegeteams Bewohnerbesprechungen zu begleiten.

Erst nach einem zweijährigen Prozess gab es eine von allen in der Einrichtung und dem Trägerverein getragenen Entscheidung. Es mag Ihnen lang erscheinen. Doch gerade das mäeutische Pflege- und Betreuungsmodell lebt davon, dass sich alle an der Umsetzung beteiligen und dass sich leitende Personen bewusst werden, welche Bedeutung Mäeutik in der Leitung von Mitarbeitern hat. Dazu kam sicherlich, dass die Einrichtung nach einem Trägerwechsel 1999, noch viele andere Hausaufgaben zu machen hatte.

Doch: Was lange währt, wird endlich gut!

**Projektplan und Projektverlauf**

Mit dem Impuls von Cora van der Kooij begannen wir einen Projektplan auszuarbeiten. Ein Wohnbereich und die Tagespflege führten Bewohnerbesprechungen in meiner Begleitung und Anleitung durch. Nach einem halben Jahr stiegen zwei weitere Wohnbereiche in die Umsetzung ein. Im Rahmen von zwei Aufbaukursen wurden dreißig Mitarbeiter qualifiziert, den Prozess im eigenen Arbeitsfeld zu begleiten und am Laufen zu halten.

Die Aufbaukurse ermöglichten, dass weitere vier Wohnbereiche in die Implementierung des mäeutischen Pflege- und Betreuungsmodells einsteigen konnten und damit die gesamte Einrichtung, alle drei Pflegeheime mit zweihundertsechzig Bewohnern und die integrierte Tagespflege mit zehn Bewohnern und sieben Gästen, in das Projekt im Herbst 2004 integriert worden sind.

Inzwischen hatten sich meine Aufgaben hin zu denen einer Hausleitung verändert und eine Stelle «Projektcoaching Mäeutik» etablierte sich.

Im Frühjahr 2005 wurden ergänzend zur Durchführung der Bewohnerbesprechungen, die einmal wöchentlich für eine Stunde pro Wohnbereich bis heute stattfinden, kleine Alltagsprojekte ins Leben gerufen. Ein Wohnbereich gestaltet das Frühstück, wie wir alle es von zu Hause kennen, mit einem eingedeckten Tisch und einem Brotkorb. Ein anderer Wohnbereich macht sich Gedanken, wie möglichst viele Bewohner an einem gemeinsamen Mittagessen in Begleitung von Pflegenden teilnehmen können. Ein weiterer Wohnbereich fängt an, Zeiten am Tag zu definieren, in denen Pflegende Freiräume nutzen, um mit Bewohnern zu spielen, zu lesen und zu erzählen.

Dies Alltagsprojekt zeigten Pflegenden, dass Pflege und Betreuung nicht voneinander zu trennen sind. Sie unterstützen den Erkenntnisprozess der Bewohnerbesprechungen, weil Pflegende Seiten von Bewohnern entdecken konnten, die in Pflegesituationen nicht ersichtlich waren. Die häufige Rückmeldung von Mitarbeitern zur Bewohnerbesprechung, dass sie den Bewohner nun mit anderen Augen sehen, wurde in den Alltagsprojekten überprüft. Das Phänomen, wie entlastend tagesstrukturierende Elemente sein können, nimmt die Bedürfnisse und die Lebensgeschichte neu in den Blick und stärkt den Gedanken, mehr an der Milieugestaltung zu arbeiten. Ein wesentlicher Schritt hierzu wird der Neubau sein, dessen räumliche Gestaltung eine Wohnküche vorsieht und die Umsetzung eines Wohngruppenkonzeptes in Anlehnung an heimverbundene Wohngemeinschaften ermöglicht. Der Umzug in diese neuen Räumlichkeiten mit Wohngruppen für 9–14 Bewohner ist im März und Juni 2006 erfolgt. Dieses bauliche und inhaltliche Konzept gibt sowohl orientierten wie auch wahrnehmungseingeschränkten Menschen Geborgenheit und Begegnungsmöglichkeit.

**Pläne für die Weiterentwicklung**

Im Frühjahr und Sommer 2006 werden wir beginnen, Bezugspflegepersonen zu benennen. Diese haben die Aufgabe, immer wieder den Kontakt zum Bewohner zu suchen, Bewohnerbesprechungen vorzubereiten und die Inhalte zu dokumentieren und in einem weiteren Schritt, auf die Umsetzung der Umgangsempfehlung zu achten und im Bedarfsfall eine neue Bewohnerbesprechung einzuberufen.

Im Marienhaus St. Johann e. V. wird mit einer selbst kreierten den gesetzlichen Anforderungen angepassten Papierdokumentation gearbeitet. Die Dokumentation der Charakteristik und der Umgangsempfehlung wurde zunächst auf einigen Wohnbereichen statt und auf einigen Wohnbereichen zusätzlich zur Pflegeplanung eingeführt. Inzwischen hat eine Integration von beidem stattgefunden: Die Hausleitungen als Verantwortliche für den Einzug sammeln in Erstgesprächen mit Angehörigen und betreuenden Personen Informationen zu Bedürfnissen, Verhalten und Erleben, Vorlieben und zur Lebensgeschichte, die dem Wohnbereich vor dem Einzug bereits zur Verfügung stehen. In den ersten vierzehn Tagen nach Einzug werden weitere Informationen zusammengetragen, die in eine Pflegeplanung basierend auf Gefährdungen (Ernährungsdefizite, Dekubitusgefährdung, Schwerhörigkeit etc.) münden. Innerhalb der ersten sechs Wochen nach Einzug findet die Bewohnerbesprechung, wie von Cora van der Kooij beschrieben, und ein Rückmeldegespräch zum Einzug statt. An dem Rückmeldegespräch nimmt die Wohnbereichsleitung, die Sozialbetreuung, die Hausleitung und die Angehörigen teil. Häufig ergeben sich aus diesem Gespräch viele lebensgeschichtliche Momente und eine weitere Annäherung an die Bedürfnisse der Bewohner und die Rolle der Angehörigen.

**Ecken und Kanten**

Kein Prozess läuft glatt und ohne Ecken und Kanten. Wenn es hakt und Mitarbeiter immer wieder neue Ausreden parat haben, warum gerade heute keine Bewohnerbesprechung stattfinden kann oder Mäeutik in ihrem Arbeitsalltag eh schon gelebt ist und nichts mehr dafür umzusetzen ist, wird deutlich, dass der zentrale Kern der Mäeutik, der Bewusstwerdungsprozess und die Reflexionsfähigkeit nicht weit genug entwickelt sind und neue begleitende Maßnahmen einzuleiten sind.

Diese sind zum Beispiel das Erstellen einer Dienstvereinbarung, die von Leitungsseite her Anforderungen definiert, die Einrichtung eines Qualitätszirkels Mäeutik, in dem sich mäeutikverantwortliche Personen jedes Wohnbereiches austauschen können und das Arbeiten an einer alltagstauglichen Dokumentation.

Diese soll einerseits den gesetzlichen Vorgaben mit der Forderung nach einer zielorientierten Pflegeplanung und andererseits der mäeutischen Herangehensweise über Bedürfnisse Rechnung tragen, ohne dass die Mitarbeiter beides erstellen. Unsere Lösung in Anlehnung an die empfohlene mäeutische Dokumentation und aufgrund von Anforderungen der Heimaufsicht besteht aus einer Informationssammlung auf der Grundlage der ABEDL mit Ergänzung um Verhalten und Erleben. Diese führt zu einer Pflegeplanung spezifischer Gefährdungen wie Flüssigkeitsmangel, Dekubitus, Schwerhörigkeit, Schmerzen, Stürze etc. Nach sechs bis acht Wochen werden in einer Bewohnerbesprechung die Charakteristik und daraus resultierend die

Umgangsempfehlung besprochen und entsprechend dokumentiert.

**Kontakt und Beziehung**

Kontakt und Beziehung in den Mittelpunkt zu stellen, Prozesse zu hinterfragen, ob sie im Licht der Aufgaben- oder Bedürfnisorientierung erfolgen, sich auf den Weg zu machen, miteinander über Kontakte und Erlebenswelten sprechen zu können und Gelingendes im Gespräch zu teilen und das alles in den Abläufen strukturell zu verankern und nicht dem Zufall und dem Engagement einzelner zu überlassen, bleibt fortwährende Herausforderung und Auseinandersetzung, weil wie es Buber so treffend beschrieben hat, wir nur in der Begegnung das Stück des anderen erleben können. In Pflegeheimen gibt es so viele Begegnungen wie es Menschen gibt.

*Andrea Jandt, Heimleiterin und Mäeutikdozentin, Freiburg[*].*

---

[*] Andrea Jandt arbeitet zurzeit als Heimleiterin des Wohnheims St. Johann in Freiburg. Die Stiftung Marienhaus St. Johann e. V. beeinhaltet das St. Marienhaus, das St. Antoniushaus und das Wohnheim St. Johann mit insgesamt 270 Pflegeplätzen.

# Zusammenfassung und Schlusswort

Dieses Buch enthält eine Vielzahl Geschichten... Geschichten mit einem immer wiederkehrenden Thema: Menschen, die Pflege brauchen, und Pflegende, die ständig abwägen müssen, auf welches Bedürfnis sie eingehen sollen und auf welches nicht. Es ist dann nicht leicht, sich an Absprachen oder Vorschriften zu halten und zugleich sich selbst treu zu bleiben. Oft scheitert man hier in seinen Bemühungen, was dann wiederum sehr viel Energie kostet. Und dann gibt es rührende Beispiele von Versuchen, Menschen zu verstehen, zu respektieren, ihnen tatsächlich ein paar Schritte entgegenzugehen. Beim Lesen all dieser Beispiele wird deutlich, wie sehr Pflegende für gesellschaftliche Werte wie Zuwendung, Mitmenschlichkeit und Menschenwürde stehen.

Nicht, dass die Gesellschaft es ihnen einfach macht. Sowohl in den Niederlanden als auch im deutschsprachigen Raum kennzeichnet sich das Gesundheitswesen durch seine bürokratische Vorgehensweise, die ihrerseits teils von der Angst vor unkontrollierbarer Kostensteigerung herrührt. Zum Teil geht es jedoch auch um den Mangel an Vertrauen in die Qualität, mit der Pflegende ihre Aufgaben ausführen. Dieses tief verwurzelte Misstrauen übersetzt sich dann in strikte Vorschriften, ein straffes Zeitregime und wuchernden Papierkram. Pflegende wagen es nicht, bei ihrer Arbeit auf ihr fachliches Können zu vertrauen; vielmehr fühlen sie sich gehetzt und kontrolliert. Die Zeit, mal miteinander zu reden, wird immer knapper. Sie müssen «am laufenden Band» arbeiten.

Es gibt jedoch eine Möglichkeit, doch noch die Richtung zu ändern. In den Pflegenden selbst liegt ein wahrer Schatz an Erfahrungen verborgen. Und diesen Schatz gilt es zu heben. Die Pflegenden müssen die Chance haben, miteinander – unter Kollegen – Erfahrungen und Ideen auszutauschen. Das wichtigste Ziel ist hier, voneinander zu lernen, einander zu inspirieren und ein Gefühl der Zusammengehörigkeit zu schaffen. Für eine solche Kommunikation wurde eine Methodik entwickelt, in der die Pflegenden danach gefragt werden, was gut funktioniert, und was sie in der Pflege der Bewohner und Klienten für wichtig halten. Und dabei werden zuweilen auch die Gefühle der Pflegenden selbst beleuchtet.

Es handelt sich hier nicht um eine problemgesteuerte und zweckorientierte, sondern um eine *bedürfnisgesteuerte* und *erlebensorientierte* Methodik, die den

Pflegenden wieder all die positiven Momente bewusst macht, all die kleinen Dinge vor Augen führt, die für den Bewohner oder Klienten so wichtig sind. So dass sie sich mehr Zeit zu nehmen wagen, die Regeln und Routineabläufe für sie etwas in den Hintergrund rücken, und nicht zuletzt der Einsatz von «Fertigkeiten» intensiver eingeübt wird.

Auch nutzen sie häufiger die eigene Arbeits- und Lebenserfahrungen und lernen, immer wieder zu prüfen, ob ihre eigenen Wahrnehmungen und Erfahrungen womöglich auch für das gesamte Team wichtig sein könnten. Dies mag auf der Hand liegen, doch bisher hat man die Pflegenden nur einbezogen, wenn Probleme aufgezeigt und mit anderen Fachrichtungen besprochen werden mussten. Kommunikation über ihr eigenes Erfahrungsgebiet, ihre berufseigene Art und Weise des suchenden Reagierens war bis vor Kurzem kein Thema, das es zu entwickeln oder zu untersuchen galt. Dennoch hat diese Art der Kommunikation eine viel stärkere erneuernde Kraft als jedes bürokratische Kontrollsystem. Ein positiver Appell an die Professionalität von Pflegenden bedeutet eine größere Chance auf eine sinngebende Pflege, sowohl für die Pflegenden selbst als auch für die Menschen, die sie betreuen.

**Anlage 1**

# Pflege- und Betreuungsübersicht

# 192 «Ein Lächeln im Vorübergehen»

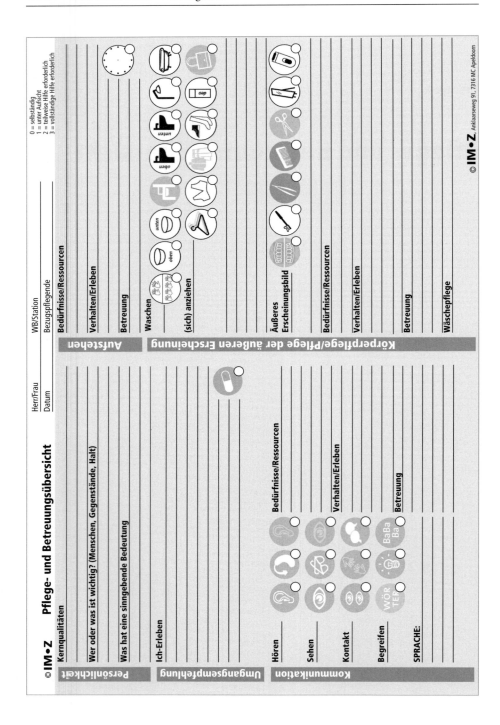

Pflege- und Betreuungsübersicht **193**

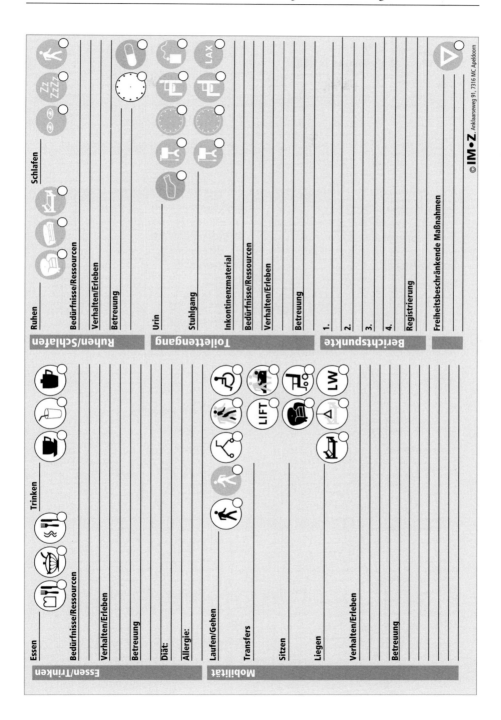

© **IM•Z**  **Wohnen und Leben**

Ziel des Aufenthalts

**Rolle der Familie**

**Besuch von Freunden und Bekannten**

**Aufenthaltsraum/Wohnküche**
Kontakt mit Mitbewohnern

Bedürfnisse/Ressourcen

Verhalten/Erleben

Betreuung

**Regie und Autonomie**
Wie vermittelt der Bewohner, was er will?

Wie sorgt der Bewohner dafür, dass geschieht was er möchte?

Initiative

**Halt und Sicherheit**
Bedürfnisse/Ressourcen

Vertrauen/Erleben

Betreuung

**Eigenes Zimmer**
Einrichtung/Atmosphäre

Bedürfnisse/Ressourcen

Verhalten/Erleben

Betreuung

**Kontakt, Nähe, Zusammengehörigkeit**
Bedürfnisse/Ressourcen

Verhalten/Erleben

Betreuung

**Lebensüberzeugung/Glauben**
Bedürfnisse/Ressourcen

Verhalten/Erleben

Betreuung

**Aktionsbereich/Außenwelt**

**Selbstwertgefühl/Sinngebung**

**Pflegevisite, bei der die Pflege- und Betreuungsübersicht besprochen wurde:**

Datum: Datum:

(Unterschrift Mitarbeiter/in): (Unterschrift Bewohner und/oder Vertreter/Betreuer):

© **IM•Z**, Anklaarseweg 91, 7316 MC Apeldoorn

## Pflege- und Betreuungsübersicht **195**

© **IM•Z** **Aktivitäten: Partizipation, Therapien, Besuch**
_(Wo, und welcher Mitarbeiter ist verantwortlich)_

| Montag:........Morgen | Mittag | Abend |
|---|---|---|

| Dienstag:........Morgen | Mittag | Abend |
|---|---|---|

| Mittwoch:........Morgen | Mittag | Abend |
|---|---|---|

| Donnerstag:....Morgen | Mittag | Abend |
|---|---|---|

| Freitag:..........Morgen | Mittag | Abend |
|---|---|---|

| Samstag........Morgen | Mittag | Abend |
|---|---|---|

| Sonntag:........Morgen | Mittag | Abend |
|---|---|---|

© **IM•Z**, Anklaarseweg 91, 7316 MC Apeldoorn

**Anlage 2**

# Erläuterung der Charakteristik

## Einleitung

In der Charakteristik werden die Beobachtungen zu einem Gesamtbild zusammengebracht. Der ganze Mensch wird bildlich dargestellt, indem man alle Aspekte des Bewohners zusammenfügt.

### Erscheinungsbild:

Beschreiben Sie hier, was charakteristisch für die Haltung des Bewohners ist. Wie läuft und sitzt der Bewohner? Wie kleidet er sich?

### Das Verhalten auf der Station: Was ist typisch für das Verhalten des Bewohners?

Beschreiben Sie, wie der Bewohner sich auf der Station benimmt. Wie ist sein Verhältnis zu anderen? Was unterscheidet ihn von seinen Mitbewohnern?

### Wenn der/die Bewohner(in) dement ist:

Beschreiben Sie, in welcher Phase des Erlebens der Bewohner sich meistens befindet. Begründen Sie das anhand der Beobachtungen und wie der Bewohner sich selbst und seine Umgebung erlebt.

### Lebenslauf:

Kurze Zusammenfassung der wichtigsten Ereignisse (inklusive des Erlebens): Wie erlebt der Bewohner seine Lebensgeschichte? Welche Gefühle und Gedanken hat er über sein Leben? Welche Ereignisse und Personen von früher spielen eine wichtige Rolle in seinem heutigen Leben?

### Wie erlebt der Bewohner die heutige Situation?

Wie erlebt der Bewohner sich selbst und seine Umgebung? Fühlt er sich bedroht, welche Rolle erfüllen die anderen Bewohner und die Mitarbeiter für ihn, welche Rolle wählt er selbst; was denkt der Bewohner, wo er sich befindet? Welche Personen vemisst er? (usw.)

### Seelische Bedürfnisse des Bewohners

Machen Sie sich darüber Gedanken, was für den Bewohner wichtig ist. Bringen Sie das in Zusammenhang damit, wie der Bewohner die heutige Situation erlebt. Wonach hat der Bewohner am meisten Bedürfnis? Sicherheit, Ruhe, körperliche Wärme, Entspannung, Gefühle äußern, Aktivitäten unternehmen, Trauer äußern, usw.

### Die Umgangsempfehlung

In der erlebensorientierten Umgangs-empfehlung wird der Umgang mit dem Bewohner beschrieben, wobei die Ziele von erlebensorientierter Pflege verfolgt werden.
  Sie entsteht als Resultat der Beobachtungen. Es wird der ganze Mensch berücksichtigt. Die Empfehlung wird derart formuliert, so daß sich der Bewohner als ganzer Mensch gesehen fühlt. Nähe, Intimität und Ganzheit spielen dabei eine zentrale Rolle. Die Umgangsempfehlung entsteht durch alle positiven Erfahrungen von verschiedenen Pflegekräften und anderer Mitarbeiter in pflegerischen Begriffen zu formulieren.
  Voraussetzung ist, daß dies durch mehrere Mitarbeitern geschieht. Hierdurch können die verschiedenen Erfahrungen und Kontaktmomente berücksichtigt werden. Es wird deutlich, wie man z. B. auf die Bedürfnisse des Bewohners nach Sicherheit, Ruhe, körperlicher Wärme, Entspannung, Äußern von Gefühlen, unternehmen von Aktivitäten, stärken des Sebstwertgefühls eingeht.

## Alltaggestaltung

Beschreiben der positive Anhaltspunkte, die man bei der Kontaktaufnahme benutzen kann. Auch die Tagestrukturierung und die Balance zwischen Aktivitäten, Zusammengehörigkeit einerseits und Bedürfnisse alleine zu sein und Ruhe zu haben andererseits.

## Pflegeprobleme:

Beschreiben der Probleme, ohne Ziele und Aktivitäten näher auszuführen. Diese gehören in den Pflegeplan.

## Welche anderen Dienste sind in Anspruch zu nehmen?

Benennen der Disziplin, die in Anspruch genommen werden sollte.

# Glossar[1]

### Adaption

Auch als «Anpassung» zu beschreiben. Als Adaption bezeichnet man einen ständigen Orientierungsvorgang, die der Herstellung eines Gleichgewichts zwischen den eigenen *Bedürfnissen* und den Ansprüchen des sozialen Umfelds dient. Eine gelungene Anpassung kann auch dann entstehen, wenn die Anpassung in einer Situation der bleibenden Verluste stattfindet. Die Verluste schmerzen zwar wohl auch weiterhin, werden aber als unwiderruflich akzeptiert. Das Gleichgewicht bleibt intakt, bis eine neue Veränderung oder eine noch größere Einschränkung eintritt. Umgekehrt kann es in bestimmten Fällen zu einer beeinträchtigten Anpassung des Bewohners kommen, die ihre Ursache u. a. in einer fehlenden sozialen Unterstützung haben kann.

### Bedürfnis

Als Bedürfnis bezeichnet man ein subjektives Verlangen, um einen Bedarf zu decken. In diesem Kontext geht es um Wünsche, Notwendigkeiten und das, was hilfebedürftiger Menschen brauchen um individuell und würdevoll leben zu können.
Maslow (1908–1970) unterscheidet fünf menschliche Grundbedürfnisse, die er im Rahmen der sog. «Bedürfnispyramide» darstellt. 1. fundamentale physiologische Grundbedürfnisse; 2. Sicherheits-Bedürfnisse; 3. soziale Bedürfnisse; 4. Ich-Bedürfnisse; 5. Bedürfnis nach Selbstverwirklichung. Sind die Bedürfnisse einer Stufe einigermaßen befriedigt, hat das Bedürfnis auf der nächsten Stufe vorrang. Im Sinne der Pflege kann auch auf andere Bedürfnismodelle zurückgegriffen werden. Sie müssen jedoch dem Anspruch eines ganzheitlichen Blicks auf den Patienten und die Erfahrungen der Pflegenden berücksichtigen.

### Beratung, interdisziplinäre

Bezeichnet ein zwischen zwei oder mehreren Fachbereichen und/oder -personen stattfindendes, nach bestimmten Kriterien strukturiertes Gespräch. Im Zentrum des Gesprächs steht die Pflege- und Betreuungsübersicht eines Bewohners oder ein spezifisches Pflegeproblem. Der Bewohner oder sein Betreuer kann dazu eingeladen werden.

### Beobachtungsbogen

Auf dem Beobachtungsbogen wird nach dem Erleben, und den Bewältigungsstrategien des Bewohners gefragt. Außerdem werden zahlreiche Punkte, die sich auf die ADLs («Activities of daily Living») des Bewohners beziehen festgehalten. Die im Anhang dieses Buches zu findende Pflege- und Betreuungsübersicht

---

[1] Im Text finden Sie, wo angemessen, Literaturverweise. Hier werden die Begriffe nur kurz umschrieben.

kann ebenfalls als Beobachtungsbogen genutzt werden. Bei neuen Bewohnern findet eine tägliche Besprechung entweder des ausführlichen Beobachtungsplans oder einer vorläufigen Form der Pflege- und Betreuungsübersicht statt. Ein ausführlicher Beobachtungsplan kann bei www.IMOZ.nl angefordert werden.

**Bewohnerbesprechung, erlebensorientierte**

Während der Bewohnerbesprechung vertiefen sich die Pflegekräfte in die Person des Bewohners und erörtern, wie er seine Situation erfährt und verarbeitet. Sie fragen sich ob sein Verhalten etwas mit seiner Krankheit oder seiner Situation zu tun hat, und was er braucht, um sich sicher und zugehörig zu fühlen. Die Bewohnerbesprechung vermittelt ein ganzheitliches Bild des Einzelnen. Am Ende der Besprechung werden die charakteristischen Eigenschaften des Bewohners festgehalten. Im Falle von verwirrten oder ernsthaft Pflegebedürftigen werden auch Empfehlungen für den Umgang mit dem Bewohner erstellt.

**Bezugspersonenpflege**

Die Bezugspersonenpflege zeichnet sich, im Gegensatz zur sog. «Bereichspflege» dadurch aus, dass eine Pflegekraft (die sog. «Primary Nurse») alle Dienstleistungen für einen bestimmten Bewohner koordiniert, plant, einschätzt und evaluiert. Sie stellt die Hauptbezugsperson für den Patienten dar, wobei einzelne direkte Pflegetätigkeiten auch an andere Pflegende (sog. «Associated Nurses») delegiert werden kann. Für den Bewohner, wie auch für die Pflegenden ergibt sich dadurch eine höhere Kontinuität in der Betreuungssituation. Diese erlaubt eine stärkere Bewohnerorientierung.

**Charakteristik**

Als Charakter bezeichnet man die Gesamtheit der individuellen Besonderheiten eines Menschen. Um die charakteristischen Eigenschaften eines Bewohners festzuhalten, fragt man nach der Lebensgeschichte, den emotionalen Bedürfnissen und seinem aktuellen Befinden. Aus der Charakteristik ergeben sich die speziellen, auf die Bedürfnisse des Bewohners zugeschnittenen Pflegehandlungen. Sie werden auf dem gleichnamigen Bogen (siehe Anhang) festgehalten.

**Coping**

Als Coping bezeichnet man eine Vielzahl von Strategien und Verhaltensweisen, die der Auseinandersetzung und Bewältigung mit Stressoren und belastenden Situationen dienen. Wer an einer invalidisierenden Erkrankung leidet oder aus Altersgründen auf die Hilfe anderer angewiesen ist, entwickelt ein bestimmtes Verhaltensrepertoire, dass es ihm erlaubt, die Kontrolle über das was ihm widerfährt zu erlangen. Pflegenden fragen sich, was das Verhalten eines Bewohners bedeutet und in wieweit sein Verhalten zu verstehen ist, als wirksamer oder auch unwirksamer Versuch, das eigene Verhalten und Erleben in der Hand zu halten und Belastungen adäquat zu bewältigen.

**Eisbergphänomen**

Von all der Pflege, die eigentlich denkbar und notwendig ist, kann nur ein Teil tatsächlich angeboten werden. Das übrige Bedürfnis an Pflege und Zuwendung bleibt unter der Oberfläche. Die Pflegenden spüren die Bedürfnisse durchaus und fühlen sich davon belastet, ohne jedoch Handlungsmöglichkeit zu sehen, diese Belastungen aufheben oder wenigstens verringern würden.

## Erlebensorientierung

Erlebensorientierung beschreibt die Intention, die Persönlichkeit eines Bewohners zu verstehen, zu berücksichtigen und zu verstehen wie der Bewohner seine Situation erlebt und verarbeitet. Erlebensorientierte Pflege ermöglicht den Bewohnern Nähe, Zusammengehörigkeit, Freude, Sinn, Spaß und alles was noch möglich oder gewünscht ist, zu erleben.

## Empathie

Der Begriff *Empathie* bezeichnet den Versuch, sich gefühlsmäßig und gedanklich so auf den anderen einzustimmen, dass man erahnt, wie sich das Gegenüber empfindet. Der empathische Suchprozess lässt sich in mehrere Schritte untergliedern, die der Linie entsprechen, die auch die pflegewissenschaftliche Literatur (Bischoff-Wanner, 2002) über Empathie vertritt. Die Reihenfolge dieser Schritte ist in der Praxis eher wechselnd oder «springend» als geradlinig.

## Engelsyndrom

Eine Wahrnehmung der Rollenfunktion von Pflegenden, die für sich beanspruchen, dass die Menschen, die sie betreuen, zufrieden sind. Die Betreuten sollen trotz ihrer Situation wieder ein bisschen menschliches Glück erleben. Pflegende mit dieser Wahrnehmung möchten «Engel» sein, müssen aber statt dessen häufig feststellen, dass sie sich zu viel zumuten. Oft müssen sie akzeptieren, dass Menschen unglücklich sind und auch bleiben.

## Fertigkeit

Meint in diesem Zusammenhang die verbalen und nonverbalen Möglichkeiten, Kontakt zu Bewohnern herzustellen, auch wenn diese psychisch beeinträchtigt sind. In der allgemeinen Psychologie unterscheidet man verschiedene Ebenen von Fertigkeiten. Sie beziehen sich u. a. auf motorische, kognitive, soziale und sprachliche Fertigkeiten. In der Pflege kann auch die Fähigkeit zur *Empathie* als besondere soziale Fertigkeit beschieben werden.

## Findigkeit

siehe unter «Intuition», «Kreativität».

## Implementierungsverfahren

Im Prinzip hängt die wirksame Einführung einer innovativen Methode, einer neuen Arbeitsweise oder eines Konzepts von zwei Faktoren ab: Vom Implementierungsklima einerseits und dem *Werte-Fit*[2] andererseits. Ein Implementierungsklima weist darauf hin wie umfangreich und auf welche Art eine Organisation Voraussetzungen für eine Implementierung schafft.

## Instrumente, mäeutische

Methodische Instrumente, die Pflegende herausfordern zu kommunizieren, wie sie ein Betreuungsverhältnis erfahren, erlebt und verarbeitet haben.
Die gewonnnen Erkenntnisse werden im Rahmen des Beobachtungsbogens, der Charakteristik und der Pflege- und Betreuungsübersicht dokumentiert. Die Pflege- und Betreuungsübersicht enthält, neben einer Beschreibung der Bedürfnisse eines Bewohners auch ein Betreuungsblatt («Wohnen und Leben») und ein Blatt, auf dem die Alltagsgestaltung des Bewohners dokumentiert wird.

## Intuition

Erstens: integrierte Erfahrung oder unbewusste Kompetenz. Dies bedeutet, so schnell

---

2 Gewoon Lief Zijn? [Einfach nett sein?] Doktorarbeit, Einleitung zu Teil II und Kapitel 7 und 8.

wahrzunehmen, zu fühlen und zu denken, dass es nicht bewusst registriert wird. Zweitens: Verstehen, dass auf einer Wechselwirkung zwischen Lebenserfahrung und der Erfahrung als Pflegende basiert.

**Kreativität**

Unter Kreativität versteht man die Fähigkeit der Pflegenden, immer wieder Neues, oder in einem umfassenderen Sinne Innovatives in Pflege und Betreuung und damit auch in die Teamarbeit einzubringen.

**Kontakt**

Als Kontakt bezeichnet man allgemein ein Zusammentreffen, eine Begegnung oder ein In-Verbindung-treten von Personen. Diese Begegnung ist wechselseitiger Natur, wenn sich Pflegende und Bewohner gegenseitig bestätigt fühlen. Ein Kontakt zwischen Pflegenden und Bewohnern kann sich in verschiedenster Weise ergeben. Sowohl harmonisch über den argumentativen Weg der Auseinandersetzung, als auch in Form eines Streits. Insgesamt entsteht so ein gefühlsmäßiges «auf und ab» mit positiver energetischer Wirkung.

**Lebensgeschichte**

«Roter Faden», der sich durch die Biografie eines Bewohners zieht. – Beschäftigen sich Pflegende mit der Lebensgeschichte eines Bewohners, geht es darum, ein Gespür für die Färbung der Geschichte zu entwickeln und nicht darum, ein Werturteil zu fällen. Die Geschichte ist nicht gut oder schlecht. Wohl aber kann sie ungewöhnlich sein, besonders traurig oder sehr harmonisch. Der Blick der Pflegenden stellt nicht die reinen Fakten in den Mittelpunkt, sondern deren emotionale Bedeutung. In der Charakteristik wird die Lebensgeschichte in wenigen Sätzen zusammengefasst. Dabei wird der «rote Faden», die Art und Weise, wie sich der Bewohner durch das Leben geschlagen hat und was seine Geschichte über seine Persönlichkeit aussagt, festgehalten.

**Mäeutik**

Die auf Sokrates zurückgehende Kunst, durch geschicktes und gezieltes Fragen die im Lernenden schlummernden, ihm aber vielleicht unbewussten, richtigen Antworten, Erkenntnisse hervorzuholen bzw. diese durch Zusatzfragen zu entwickeln, bezeichnet man als Mäeutik, als geistige «Hebammenkunst». Die sokratische Unterrichtsstrategie versucht, den Schüler durch ein altersgerecht aufbereitetes und in sich abgestimmtes Fragensystem zu Erfolgserlebnissen zu führen. Sie entspricht in ihren Zielen einer entwickelnden Unterrichtsform, hat ihren Platz aber auch im Rahmen des entdeckenden Lernens[3].

Sokrates war sehr bestimmend in seinen Fragen und nutzte einen eigene Bezugsrahmen. In dem nach seiner Methode genannten Pflege- und Betreuungsmodell nutzen die Lehrenden den Bezugsrahmen von Umgangskunde und «Verlustkunde» (d.h. der Fähigkeit, mit Verlusten umghen zu können, praktisch und wissenschaftlich. Die didaktische Methode appelliert an das Pflegetalent ebenso wie an das Pflegewissen, in deren Licht Kenntnisse und Fertigkeiten vermittelt werden. Sie wurde mit dem Ziel einer integrierten Anwendung von Herangehensweisen und Methoden entwickelt.

---

3 Christina Hallwirth-Spörk (2004) Merkmale der sokratischen Methode im mäeutischen Pflegemodell von Cora van der Kooij. Master Thesis Nursing Science. Donau-Universität Krems. Hrsg: Apeldoorn: Zorgtalentproducties.

## Mäeutisches Pflege- und Betreuungsmodell

Das mäeutische Pflege-und Betreuungsmodell geht davon aus, dass (Alten)pflegende (zurzeit) mit einem präkonzeptuellen, nicht explizierten Bewusstsein pflegen und betreuen, das zurückzuführen ist auf individuelles Pflegetalent in Kombination mit unbewusster Kompetenz und integrierter Erfahrung. Das Modell will diese nicht oder bruchstückhaft bewussten Inhalte und diesen Erfahrungsbereich erklären, auf den Begriff bringen und damit gemeinsam nutzbar machen[4]. Kern des Pflegemodells sind die sich aus dem Kontakt zwischen Pflegenden und den zu Pflegenden ergebenden Pflegebeziehungen. Dabei berücksichtigt das Modell beide Erlebenswelten und deren Wechselwirkungen. Der Kontakt wird mittels der sogenannten erlebensorientierten Pflege hergestellt. Methodik, Dokumentation, Pflegesystem, Wohnbereichsorganisation, Wohnbereichsleitung, Pflegedienst- und Heimleitung haben die Funktion, Pflegebeziehungen zu ermöglichen und zu unterstützen.

## Multiplikatorinnen

Mitarbeiter die während eines Implementierungsprozesses als «Change Agent» fungieren, die den Veränderungsprozess unterstützen. Sie begeistern und ziehen ihre Kollegen immer wieder mit, und helfen ein neues Modell, eine Methode oder Arbeitsweise einzuführen. Die entsprechenden Mitarbeiter werden in besonderer Form fortgebildet und begleitet.

## Pflegemodell

In einem Pflegemodell müssen Aussagen über die folgenden vier Themenbereiche, sogenannte Metaparadigmen, gemacht werden: (1.) Eine Sichtweise über den Menschen (Menschenbild), (2.) eine Sichtweise über Gesundheit und Krankheit, (3.) eine über die Art und Weise der pflegerischen Versorgung und (4.) eine über die Umgebung, innerhalb der versorgt wird. In der angelsächsischen Literatur wird ein *Modell* höher eingeordnet als eine *Theorie*. Ersteres gilt als abstrakter. In der deutschen Tradition wird die Theorie über das Modell gestellt, ein Modell gilt somit als konkreter und bildhafter.

## Pflegeplanung

Die Pflegeplanung ist eine Teilschritt des Pflegeprozesses. Sie beschreibt das methodische Vorgehen in pflegerischen Prozessen. Aus ihr leiten sich die Pflegemaßnahmen oder -interventionen ab. Die Bereiche in denen eine Pflegeplanung eingreift sind abhängig von dem zugrundeliegenden Pflegemodell. Als Strukturierungshilfen für die Pflegeplanung können dienen: Activities of Daily Living (ADL), Gesundheitsbereiche, funktionelle Gesundheitsverhaltensmuster, Aktivitäten, Beziehungen und existenzieller Erfahrungen des Lebens (ABEDL), Lebensaktivitäten (LAs), Aktivitäten des täglichen Lebens (ATLs) oder Selbstpflegeerfordernisse (SPE).

## Pflegetalent

Die Begabung, mit hilfsbedürftigen Menschen in Kontakt zu treten, Vertrautheit herzustellen und eine Pflegebeziehung aufzubauen. Außerdem bezeichnet der Begriff die Fähigkeit der Pflegenden, sich ein Bild von den Gefühlen des Bewohners, ihren Wünschen und Erfahrungen zu machen und die entsprechenden Pflegehandlungen darauf abzustimmen.

---

4 Cora van der Kooij (2003). Gewoon lief zijn? (Einfach nett sein?) Doktorarbeit, § 2.4.4.

## Pflegetheorie

Vgl. *Pflegemodell*. In der deutschsprachigen Literatur gilt eine Theorie abstrakter als ein Modell.

## Pflege- und Betreuungsübersicht

Bezeichnung für ein methodisches Instrument des mäeutischen Pflege- und Betreuungsmodells, ähnlich dem der Pflegeplanung. In der Pflege- und Betreuungsübersicht wird im Vergleich zur Pflegeplanung Bedürfnis- und nicht Problemorientiert dokumentiert. Die Pflege- und Betreuungsübersicht wird, genau wie die Pflegeplanung, regelmäßig evaluiert und wenn nötig verändert.

## Presence

Auf deutsch: «da sein» oder «Präsenz». In diesem Zusammenhang repräsentiert es die sowohl physische Anwesenheit, als das psychische Gegenwärtigsein. Die Pflegende ist geistesgegenwärtig und geht auf den Bewohner in seinem Bedürfnis beachtet zu werden und Mitmenschlichkeit zu erfahren ein. Sie ist ganz einfach da und lässt dem Bewohner in Ruhe die nötige Aufmerksamkeit zu Teil werden.

## Professionell

Bezeichnet eine Form der authentischen und kreativen Wahrnehmung, Reaktion und (wenn nötig) Handlung. Professionelle Pflegende sind in der Lage, ihr Verhalten und die geleisteten Pflegehandlungen zu reflektieren, zu verbalisieren und zu dokumentieren.

## Prothetisch

Übernehmen von Handlungen und Ausgleichen von Ausdrucksweisen, die der Bewohner nicht mehr kann oder weiß. Die Pflegende nimmt dabei eine ausgleichende und ersetzend-substituierende Rolle ein, ähnlich der einer Prothese.

## Realitätsorientierung

Die Realitätsorientierung (ROT) zielt auf das Denken und Gedächtnis des Bewohners. Sie stellt einen Weg dar, die kognitiven und sozialen Fähigkeiten des Bewohners zu verbessern. Zu ihren Methoden zählen die Tagesstrukturierung, das Gedächtnistraining und jede weitere kognitive Unterstützung. Die Realitätsorientierung wird auch im Rahmen von Gruppen angewandt und hat sich für Menschen mit kognitiven Behinderungen und nicht angeborenen bzw. traumatischen Hirnschädigungen als nützlich erwiesen. Sie kommt vor allem in den ersten Phasen einer Demenz zum Einsatz. Die Methode der Tagesstrukturierung bleibt auch bei Menschen mit fortschreitender Demenz gefragt.

## Reminiszenz

Unter «Reminiscence» werden erinnerungsfördernde Aktivitäten verstanden, die in Gruppen oder mit Einzelnen durchgeführt werden können. In einer weitgehend konfliktfreien Atmosphäre werden Erinnerungen angestoßen, belebt und ausgetauscht. Hauptziele sind die Unterstützung von Wohlbefinden und Freude, die Verbesserung des Selbstwertes und die Stärkung der Identität des Bewohners.[5]

---

5 Bartolomeyczik S et al (2006). Rahmenempfehlungen zum Umgang mit herausforderndem Verhalten bei Menschen mit Demenz in der stationäre Altenhilfe. Hrg.: Bundesministerium für Gesundheit, Berlin.

## Snoezelen

Eine in den Niederlanden entwickelte Methode, bei der Sinneserfahrungen auf verschiedenen Sinnesebenen (z. B. visuell, akustisch, haptisch, kinästhetisch, vestibulär) erfahrbar gemacht werden. Entwickelt für die Betreuung von Menschen mit schwerer geistiger Behinderung, wird es seit den 1990er Jahren auch in der Psychogeriatrie angewendet. Hier vor allem bei Menschen mit «verborgenem» oder «versunkenem» Ich-Erleben.[6] Mit dem Fortschreiten der Demenz ist jedoch schwer herauszufinden, welches Erleben mit welchem Sinnenanreiz erzeugt wird, bzw. welche Gefühle erzeugt werden. Snoezelen ist nur im Rahmen einer validierten Vorgehensweise zu empfehlen. – Im deutschsprachigen Raum wird zur sensorischen Stimulation bevorzugt die aus der Behindertenpädagogik abgeleitete «Basale Stimulation® in der Pflege[7] angewendet.

## Suchend Reagieren

Suchendes Reagieren beschreibt eine Fertigkeit und eine Haltung von Pflegenden, die essentiell ist für die Arbeit von Pflegenden. Damit verbundene situative Entscheidungen bewegen sich zwischen den Polen «Mitgehen» und «Gegensteuern» sowie zwischen einem Appell an die Selbständigkeit oder an das prothetische Verhalten der Pflegeperson. Die Pflegende bewegt sich so innerhalb eines empathischen Suchprozesses: Sie reagiert suchend und zielt auf Kontakt.

## Umgangsempfehlungen

Beschreiben Richtlinien für den Umgang mit dem Bewohner. Die Richtlinien stellen ein Rahmenwerk dar, das die Möglichkeiten des Kontakts erweitert und zu einer erhöhten Kreativität im Umgang mit dem Bewohner führt.

## Validieren

Von Validation, d. h. die Kunst des Umgangs mit demenziell erkrankten Menschen. Validieren im Sinne von Naomi Feil (Begründerin des Verfahrens) lässt sich auch übersetzen als «etwas für gültig erklären». Hinter den verschiedenen Formen der Validation verbirgt sich eine empathische Grundhaltung, bei der mit Hilfe bestimmter Techniken mit Demenzerkrankten kommuniziert wird. Basis dieser Umgangsweise sind Empathie, Bestätigung und Wertschätzung und eine ganzheitliche Sicht der Person.[8]

## Werte-Fit

Der Werte-Fit bezeichnet die Übereinstimmung einer innerbetrieblichen Neuerung oder Innovation (in diesem Fall die der erlebensorientierten Pflege) mit den Ideen und Vorstellungen der Mitarbeiter.

## Wohngruppenkonzept

Ein bauliches und inhaltliches Konzept, das sowohl orientierten, wie auch psychisch beeinträchtigten Menschen Geborgenheit und

---

6 Die Beschreibung der vier Erlebensphasen von Demenz ist zu finden in: Cora van der Kooij (2002). Reader Mäeutik und integrierte, erlebensorientierte Pflege. Apeldoorn: IMOZ. Oder in Cora van der Kooij (2001). Der Lohn ist ein Lächeln. In: *Heim und Pflege (31)* no 7 s. 278–284.
7 Buchholz, T.; Schürenberg, A.: Lebensbegleitung alter Menschen – Basale Stimulation® in der Pflege alter Menschen. Huber, Bern 2005, 2. A.
8 Siehe Fußnote 5.

Begegnungsmöglichkeiten bietet. Die Gruppen bestehen aus 6 bis 10 Bewohnern, die eine Wohnküche oder ein Wohnzimmer und ein festes Team an Mitarbeitern beanspruchen können.

**Zuwendung**

Beschreibt die Bereitschaft, auf eine andere Person zuzugehen, sich auf einen anderen Menschen einzulassen, sich für ihn zu interessieren, präsent zu sein und sich um diese Person zu kümmern. Zuwendung in der Pflege bedeutet, das Wohlergehen des Bewohners als wichtig zu erachten. Dies nicht nur in einem allgemeinen Sinne, sondern ganz tatsächlich und ganz konkret: *Dieser* Bewohner in *dieser* Situation.

# Literaturverzeichnis

Bischoff-Wanner C. (2002): Empathie in der Pflege – Begriffsklärung und Entwicklung eines Rahmenmodells. Huber, Bern.

Dekoninck, C., van der Kooij, C. (2006): Freibeuter im Pflegeheim. Ein ‹lästiger› Bewohner als Lehrmeister im Loslassen. Apeldoorn, Zorgtalentproducties.

Hallwirth-Spörk, C.: Merkmale der sokratischen Methode im mäeutischen Pflegemodell von Cora van der Kooij. Master Thesis Nursing Science. Donau-Universität Krems 2004. (Hg. von Apeldoorn: Zorgtalentproducties).

Lemcke, E.: Wohlbefinden und Sicherheit im Alter – trotz Demenz. In: Cellitinnen-Forum 2005: S. 15–17.

Maciejewski, B.; Sowinski C.; Besselmann K. et al.: Mäeutik, Zusammenfassung. In: Qualitätshandbuch. Leben mit Demenz. Köln, Kuratorium Deutsche Altershilfe 2001.

Schindler, U.: Pflege nach Intuition und Sachverstand. Das Altenzentrum St. Josef arbeitet mit dem mäeutischen Pflegekonzept. In: Heim und Pflege (31, 2000): S. 313–315

van der Kooij, C.: Das Mäeutische Konzept: Gefühle von Bewohnern und Betreuern und ihre Wechselwirkungen. In: Berghaus, H.; Knapiç, K.; Sievert, U. (Hg.): Aspekte zur Altenhilfe der Zukunft. Köln, Universität, Heilpädagogische Fakultät 1998: S. 132–37

van der Kooij, C.: Der Lohn ist ein Lächeln. Mäeutik: die Methodik des gefühlsmäßigen Wissens. In: Heim und Pflege (31, 2000): S. 278–84.

van der Kooij, C.: «Erlebnisorientierte Pflege» von Altersverwirrten. Holländisches Institut entwickelt neues ‹mäeutisches› Pflegekonzept. In: Pro Alter (30). Magazin des Kuratoriums Deutsche Altershilfe, Heft 3 (Oktober 1997): S. 29–32.

van der Kooij, C.: Demenzpflege: Herausforderung an Pflegewissen und Pflegewissenschaft. In: Tackenberg P., Abt-Zegelin, A. (Hg.): Demenz und Pflege. Eine interdisziplinäre Betrachtung. Frankfurt am Main, Mabuse-Verlag, Frankfurt 2000: S. 62–75.

van der Kooij, C.: Mäeutik: Integration erlebnisorientierter Ansätze. In: RBS Bulletin. Das Luxemburger Fachblatt für Altersfragen (29, 1999): S. 25–30.

van der Kooij, C: Das mäeutische Konzept. Wechselwirkung von Gefühlen zwischen Altersverwirrten und Pflegekräften. In: Menschenwürdige Pflege. Theorien und Erfahrungen. Berlin, Fachverlag Dr. Johannes Plümpe 2001.

van der Kooij, C.: Sexualität und Intimität bei alten Menschen. In: Schindler, U. (Hg.): Die Pflege demenziell Erkrankter neu erleben. Mäeutik im Praxisalltag. Hannover: Vincentz Verlag 2003.

Schindler, U.: Grundzüge erlebensorientierter Pflege. In: Schindler, U. (Hg.): Die Pflege demenziell Erkrankter neu erleben. Mäeutik im Praxisalltag. Hannover: Vincentz Verlag 2003.

van der Kooij, C.; Meyenburg, A..: Erlebensorientierte Pflege – Mäeutik. Umsetzung in die Praxis. In: Schindler, U. (Hg).: Die Pflege demenziell Erkrankter neu erleben. Mäeutik im Praxisalltag. Hannover: Vincentz Verlag 2003.

van der Kooij, C.; Pflegetalent als Basis für Professionalität. Mäueutische Pflege und Betreuung: Mit Intuition und Empathie erlebensorientiert pflegen. NOVA 37 (2006) 10: 16–18

Stand: Oktober 2006

# Sachwortverzeichnis

**A**
Abstimmen 123
Adaption 100; s. auch Bedürfnisse
Allmacht 107
Altenpflege, erlebnisoientierte 14
Anvertrauen 36
Appell/Selbstständigkeit 129, 131
Arbeit, sinngebende 117
Arbeiten, zielgerichtetes 56
Arbeitsplatz/Erfüllung, Entfremdung 97; s. auch Berufs-/Privatleben
Arbeitsweise, vereinbarte 63
Aufmerksamkeit/Zuwendung 81
Aufräumen 115
Ausweichstrategien 114
Authentizität 82
Autorität 129, 136

**B**
Bedeutung geben 127
Bedürfnispyramide Maslow 62
Bedürfnisse 45, 50, 61
Begabung, natürliche 25
Bemuttern/Betreuen 86
Beobachtungsbogen 67
Beratung, externe 180
Beratung, interdisziplinäre s. Zusammenarbeit
Berufs-/Privatleben 86, 89, 94
Berührungen, funktionelle/zwischenmenschliche 152
Betreuung 23, 33, 50, 59
Bewohnerbesprechung, erlebnisorientierte 70, 173
Bewohnerzuweisung 47

Bewusstwerdungsprozess 27, 84
Bezugspersonenpflege 47, 55, 172
Bezugspflegeperson, primäre 55
Blickkontakt 154

**C**
caring touch 153
Change agents 184
Charakteristik 68, 73, 196
Coping 100

**D**
Demenz 9
Distanz 102
Distanz halten 126

**E**
Effektivität 58
Eigenschaften, persönliche 79
Emotionalität 101
Empathie 124
Engelsyndrom 201
Erfahrung, integrierte 75, 83, 93
Erlebensgruppen 168
Erlebenswelten, getrennte 42, 43
Erlebnisorientierung 37, 39, 42

**F**
Fachwissen, erlebnisorientiertes 47, 66
Fertigkeit s. Kreativität
Findigkeit 26
Flexibilität 104
Fragestellung, explodierende 145
Fragestellung, offene 149

Freiräume schaffen 87
Freizeit 116

**G**

Gefühlsarbeit 86, 112, 126
Gegenseitigkeit 62
Gegensteuern 136
Geschäftsführung/Desinteresse 180
Gesprächstechniken 145
– Einüben/Fallstricke 148
Gesundheit 35, 39
Gleichheit 44
Gleichrangigkeit 44
Glossar 199

**H**

Handeln, durchdachtes 56
Handmassage 153
Hausgemeinschaft 99
Herz/Haupt/Hände 156
Herzdenken 157
Hineinversetzen 36, 128, 130
Holding 155
Hospitalisierung 40
human resources 176

**I**

Implementierung 161
– Analyse/Projektplan 164
– Aufbaukurs 167
– Aufenthaltsraum 168, 173
– Beraterinnen 168
– Bewohnerbesprechung 173
– Bezugspersonenpflege 172
– Dienste 168
– Dienste/Zusammenarbeit 170
– Dienstzeitenveränderung 174
– Effektivität 162
– Einführung 166
– Erfahrungen 175
– Erlebensgruppe 168
– Faktoren, begünstigende 175
– Faktoren, behindernde 180
– Hilfestellung 161
– Klima 162
– Kosten/Konsolidierung 182
– Praxisbeispiel 185
– Projektstruktur 165
– Tagespflege 174
– Vorgehen, zweigleisiges 166
– Werte-Fit 163
– Zusammenfassung 183
Individuell/Kollektiv 46, 64
Instrumente, mäeutische 67
Intuition 83
Inzidentiell/Strukturell 46

**K**

Kommunikation 38, 47, 53
– Vermeidung 114
– Wirkung, dynamisierende 63
Kompetenz 107, 110
Kontakt 38, 45, 143
Kontakt aufbauen 123
– Praxisbeispiel 141
– Zusammenfassung 139
Kontakt, nonverbaler s. Körpersprache
Konzept 35
Koordinationsmängel 181
Körpersprache 151
Kosten/Konsolidierung 182
Krankheit 35, 39
Krankmelden 115
Kreativität 38, 45, 47, 104, 105
Kunden 28

**L**

Lachen 115
Lebensgeschichte 67, 147
Leitbild 35
Literatur 207

**M**

Machtverhalten 107
Mäeutik 14, 37
– Begriffserklärung 64
Manager 161
Meckern 116
Mehrdeutigkeit 146
Menschenbild 39

Menschenwürde 78
Methodik, mäeutische 37, 53
Mitarbeiterstrategien 114
Mitgehen 129, 134
Modell 35
Multiplikatorinnen 167

**N**
Nachbarinnen-Empathie 149
Nähe 43, 102
nursing process 56

**O**
Ohnmacht 107
Organisationen, lernende 34, 162
Organisationsveränderungen 34

**P**
Personsein 9
Pflege, ambulante 106
Pflege, erlebnisorientierte 34, 36
Pflege, integrierte erlebnisorientierte 128
Pflege-/Betreuungsmodell, mäeutisches 33
– Aufbau 45
– Betreuung 59
– Einführung 161
– Entstehung 34
– Kernbegriffe 46
– Leitbild/Konzept/Modell 35
– Praxisbeispiel 50
– Zusammenfassung 48
Pflegeabhängigkeit, zunehmende 42
Pflegebedürfnisse 37
Pflegebeziehung 24, 28, 42, 44, 45, 61, 91
Pflegedokumentation 58, 66
Pflegekarte/Betreuungsübersicht 69, 191
Pflegeleitbild 77
Pflegende 22, 75
– Berufs- und Privatleben 86
– Eigenschaften, persönliche 79
– Intuition 83
– Pflegebeziehung, professionelle 91
– Praxisbeispiel 94
– selbstbewusste 27

– Wertvorstellungen 77
– Zusammenfassung 93
Pflegeplanung 54, 56, 70
Pflegeprozess 37, 55
Pflegeprozess, mäeutischer 53
– Bedürfnisse 61
– Betreuung 59
– Instrumente 67
– Methodik 53
– Pflegeplanung 54
– Praxisbeispiel 73
– Zusammenfassung 71
Pflegetalent 21
– Praxisbeispiel 30
– Ziele 61
– Zusammenfassung 26
Pflegeübersicht 191
Pilot-Wohnbereich 165
Präsenz, prothetische 134
Präsenzkraft 173
Presence 81
Primary nursing 55
Privat-/Berufsleben 86, 89, 94
Privatsphäre 79
Professionalität 34, 38
Prothetisch 129, 131
Prozesspflege, fördernde 11

**R**
Reagieren, suchendes 128
Realitätsorientierung/ROT 168
Reflektieren 131
Reflexion 47
Regeln/Routine 104
Reinigungsarbeiten 115
Reminiszenz 35
Richtlinien 39

**S**
Schattenarbeit 98
Selbstbild 60
Selbstlosigkeit 80
Selbstpflegetheorien 40, 76, 114
Serialisierung 100
Sicherheit 179

Sinngebung 23, 40, 117
Snoezelen 35, 153
Spannungsfelder 97, 101
– Praxisbeispiel 120
– Zusammenfassung 119
Spiegeln 154
Stagnieren 112
Standards 39
Steuerung 176
Stimulieren 129
Strategien 97, 114
–, emotionsregulierende 116
– Praxisbeispiel 120
– Zusammenfassung 119
Substitution 131
Suchend reagieren 124, 129
Suchprozess, empathischer 124

## T
tacit knowledge 58
Tagespflege 174
Talent 19, 26
Team, instabiles 182
Thema/Reichweite 22
therapeutic touch 153
Timing 176
training on the job 165, 178

## U
Überfürsorglichkeit 87
Umgangsempfehlung 69
Umgangsfähigkeiten 47, 64, 66, 100, 128, 143
– Praxisbeispiel 159
– Zusammenfassung 157
Umgangskunde 64
universal feelings 124

## V
Validieren 35
Veränderungshebel 47

Verbundenheit 43
Verdrängen 115
Verletzbarkeit 43
Verlustkunde 64
Versorgung, integrierende 34
Verständnis 127
Vertrauen 36
Vorgehen, methodisches 57

## W
Wachsen 112
Wahrheiten, allgemeine 147
Wahrnehmen, unvoreingenommenes 126
Weggehen 114
Weisheiten, universelle 147
Wert, gesellschaftlicher 21
Werte-Fit 163, 181
Wertschätzung 127
Wertvorstellungen 77
Wiederholen 145
Wissen, inneres/intuitives 33, 69
Wissen, verborgenes 58
Wohnatmosphäre 77
Wohnbereichsleitung 176
Wohnbereichsorganisation 47
Wohngruppenkonzept 99

## Z
Zielgerichtetheit/Ziele 56, 59, 61
Zuhören, bestätigendes 146
Zuhören, einladendes 144
Zuhören, problemlösendes 150
Zusammenarbeit, interdisziplinäre 47, 71
Zusammenfassung/Schlusswort 189
Zusammengehörigkeit 63
Zuwendung 27, 80, 81
– übermäßige 91
Zwangsgemeinschaften 99

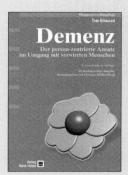

**Tom Kitwood**

# Demenz
### Der person-zentrierte Ansatz im Umgang mit verwirrten Menschen

Aus dem Englischen von Michael Herrmann.
Deutschsprachige Ausgabe herausgegeben von Christian Müller-Hergl.
4., unveränd. Aufl. 2005. 223 S., 17 Abb., 6 Tab., Kt
€ 26.95 / CHF 46.90
ISBN 978-3-456-84215-8

«Tom Kitwoods Werk gilt mit Recht als Meilenstein zum Verstehen von Menschen mit Demenz. Sein Grundlagenwerk ist eine wertvolle Lektüre für Pflege- und Leitungskräfte in der Altenpflege.»

*Silke Daneke, Altenpflege*

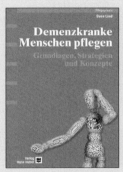

**Sven Lind**

# Demenzkranke Menschen pflegen
### Grundlagen – Strategien – Konzepte

2003. 232 S., 28 Abb., 1 Tab., Kt
€ 26.95 / CHF 45.80
ISBN 978-3-456-84001-7

Ein neuer, praxisnaher Weg, demenzkranken Menschen zu begegnen. – Eine Aufforderung zum «Mitmachen» und «Mitgehen» – Ein Plädoyer, sich in das Erleben demenzkranker Menschen einzufühlen und ihr Handeln besser zu verstehen.

www.verlag-hanshuber.com

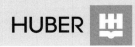

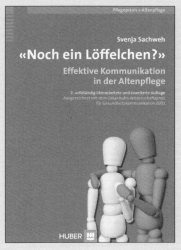

Svenja Sachweh

# «Noch ein Löffelchen?»

**Effektive Kommunikation in der Altenpflege**

2., vollst. überarb. und erw. Aufl.
2006. 312 S., 72 Abb., 5 Tab., Kt
€ 29.95 / CHF 48.90
ISBN 978-3-456-84065-9

Wie kann man zugleich verständlich und respektvoll mit pflegebedürftigen alten Menschen sprechen? Die Autorin entwickelt in ihrem erfolgreichen Buch praxisnahe und leicht umsetzbare Verbesserungsvorschläge. Sie veranschaulicht, wie Alterserkrankungen Kommunikationsfähigkeiten beeinträchtigen, und zeigt realitätsnah, wie Pflegende mit Bewohnern kommunizieren – und wie sie es besser machen könnten.

«Svenja Sachweh gelingt es durchgängig, konkrete Leitlinien leicht verständlich und vor allem praxisnah zu vermitteln.» (Alexianer)

www.verlag-hanshuber.com

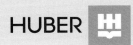